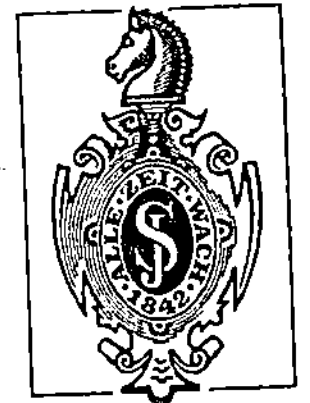

B. Müller-Oerlinghausen   H.-J. Möller
E. Rüther (Hrsg.)

Thioxanthene

in der neuroleptischen Behandlung

Mit 43 Abbildungen und 44 Tabellen

Springer-Verlag Berlin Heidelberg NewYork
London Paris Tokyo HongKong

Professor Dr. med. B. MÜLLER-OERLINGHAUSEN
Psychiatrische Klinik und Poliklinik der
Freien Universität Berlin
Eschenallee 3, D-1000 Berlin 19

Professor Dr. med. H.-J. MÖLLER
Universitäts-Nervenklinik und Poliklinik Bonn
Abteilung Psychiatrie
Sigmund-Freud-Straße 25, D-5300 Bonn-Venusberg 1

Professor Dr. med. E. RÜTHER
Psychiatrische Universitätsklinik
Robert-Koch-Straße 40, D-3400 Göttingen

ISBN-13:978-3-540-51847-1   e-ISBN-13:978-3-642-75194-3
DOI: 10.1007/978-3-642-75194-3

CIP-Titelaufnahme der Deutschen Bibliothek
Thioxanthene/B. Müller-Oerlinghausen ... – Berlin; Heidelberg; New York; London; Paris; Tokyo; Hong Kong: Springer, 1990
ISBN-13:978-3-540-51847-1 (Berlin...)

NE: Müller-Oerlinghausen, Bruno [Hrsg.]

2125/3145-543210 – Gedruckt auf säurefreiem Papier

Vorwort

Für die moderne Psychopharmakotherapie ist die Einführung des Chlorpromazins als erstes Neuroleptikum im Jahre 1952 ein wichtiger historischer Meilenstein. Damit wurde eine Entwicklung in der Psychiatrie eingeleitet, die das Bild dieses Faches und die Versorgungsmöglichkeiten psychiatrischer Patienten erheblich verbessert hat, da nicht nur eine effiziente medikamentöse Therapie für bestimmte Erkrankungen bereitgestellt wurde, sondern dadurch mitbedingt auch das psychosoziale Therapieengagement intensiv gefördert wurde. Insbesondere die Schizophrenie-Kranken profitierten von den gewachsenen therapeutischen Möglichkeiten in der Akut- und Langzeitbehandlung, u. a. erkennbar an der Verringerung der stationären Behandlungszeiten und der Reduzierung der Zahl stationärer Dauerpatienten. Auch bahnte die psychopharmakologische Forschung auf diesem Sektor den Weg für neue Einsichten in mögliche biologische Ursachen der Erkrankung.

Das Indikationsgebiet für Neuroleptika ist in den letzten Jahren erheblich erweitert worden. Zunehmend bedeutsamer wird die Anwendung niedrigdosierter Neuroleptika bei ängstlichgetönten Verstimmungszuständen und psychosomatischen Beschwerden, nachdem die Wirksamkeit niedrigdosierter Neuroleptika als „Tranquilizer" inzwischen empirisch gut belegt wurde. Auch im Rahmen exogener Psychosen in der zunehmend an Bedeutung gewinnenden Gerontopsychiatrie werden die Vorteile der Neuroleptika im Vergleich zu den medikamentösen Alternativen immer mehr erkannt.

Im Laufe der mehr als 30jährigen Entwicklung seit Einführung der Neuroleptika wurden pharmakologisch sehr unterschiedliche Substanzgruppen als Neuroleptika erkannt und entwickelt, sowie im Rahmen dieser Untergruppen jeweils wieder eine Reihe verschiedener Medikamente. Somit steht heute dem erfahrenen Psychiater eine ganze Palette von Substanzen zur Verfügung, die alle neuroleptisch wirken, die aber z. T. erhebliche Unterschiede im klinischen Wirkungs- und Nebenwirkungsprofil aufweisen. Diese Palette kann unter Berücksichtigung der therapeutischen Zielsetzungen und der individuellen Besonderheiten des Patienten im Sinne einer differenzierten Psychopharmakotherapie eingesetzt werden. Wegen der derzeitigen methodischen Begrenztheit klinischer Erfassungsmöglichkeiten können wir möglicherweise den in der pharmakologischen Verschiedenheit dieser Substanzen steckenden Reichtum heutzutage noch gar nicht ausreichend abschätzen.

Obwohl über die Therapie mit Neuroleptika zahlreiche klinische Untersuchungen durchgeführt worden sind, sind noch immer eine Reihe praktischer Fragen unzureichend geklärt. So ist z. B. das Wissen über Dosis- bzw. Serumspiegelwirkungszusammenhänge, über Interaktionsprobleme, über das Vorgehen bei der Umstellung von oraler auf Depot-Behandlung, über die adäquate Dauer der Langzeittherapie, über die mit der Langzeittherapie verbundenen Risiken u.a. noch immer unzureichend.

Für die antipsychotische Wirksamkeit der Neuroleptika wird die Blockade der Dopaminrezeptoren vom D2-Typ als wesentlich angesehen, allerdings scheint auch die D1-Rezeptorblockade zur antipsychotischen Wirkung beizutragen. Das jeweilige klinische Profil eines Neuroleptikums hängt mit der unterschiedlichen Beeinflussung von D1- und D2-Rezeptoren sowie mit der Beeinflussung verschiedener anderer zentral-nervöser Transmittersysteme zusammen. Die zunehmende Aufklärung dieser Zusammenhänge schafft eine wichtige Basis für die Entwicklung noch besserer Neuroleptika. Gleichzeitig ermöglichen neue Techniken, z. B. die Positronen-Emissionstomographie, eine vertiefte Einsicht in die Wirkungsweise dieser Substanzen.

Im vorliegenden Buch sind die Referate des internationalen Thioxanthen-Kolloquiums, das vom 24.–27. November 1988 in Hamburg stattfand, zusammengefaßt. Auf diesem Symposion wurden eine Reihe der oben erwähnten Themen ausführlich erörtert und dabei der besondere Stellenwert der Thioxanthene herausgearbeitet.

Die Herausgeber

Inhaltsverzeichnis

Teil III
Niedrigdosierte Anwendung von Neuroleptika bei
nichtpsychotischen Erkrankungen

Autorenverzeichnis

Prof. Dr. med. D. BOBON
Université de Liège
Service de Neuropsychiatrie
Clinique Notre-Dame des Anges
Rue E. Vandervelde 67
B-4301 Glain-Liège

Dr. med. F. BJØRNDAL
Skovleddet 150
DK-3400 Hillerød

Dr. med. G. BUDDE
Troponwerke GmbH & Co. KG
Berliner Straße 156
D-5000 Köln 80

Prof. Dr. med. S. G. DAHL
Institute of Medical Biology
University of Tromsø School of Medicine
P. O. Box 977
N-9001 Tromsø

niv. Prof. W. DANIELCZYK
Leiter der Arbeitsgruppe
Alzheimer-Demenz-Forschung
Ludwig Boltzmann-Institut
für Altersforschung
Pflegeheim Lainz
Neurologische Abteilung
Wolkersbergenstr. 1
A-1130 Wien

Prof. Dr. med. S. J. DENCKER
Department II
Lillhagen Hospital
S-Göteborg

Dr. med. A. DREHER
Pfalzklinik Landeck
Weinstraße 100
D-6749 Klingenmünster

Dr. med. L. FALHOF
Ørstedsgade 13
DK-5100 Vejle

Dr. med. G. GERHARDT
Bahnhofstraße 9
D-6509 Wendelsheim

Dr. med. L. GÜNDEL
Gerontopsychiatrische Abteilung
Landeskrankenhaus
Nordschwarzwald
D-7260 Calw-Hirsau

Dipl.-Psych. Dr. med.
H.-P. KAPFHAMMER
Psychiatrische Klinik und Poliklinik
der Universität
Nußbaumstraße 7
D-8000 München 2

Dr. med. E. KINZLER
Krankenhaus Mörsenbroich-Rath
GmbH
Gerontopsychiatrische Abteilung
Klinik Flurstraße
Flurstraße 14
D-4000 Düsseldorf 1

Dr. med. W. KISSLING
Psychiatrische Klinik und
Poliklinik rechts der Isar
Ismaninger Straße 22
D-8000 München 80

Prim. PD Dr. med. P. KÖNIG
Abteilung Psychiatrie I
Landes-Nervenkrankenhaus Valduna
Valdunastraße 16
A-6830 Rankweil

Dr. med. R. LIESENFELD
Solanderstraße 26
D-4000 Düsseldorf 1

Prof. Dr. med. H.-J. MÖLLER
Universitäts-Nervenklinik
und Poliklinik Bonn
Abteilung Psychiatrie
Sigmund-Freud-Straße 25
D-5300 Bonn-Venusberg 1

Prof. Dr. med.
B. MÜLLER-OERLINGHAUSEN
Labor für
klinische Psychopharmakologie
Psychiatrische Klinik
und Poliklinik der
Freien Universität Berlin
Eschenallee 3
D-1000 Berlin 19

Dr. med. F. MÜLLER-SPAHN
Psychiatrische Klinik und
Poliklinik der Universität
Nußbaumstraße 7
D-8000 München 2

Prof. Dr. med. E. RÜTHER
Psychiatrische Universitätsklinik
Robert-Koch-Straße 40
D-3400 Göttingen

S. SIEBERNS
Troponwerke GmbH & Co. KG
Berliner Straße 156
D-5000 Köln 80

Dr. med. J. TEGELER
Rheinische Landesklinik
Psychiatrische Klinik der
Universität Düsseldorf
Berg. Landstraße 2
D-4000 Düsseldorf 12

Prof. Dr. med. F.-A. WIESEL
Department of Psychiatry
Karolinska Hospital
P. O. Box 60500
S-104 01 Stockholm

Teil I

Präklinische Untersuchungen der Thioxanthene

Einleitung

B. Müller-Oerlinghausen

Wenn wir über die Prophylaxe schizophrener Erkrankungen diskutieren, so müssen wir uns vor Augen halten, daß wir von der Situation, die wir bei manisch-depressiven Erkrankungen erreicht haben, noch weit entfernt sind. Bis schizophrene Patienten dank einer Prophylaxe ohne Defektbildung, ohne Verlust im kommunikativen und im Antriebs-Bereich und im Beruflichen ein völlig normales Leben führen, Kinder haben und ihren Beruf normal ausüben können, bis dahin ist es offenbar noch ein weiter Weg.

Es wird auf Fortbildungsveranstaltungen immer wieder betont, wie wichtig die Kenntnis pharmakologischer und pharmakokinetischer Zusammenhänge ist, um eine sachgerechte Therapie zu betreiben. Gerade im klinisch-pharmakologischen Wissen besteht aber bei vielen Kollegen ein erheblicher Nachholbedarf. Einer der Gründe hierfür liegt zweifellos darin, daß die klinische Pharmakologie in unserem Lande in der ärztlichen Aus- und Weiterbildung geradezu grotesk unterrepräsentiert ist. Man braucht nur in den anderen Teil Deutschlands hinüberzuschauen, um zu sehen, wie man es besser machen kann.

Als besonders beschämend empfinde ich es, daß nur die wenigsten Universitäten über Einrichtungen für Klinische Pharmakologie verfügen. Wir müssen unsere Studenten an der FU Berlin mit insgesamt 12 Doppelstunden in die Pharmakotherapie einführen. Ganze 12 Doppelstunden für das Handwerkszeug, das sie später in allen konservativen Fächern in der Praxis am häufigsten benutzen werden! Wohin uns dieser Skandal geführt hat, das können wir in den mittlerweile wieder eingeführten mündlichen Prüfungen des 2. und 3. Studienabschnitts ermessen: Es ist zum Teil erschütternd, wie wenig selbst an elementarsten pharmakologischen Kenntnissen vorhanden ist.

Bei den Facharztprüfungen sieht die Situation ähnlich aus. Mit Recht hat die Arzneimittelkommission wiederholt gefordert, daß in der Facharztprüfung in den konservativen Fächern Arzneitherapie obligat geprüft werden muß, um diesen Mißstand zu beseitigen. Die Fachgesellschaften könnten hier eine ganz entscheidende Rolle spielen, um einen Katalog von Minimalforderungen zusammenzustellen, welches pharmakologische Basiswissen beispielsweise ein Nervenarzt haben muß. Beim hochreputierten American College of Neuropsychopharmacology existieren umfangreiche Curricula mit detaillierten Vorschlägen, wie die fachärztliche Ausbildung in den Kliniken bezüglich Psychopharmakologie aussehen sollte. Hierzulande hinken wir in dieser Hinsicht noch weit hinterher.[1]

---

[1] Anmerkung bei der Korrektur: Erfreulicherweise hat die letzte Mitgliederversammlung der AGMP im Oktober 1989 erstmals einen Beschluß gefaßt, eine Ausbildungskommission zur Erarbeitung eines Curriculums in Psychopharmakologie einzusetzen.

Chemie und Pharmakologie der Neuroleptika

G. Budde

Chemie

Die pharmakologische Gruppe der Neuroleptika umfaßt eine Reihe von chemisch differenten Substanzen, deren gemeinsames Merkmal die antipsychotische Wirksamkeit ist. Nach der Strukturchemie können die Neuroleptika in die 6 folgenden Gruppen aufgegliedert werden (s. a. Übersicht 1):
- Phenothiazine,
- Thioxanthene,
- Dibenzepine,
- Butyrophenone,
- Diphenylbutylpiperidine,
- Benzamide.

Aufgrund der trizyklischen Grundstruktur werden die Phenothiazine, Thioxanthene und Dibenzepine als trizyklische Neuroleptika bezeichnet. Während bei den Phenothiazinen und Thioxanthenen ein symmetrisches dibenzokondensiertes Sechsringsystem vorliegt, zeigen die Dibenzepine einen Trizyklus mit mittlerem heterozyklischen Siebenringsystem. Der heterozyklische mittlere Ring der Thioxanthene besitzt in Stellung 10 ein Schwefelatom, während das Phenothiazingrundgerüst außerdem in Stellung 9 ein Stickstoffatom aufweist. Neben dem Ringsystem besitzen die trizyklischen Neuroleptika eine am mittleren Ring gebundene Seitenkette mit basischem Substituenten. Die in Position 9 gebundene Seitenkette und der Substituent in Position 2 des Ringmoleküls sind von entscheidender Bedeutung für die neuroleptische Wirksamkeit der Phenothiazine und Thioxanthene (Hyttel et al. 1984).

Zwischen der Seitenkette und dem Ringsystem befindet sich bei den Thioxanthenen eine Kohlenstoffverbindung, die eine geometrische Isomerie bedingt, wobei nur die cis-Form neuroleptisch wirksam ist. Die Trizyklika haben neben den Veränderungen am Zentralring unterschiedliche Seitenketten und unterschiedliche Substituenten am Ringsystem. Dabei zeigen die substituierten Verbindungen in der Regel die stärkere antipsychotische Wirksamkeit.

Nach den unterschiedlichen Seitenketten werden die Phenothiazinderivate in 3 Untergruppen unterteilt:
- Phenothiazine mit aliphatischer Seitenkette,
- Phenothiazine mit Piperidylseitenkette,
- Phenothiazine mit Piperazinylseitenkette.

Die Substanzen mit aliphatischer Seitenkette (z. B. Chlorpromazin, Levomepromazin) wirken stärker sedierend, zeigen ausgeprägtere vegetative Symptomatik

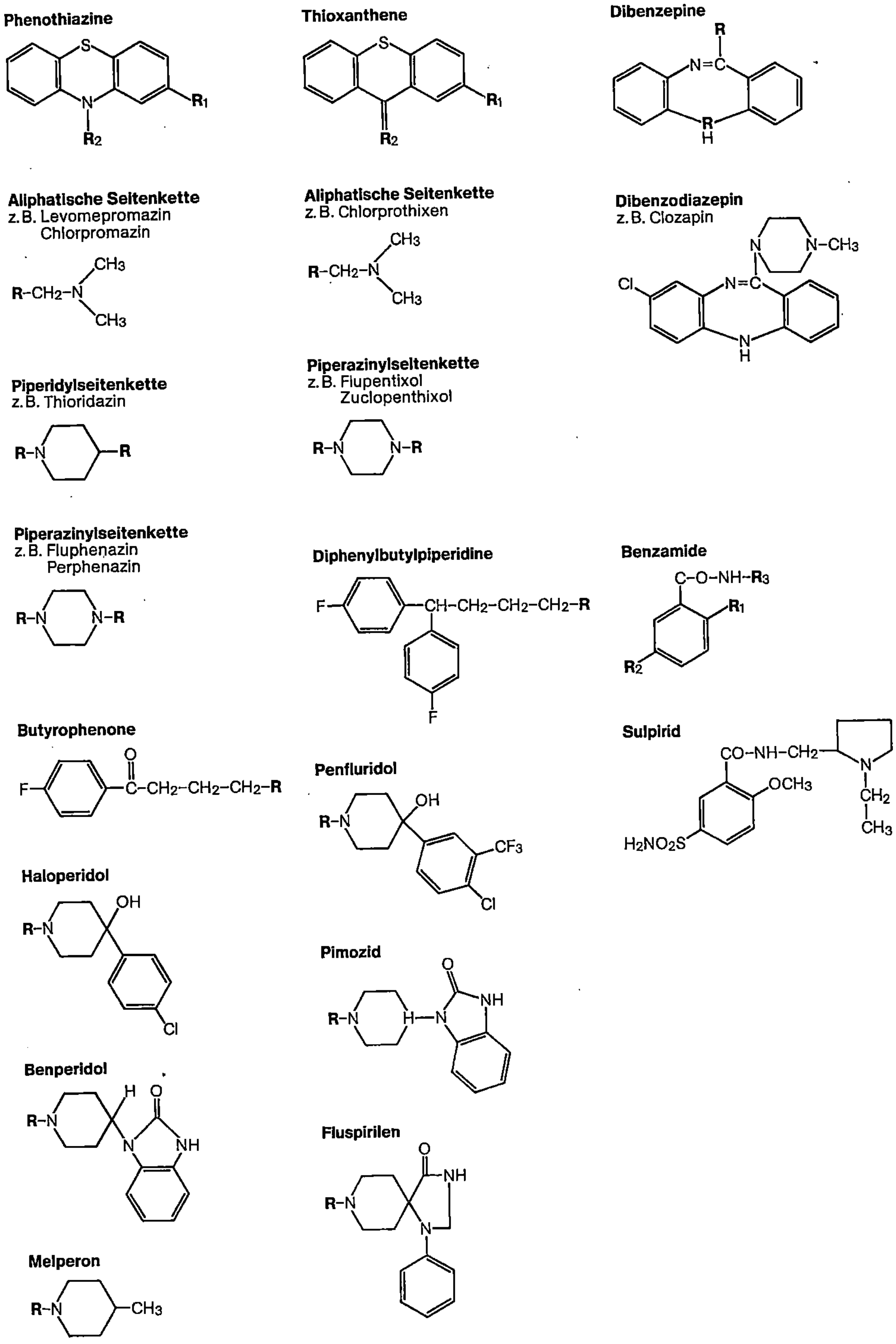
Phenothiazine
S
N
R1
R2
Thioxanthene
S
R1
R2
Dibenzepine
R
N=C
R
H
Aliphatische Seitenkette
z. B. Levomepromazin
Chlorpromazin
CH3
R-CH2-N
CH3
Aliphatische Seitenkette
z. B. Chlorprothixen
CH3
R-CH2-N
CH3
Dibenzodiazepin
z. B. Clozapin
N
N-CH3
Cl
N=C
N
H
Piperidylseitenkette
z. B. Thioridazin
R-N
R
Piperazinylseitenkette
z. B. Flupentixol
Zuclopenthixol
R-N
N-R
Piperazinylseitenkette
z. B. Fluphenazin
Perphenazin
R-N
N-R
Diphenylbutylpiperidine
F
CH-CH2-CH2-CH2-R
F
Benzamide
C-O-NH-R3
R1
R2
Butyrophenone
O
F
C-CH2-CH2-CH2-R
Penfluridol
OH
R-N
CF3
Cl
Sulpirid
CO-NH-CH2
N
OCH3
CH2
CH3
H2NO2S
Haloperidol
OH
R-N
Cl
Pimozid
O
NH
R-N
H
N
Benperidol
H
O
R-N
N
NH
Fluspirilen
O
NH
R-N
N
Melperon
R-N
CH3

Übersicht 1. Einteilung der Neuroleptika nach der Strukturchemie

und geringe extrapyramidale Nebenwirkungen. Substanzen mit Piperidylring in der Seitenkette (Thioridazin) wirken mittelgradig sedierend, während die Phenothiazine mit Piperazinring (Fluphenazin, Perphenazin) im Vergleich eine geringere Sedation und vegetative Begleitsymptomatik, aber stärkere antipsychotische Wirksamkeit und ausgeprägtere extrapyramidal-motorische Symptomatik zeigen.

Die Neuroleptika der Thioxanthengruppe haben entweder eine aliphatische Seitenkette (Chlorprothixen) oder eine Seitenkette mit Piperazinring (Flupentixol, Clopenthixol).

Die Butyrophenonderivate leiten sich vom Haloperidol ab, und obwohl die chemischen Unterschiede zwischen den einzelnen Butyrophenonderivaten gering sind, bestehen hinsichtlich der klinischen Wirksamkeit große Unterschiede. Das gilt insbesondere für die Weiterentwicklung der mit den Butyrophenonen strukturverwandten Diphenylbutylpiperidine, deren Grundstruktur im Vergleich zu den Butyrophenonen statt einer Phenylgruppe eine Diphenylmethangruppe aufweist. Substituenten am Grundgerüst der Butyrophenone und Diphenylbutylpiperidine sind aliphatische Ketten mit substituiertem Piperidinring (Melperon) bzw. substituierten Phenylpiperidinringen (Haloperidol, Bromperidol, Trifluperidol bzw. Penfluridol) oder substituierte Benzimidazolpiperidinringe (Benperidol, Droperidol bzw. Pimozid). Von dieser Grundstruktur abweichende Substituenten zeigen Fluspirilen und Pipamperon.

Zu den Benzamiden werden die substituierten Amide der Benzoesäure, einer relativ neueren Gruppe antipsychotisch wirksamer Substanzen, zusammengefaßt. Die bekannteste Substanz in dieser Reihe ist das Sulpirid, ein substituiertes Sulfonamid.

Pharmakologie

Nach der Dopaminhypothese wirken alle heute zur Verfügung stehenden Neuroleptika über eine Blockade dopaminerger Rezeptoren. Die schon 1963 von Carlsson u. Lindqvist geäußerte Vermutung wurde in den folgenden Jahren durch unterschiedliche experimentelle Untersuchungen, wie z.B. die In-vitro-Rezeptorbindungsstudien, die biochemischen Untersuchungen zum Dopaminstoffwechsel, der Synthese und dem Turnover von Dopamin, anhand von pharmakologischen Verhaltensstudien bei Tieren und elektrophysiologischen Untersuchungen dopaminerger Neuronensysteme, bestätigt (von Kammen 1979; Baldessarini 1980; Seeman 1981; Snyder 1982; Haracz 1982; Bunney 1984).

Die klassische Dopaminhypothese gründet sich auf die Beobachtung, daß bei Versuchstieren durch Dopaminagonisten ausgelöste Stereotypien bzw. psychotische Symptome beim Menschen durch Neuroleptika aufhebbar sind.

Zwischen der Fähigkeit der Neuroleptika, die durch Dopaminagonisten ausgelösten Stereotypien zu antagonisieren, der klinischen antipsychotischen Aktivität und der Affinität zu D_2-Rezeptoren besteht eine lineare Korrelation (Creese et al. 1976; Seemann et al. 1976; Seeman 1986) (Abb. 1).

Seit ihrer Formulierung wurde die in ihren Grundzügen bis heute gültige Theorie jedoch in einigen Punkten modifiziert, wobei die Hauptforschungsrichtungen im Bereich der verschiedenen dopaminergen Projektionsbahnen, der Differenzierung der Dopaminrezeptoren in verschiedene Unterklassen sowie der Interaktionen der Neuroleptika mit anderen zentralen Transmittersystemen liegen.

Heute werden im wesentlichen 2 dopaminerge Rezeptoren, die D_1- und D_2-Rezeptoren unterschieden, die offenbar in 2 Konformationszuständen mit hoher und niedriger Affinität für Dopamin vorliegen können (Kebabian u. Calne 1979; Stoof u. Kebabian 1984; Seeman 1986).

Nach den in vitro ermittelten Inhibitionskonstanten für tritiummarkierte spezifische Rezeptorliganden (Goodwin u. Metz 1985) und Untersuchungen mit der Positronenemissionstechnik (Farde et al. 1988 a) binden alle heute zur Verfügung stehenden Neuroleptika an D_2-Rezeptoren, wobei eine gute Korrelation zwischen der Affinität zum D_2-Rezeptor und der klinischen Wirksamkeit gefunden wird. Keine Korrelationen wurden gefunden zwischen der antipsychotischen Wirksamkeit und der Affinität zu weiteren Rezeptorsystemen wie dem adrenergen, serotoninergen, histaminergen oder cholinergen System (Peroutka u. Snyder 1980). Wie weit die D_2-Rezeptorblockade für die volle antipsychotische Wirksamkeit verantwortlich ist oder inwieweit weitere regulative Mechanismen wie

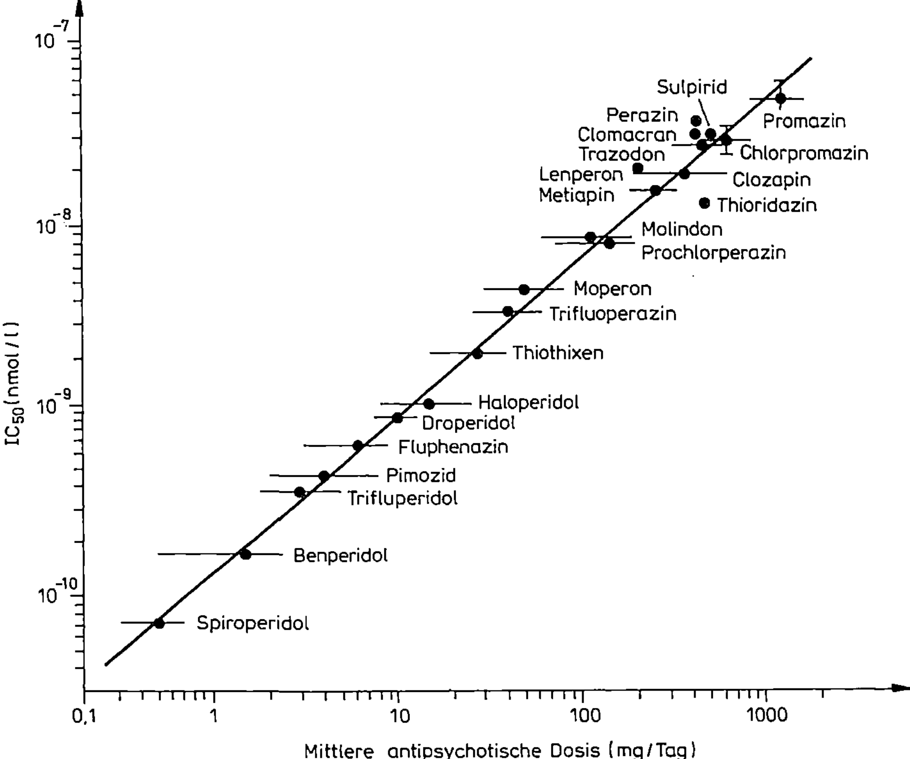

Abb. 1. Die lineare Beziehung zwischen der mittleren antipsychotischen Tagesdosis (Abszisse) und der Affinität vieler typischer und atypischer Neuroleptika für den D_2^{low}-Rezeptor. Rezeptoraffinität ist angegeben als halbmaximale Hemmkonzentrationen (IC_{50}) für H-Haloperidolbindung an D_2-Rezeptoren eines Homogenates vom Striatum des Kalbes. (Nach Seeman 1986)

D_1-Rezeptorblockade oder Interaktionen mit den anderen zentralen Transmittersystemen, den serotoninergen Systemen (Delini-Stula 1986) die Wirkung beeinflussen, ist Gegenstand der laufenden Forschung.

Während nach den heute vorliegenden Daten die Dopaminrezeptorblockade als Basismechanismus neuroleptischer Wirksamkeit anerkannt ist, liegen kontroverse Ansichten über die klinisch relevanten Bindungsorte der Neuroleptika innerhalb der dopaminergen Projektionsareale vor.

Im ZNS werden im wesentlichen 3 dopaminerge Neuronensysteme unterschieden: das für die Kontrolle der Motorik verantwortliche nigrostriatale System, das mit dem Portalvenensystem der Hypophyse verbundene tuberoinfundibuläre System und das mesolimbische, mesokortikale System (Nieuwenhuys et al. 1981, Lindvall u. Björklund 1978; Bannon u. Roth 1983; Glowinski et al. 1984; Thierry et al. 1984). Die dopaminergen Zellen der Substantia nigra (A9) projizieren zum Striatum, während die dopaminergen Zellen der Area ventralis tegmentalis (A10) zu verschiedenen Bereichen des limbischen Systems und den präfrontalen und kortikalen Zentren innervieren.

Das Wirkprofil der sog. atypischen Neuroleptika, die sich von den klassischen Neuroleptika durch die Eigenschaft, weniger häufig extrapyramidale Nebenwirkungen auszulösen, unterscheiden, und elektrophysiologische Studien in den verschiedenen dopaminergen Projektionsarealen, lassen vermuten, daß für die antipsychotische Wirkung nur Rezeptoren bestimmter dopaminerger Areale blockiert sein müssen bzw. die atypischen Neuroleptika, das nigrostriatale System funktionell anders beeinflussen als klassische Neuroleptika, während im mesolimbischen Bereich keine Unterschiede vorliegen (Bunney 1984; Chiodo u. Bunney 1983, 1985; White u. Wang 1983; Bürki 1986; Bischoff et al. 1985; Örgren et al. 1984; Delini-Stula 1986). In Verhaltensstudien mit Ratten zeigen die klassischen Neuroleptika eine wirksame Inhibition von Hyperaktivität und stereotypen Bewegungsmustern, während atypische Neuroleptika nur die Hyperaktivitätsreaktionen hemmen (Ljungberg u. Ungerstedt 1978, Christenssen 1988). Da die Hyperaktivitätsreaktionen von limbischen Zentren getriggert werden, wird die Reduktion psychotischer Symptome mit der Blockade limbischer dopaminerger Strukturen in Verbindung gebracht. Von anderen Untersuchern wird vor allem die Blockade mesokortikaler Dopaminrezeptoren als Hauptwirkung der Neuroleptika angesehen (Bannon u. Roth 1983). Des weiteren liegen jedoch auch Hinweise für eine enge Verwandtschaft zwischen dem Neostriatum und den Kortexarealen vor (Selemon u. Goldman-Rakic 1985).

Ob die Blockade striataler, mesokortikaler oder limbischer dopaminerger Neuronen den wesentlichen therapeutischen Effekt der Neuroleptika ausmacht, kann zur Zeit nicht beurteilt werden. Doch zeigen neuere Untersuchungen, daß alle Neuroleptika, klassische und atypische, an striatale D_2-Rezeptoren binden (Farde et al. 1988 b).

Literatur

Baldessarini RJ (1980) Drugs and the treatment of psychiatric disorders. In: Goodman LS, Gillman A (eds) The pharmacological basis of therapeutics, 6th. Macmillan, New York, pp 391–425

Bannon MJ, Roth RH (1983) Pharmacology of mesocortical dopamine neurons. Pharmacol Rev 35:53–68

Bischoff S, Delini-Stula A, Maitre L (1985) Blockade der Dopaminrezeptoren im Hippokampus als Indikator antipsychotischer Wirksamkeit: Korrelation zwischen neurochemischen und psychopharmakologischen Wirkungen von Neuroleptika. In: Pflug B, Foerster K, Straube E (Hrsg) Perspektiven der Schizophrenie-Forschung. Fischer, Stuttgart, S 87–103

Bunney BS (1984) Antipsychotic drug effects on the electrical activity of dopaminergic neurons. Trends Neurosci 7:212–215

Bürki HR (1986) Effects of fluperlapin an dopaminergic systems in rat brain. Psychopharmacology 89:77–84

Carlsson A, Lindquist M (1963) Effect of chlorpromazine or haloperidol on formation of 3-methoxytyramine and normetanephrine in mouse brain. Acta Pharmacol Toxicol 20:140–144

Chiodo LA, Bunney BS (1983) Typical and atypical neuroleptics. Differential effects of chronic administration on the activity of A 9 und A 10 midbrain dopaminergic neurons. J Neurosci 3:1607–1619

Chiodo LA, Bunney BS (1985) Possible mechanisms by which repeated Clozapine administration differently affects the activity of two subpopulations of midbrain dopamine neurons. J Neurosci 5:2539–2544

Creese J, Burt DR, Snyder SH (1976) Dopamine receptor binding predicts clinical and pharmacological potencies of antischizophrenic drugs. Science 192:481–483

Delini-Stula A (1986) Neuroanatomical, neuropharmacological and neurobiochemical target systems for antipsychotic activity of neuroleptics. Pharmacopsychiatry 19:134–139

Farde L, Wiesel FA, Halldin C, Sedvall G (1988 a) Central D_2-dopamine receptor occupancy in schizophrenic patients treated with antipsychotic drugs. Arch Gen Psychiatry 45:71–76

Farde L, Wiesel FA, Nordstrom AL, Sedvall G (1988 b) PET examination of human D_1-dopamine receptor characteristics. Psychopharmacology 96 [Suppl]:79

Glowinski G, Tassin GP, Thierry AM (1984) The mesocortico-prefrontal dopaminergic neurons. TINS 11:415–418

Goodwin GM, Metz A (1985) Neuroleptics. In: Grahame-Smith DG (ed) Psychopharmacology 2, part 1: Preclinical psychopharmacology. Elsevier, Amsterdam, pp 206–238

Haracz GL (1982) The dopamine hypothesis: an overview of studies with schizophrenic patients. Schizophr Bull 8:438–468

Hyttel J, Arndt J, Bøgesø KP (1984) Antipsychotic drugs: Configurational stereoisomers. In: Smith DF (ed) CRC handbook of stereoisomers: drugs in psychopharmacology. CRC, Boca Raton/FL, pp 143–214

Kammen DP van (1979) The dopamine hypothesis of schizophrenia revisited. Psychoneuro-endocrinology 4:37–46

Kebabian JW, Calne DB (1979) Multiple receptors for dopamine. Nature 277:92–96

Lindvall O, Björklund A (1978) Organisation of catecholamine neurons in the rat central nervous system. In: Iversen LL, Iversen SD, Snyder SH (eds) Handbook of psychopharmacology 9. Plenum, New York, pp 139–231

Ljungberg T, Ungerstedt U (1978) Classification of neuroleptic drugs according to their ability to inhibit apomorphine-induced locomotion and gnawing: evidence for two different mechanisms of action. Psychopharmacology 56:239–247

Nieuwenhuys R, Voogd J, Huizen C van (1981) The human central nervous system. A synopsis and atlas, 2nd edn. Springer, Berlin Heidelberg New York, pp 221–230

Örgren SO, Hall H, Köhler C, Magnusson O, Lindbom LO, Ängeby K, Florvall L (1984) Remoxipride, a new potential antipsychotic compound with selective antidopaminergic actions in the rat brain. Eur J Pharmacol 102:459–474

Peroutka SJ, Snyder SH (1980) Relationship of neuroleptic drug effects at brain dopamine, serotonin, alfa-adrenergic, and histamine receptors to clinical potency. Am J Psychiatry 137:1518–1522

Seeman P (1981) Brain dopamine receptors. Pharmacol Rev 32:229–313

Seeman P (1986) Dopamine/neuroleptic receptors in schizophrenia. In: Burrow GD, Norman TR, Rubinstein G (eds) Handbook of studies on schizophrenia, part 2: Management and research. Elsevier, Amsterdam, pp 243–251

Seeman P, Lee T, Chan-Wong M (1976) Antipsychotic drug doses and neuroleptic/dopamine receptors. Nature 261:717–719

Selemon LD, Goldman-Rakic PS (1985) Longitudinal topography and interdigitation of corti-
    costriatal protections in the rhesus monkey. J Neurosci 5:776–794
Snyder SH (1982) Neurotransmitters and CNS disease-schizophrenia. Lancet 8305:970–973
Stoof JC, Kebabian JW (1984) Two dopamine receptors: Biochemistry, physiology and pharma-
    cology. Life Sci 35:2281–2296
Thierry AM, Tassin JP, Glowinski J (1984) Biochemical and electrophysiological studies of the
    mesocortical dopamine system. In: Descarries L, Reader TR, Jasper HH (eds) Monoamine
    innervation of cerebral cortex. Liss, New York, pp 253–261
White FJ, Wang RY (1983) Differential effects of classical and atypical antipsychotic drugs on
    A 9 and A 10 dopamine neurons. Science 221:1054–1057

Diskussion

Müller-Oerlinghausen

Warum binden Butyrophenone an den gleichen Rezeptor wie trizyklische Substanzen, obwohl ihre Strukturformeln doch so verschieden sind? Warum verhalten sich Benzamide pharmakologisch anders? Was weiß man heute über die
Struktur-Wirkungs-Beziehungen?

Budde

Unter anderem ist die sterische Konfiguration der Pharmaka entscheidend für
die Wechselwirkung mit dem Rezeptor, wobei in Abhängigkeit von der Anzahl
der Substituenten, die mit den Partnergruppen des Rezeptors in Verbindung treten, oder der Flexibilität des Rezeptors Übergänge von einer streng selektiven
Rezeptorbindung bis zu vergleichbaren Affinitäten chemisch verwandter Verbindungen möglich sind.

Dahl

Mit neuen Computermethoden können wir heute graphische Struktur-
Wirkungs-Beziehungen wesentlich effizienter erforschen. Neben der dreidimen-
sionalen Struktur des Moleküls ist auch seine Ladungsverteilung für die Bindung
von Bedeutung. Positiven Ladungen des Rezeptormoleküls müssen negative Ladungen des Pharmakons entsprechen.

Ganz neue Erkenntnisse bringen molekulardynamische Untersuchungen, mit
denen wir uns derzeit beschäftigen. Mit Hilfe eines Supercomputers kann man
nicht nur die räumliche Struktur eines Pharmakons, sondern auch seine Beweg-
lichkeit berechnen und in Echtzeit graphisch darstellen.

Liesenfeld

Ist aus chemischer und pharmakologischer Sicht damit zu rechnen, daß die derzeit bekannten Verbindungsklassen noch wirklich neue Substanzen hervorbrin-
gen, oder brauchen wir dafür völlig neue Grundstrukturen?

Budde

Auch kleine Molekülmodifikationen, etwa der Austausch eines Substituenten, können die pharmakologischen Eigenschaften einer Substanz mitunter erheblich verändern. Es ist jedoch nicht sicher vorherzusehen, in welcher Weise sich die Wirkung ändern wird. Eine gezielte Synthese ist daher nur in sehr begrenztem Umfang möglich.

Sieberns

Inzwischen sind neue Substanzen bekannt, die zumindest in vitro nicht mehr die dopaminerge Transmission, sondern vielmehr das serotonerge System beeinflussen. Auch bestimmte Dopaminagonisten sind offensichtlich wirksam. Casey prägte in diesem Zusammenhang den Begriff der „non-neuroleptic neuroleptics". Es ist damit zu rechnen, daß uns die kommenden Jahre eine Reihe neuer Verbindungen bringen werden, deren antipsychotische Wirksamkeit nicht auf unsere jetzigen Vorstellungen zurückzuführen ist.

Die Bedeutung der D_1- und D_2-Dopaminrezeptor-Blockade für die antipsychotische Wirkung von Neuroleptika. Eine PET-Studie an schizophrenen Patienten

F.-A. Wiesel, L. Farde, A.-L. Nordström und G. Sedvall

Die klinische Wirksamkeit von Neuroleptika in der Therapie schizophrener Patienten ist durch zahlreiche placebokontrollierte Doppelblindstudien zweifelsfrei belegt (Davis u. Garver 1978). In der Akutbehandlung werden Besserungsquoten von ungefähr 70% erzielt, was den Behandlungsresultaten bei anderen Erkrankungen entspricht (zitiert nach Davis et al. 1980). Der Begriff „Neuroleptikum" wurde von Delay u. Deniker (1957) für Substanzen geprägt, die 1. einen antipsychotischen Effekt besitzen, der nicht auf einer Sedation beruht, 2. die psychomotorische Aktivität vermindern und 3. extrapyramidale Symptome wie Parkinsonismus oder Katalepsie hervorrufen.

Im Jahre 1963 postulierten Carlsson u. Lindqvist, daß antipsychotisch wirksame Substanzen wie Chlorpromazin und Haloperidol postsynaptische Katecholaminrezeptoren blockieren, wodurch es zu einer kompensatorischen Aktivierung des präsynaptischen Neurons kommt. Später ließ sich zeigen, daß die überwiegende Zahl der Neuroleptika vorzugsweise die Synthese und den Umsatz von Dopamin beschleunigt (Nybäck u. Sedvall 1968, 1970). Dopamin stimuliert eine zerebrale Adenylatzyklase und damit die Synthese von zyklischem Adenosinmonophosphat, wodurch die dopaminerge Signalübertragung im postsynaptischen Neuron gefördert werden kann (Kebabian et al. 1972; Siggins et al. 1974). Unterschiedliche Klassen von Neuroleptika blockieren den stimulierenden Effekt von Dopamin auf diese Adenylatzyklase, von der man annimmt, daß sie mit dem Dopaminrezeptor in Verbindung steht (Clement-Cormier et al. 1974; Karobath u. Leitich 1974). In vitro erwies sich die Wirkung von Butyrophenonen auf die Adenylatzyklase jedoch als unerwartet schwach im Vergleich zur Steigerung des Dopaminumsatzes in vivo sowie im Verhältnis zu ihrer klinischen Wirksamkeit. So ist Haloperidol klinisch zwar ebenso wirksam wie α-Flupentixol, doch hemmt es die durch Dopamin stimulierbare Adenylatzyklase im Vergleich zu α-Flupentixol weniger als $^1/_{10}$ (Iversen 1974). Im Jahre 1975 identifizierte man im Corpus striatum Bindungsstellen für Butyrophenone (Creese et al. 1975; Seeman et al. 1975). Kebabian u. Calne (1979) bezeichneten diese Bindungsstellen als D_2-Rezeptoren, in Abgrenzung zu den an die Adenylatzyklase gekoppelten D_1-Rezeptoren. Höchst interessant war die Beobachtung, daß die klinische Wirksamkeit in der Therapie schizophrener Patienten mit der relativen Affinität der verschiedenen Neuroleptika zu den D_2-Rezeptoren korrelierte, nicht dagegen mit ihrer Affinität zu den D_1-Rezeptoren (Creese et al. 1976; Seeman et al. 1976). Die Blockade von D_2-Rezeptoren bei klinischer Anwendung ist offenbar allen Neuroleptika gemeinsam. Die Wirkungen auf andere Rezeptortypen, wie muskarinerge, cholinerge, α-adrenerge, serotoninerge und histaminerge Rezeptoren, korrelieren nicht mit der antipsychotischen Potenz von Neuroleptika (Peroutka u. Snyder 1980).

Noch bis vor kurzem ließ sich nicht direkt zeigen, daß Neuroleptika beim Menschen in vivo D_1- oder D_2-Rezeptoren blockieren. Die Entwicklung der Positronenemissionstomographie (PET) machte es jedoch möglich, die Bindung von psychoaktiven Pharmaka am lebenden menschlichen Gehirn unmittelbar sichtbar zu machen (Übersicht bei Sedvall et al. 1986). Es ließ sich zeigen, daß radioaktiv markierte Neuroleptika vom Corpus striatum des Menschen spezifisch gebunden werden (Wagner et al. 1983; Farde et al. 1985). Vor der Entwicklung von PET und Radioligandenbindungstechniken war keine Aussage darüber möglich, in welchem Ausmaß Neuroleptika bei neuroleptisch behandelten Patienten D_2-Rezeptoren blockieren oder mit D_1-Rezeptoren interagieren.

Bestimmung der D_2-Dopaminrezeptorbesetzung mittels PET

Um den Einfluß von Neuroleptika auf die Bindung durch D_2-Rezeptoren quantifizieren zu können, muß man zunächst ein Modell für die Quantifizierung von D_2-Rezeptoren entwickeln. Farde et al. (1986) haben zu diesem Zweck eine Sättigungstechnik entwickelt, die es gestattet, mittels PET Rezeptordichten im menschlichen Gehirn in vivo zu bestimmen. In Untersuchungen von D_2-Rezeptoren wurde der hochselektive D_2-Antagonist Raclopride, ein substituiertes Benzamid, als Ligand verwendet, d. h. als Substanz, die mit dem Rezeptor eine Bindung eingeht. Raclopride ist mit dem Kohlenstoffisotop ^{11}C markiert, einem positronenemittierenden Isotop mit einer Halbwertszeit von 20 min. Der radiomarkierte Ligand wird als intravenöse Bolusinjektion appliziert, und danach mißt man die Akkumulation von Radioaktivität in mehreren Schnittebenen des Hirns unter Verwendung einer Positronenkamera (Farde et al. 1985). Zur quantitativen Bestimmung der D_2-Rezeptoren erhielten gesunde Versuchspersonen und nicht neuroleptisch behandelte Schizophrene eine Tracerdosis (hohe spezifische Aktivität) und eine Sättigungsdosis (niedrige spezifische Aktivität). Die so erhaltenen Resultate wurden als Referenz verwendet, um die Rezeptorbesetzung bei neuroleptisch behandelten Patienten zu berechnen (Farde et al. 1988). Den unter Neuroleptikatherapie stehenden Patienten wurde der Tracer ^{11}C-Raclopride (< 1 µg) intravenös injiziert, und die Radioaktivität wurde in 7 Schnittebenen des Hirns mit einer Positronenkamera durch sequentielle Scans über einen Zeitraum von 51 min verfolgt (Scanditronix PC384-7B). Die 4. Schnittebene wurde zur optimalen Darstellung des Nucleus caudatus und des Putamen verwendet. Die Lage dieser Schnittebene war vor Beginn der PET-Untersuchung computertomographisch ermittelt und als 3 mm oberhalb des Foramen interventriculare (Monroi) gelegen definiert worden (Farde et al. 1988). Die regionale Aktivität wurde für jeden sequentiellen Scan gemessen, um den ^{11}C-Zerfall korrigiert und gegen die Zeit aufgetragen. Die spezifische Bindung an D_2-Rezeptoren wurde definiert als die Differenz zwischen der Radioaktivität des Putamen und der des Cerebellum, einer Region mit vernachlässigbarer D_2-Dopaminrezeptor-Dichte (Farde et al. 1988). Das Verhältnis zwischen der spezifischen Bindung im Putamen und der

Radioaktivität im Cerebellum wurde aus den Werten berechnet, die aus der Kurve für die regionale Radioaktivität gegen die Zeit zum Zeitpunkt 42 min nach der Injektion von ^{11}C-Raclopride ermittelt wurden. Die Rezeptorbesetzung in den medikamentös behandelten Patienten wurde definiert als die Verminderung der spezifischen Bindung von ^{11}C-Raclopride bezogen auf die Bindung, die für diesen Zeitpunkt ohne vorausgehende medikamentöse Behandlung zu erwarten gewesen wäre (Farde et al. 1988).

Die untersuchten Patienten erfüllten die Schizophreniekriterien des DSM III-R; ihr Alter lag zur Untersuchungszeit zwischen 19 und 51 Jahren. Alle Patienten standen seit mindestens 1 Monat in therapeutisch üblicher Dosierung unter neuroleptischer Behandlung und hatten darauf gut angesprochen. Zu betonen ist, daß während dieses Monats vor der Untersuchung lediglich ein Neuroleptikum verabreicht worden war. Während der Untersuchung erhielten die Patienten keine weiteren psychotropen Pharmaka. Bei allen Patienten fand die PET-Untersuchung zur Bestimmung der D$_2$-Dopaminrezeptor-Besetzung 6 h nach der letzten morgendlichen Dosis oder (im Fall einer depotneuroleptischen Behandlung) am Ende des Injektionsintervalls statt.

D$_2$-Rezeptor-Besetzung

Die mit chemisch unterschiedlichen Neuroleptika behandelten Patienten zeigten ähnliche Rezeptorbesetzungen (Tabelle 1). Diese Befunde stützen somit die Auffassung, daß der antipsychotische Effekt über eine Blockade von D$_2$-Rezeptoren vermittelt wird. Die Rezeptorbesetzung betrug 40–88%. Zu beachten ist, daß Perphenazin in einer Dosierung von 8 mg bzw 60 mg täglich mit einer Rezeptorbesetzung von 79% bzw. 88% einherging. Ein beträchtlicher Dosisunterschied bewirkte also nur eine geringe Änderung der Rezeptorbesetzung. Bei Haloperidol führten 3fache Dosisdifferenzen zu einer Änderung der Rezeptorbesetzung um nur 5%. Diese Ergebnisse weisen darauf hin, daß ein erhöhtes Risiko extrapyramidaler Nebenwirkungen besteht, wenn die Rezeptorbesetzung 80% übersteigt (Tabelle 1). Die Daten zur Rezeptorbesetzung durch Haloperidol, Chlorpromazin und Thioridazin liefern keine Grundlage dafür, hochpotente Neuroleptika in 3,5fach höheren Dosen anzuwenden als niederpotente (auf der Basis von Chlorpromazinäquivalenten), wie es in vielen Krankenhäusern routinemäßig üblich ist (Baldessarini et al. 1984). Interessanterweise wiesen die beiden mit Clozapin behandelten Patienten die niedrigsten Werte für die D$_2$-Rezeptor-Besetzung auf. Bei dem mit 300 mg Clozapin täglich behandelten Patienten betrug die Rezeptorbesetzung 40%. Er war zuvor mit klinisch üblichen Dosen von Haloperidol, Thioridazin und Sulpirid behandelt worden, ohne daß sich eine antipsychotische Wirkung gezeigt hätte; allerdings traten extrapyramidale Begleiterscheinungen auf. 300 mg Clozapin pro Tag verminderten die psychotischen Symptome des Patienten ohne jegliche Nebenwirkungen.

Die in Tabelle 1 wiedergegebenen Werte für die Rezeptorbesetzung wurden 6 h nach der letzten Gabe bestimmt. Es war jedoch auch von Interesse, die Dauer der Rezeptorbesetzung und ihre Beziehung zur Plasmakonzentration des Neurolepti-

Tabelle 1. D_2-Dopaminrezeptor-Besetzung bei unter neuroleptischer Monotherapie stehenden schizophrenen Patienten (*EPS* extrapyramidal-motorische Symptome)

	Tagesdosis [mg]	Rezeptorbesetzung [%]
Phenothiazine		
Chlorpromazin	200	80
Thioridazin	300	75
Trifluperazin	10	80
Perphenazin	8	79
Perphenazin	60	88 (EPS)
Thioxanthene		
Flupentixol	10	74
Butyrophenone		
Haloperidol	12[a]	86 (EPS)
Haloperidol	8[a]	84
Haloperidol	6	85 (EPS)
Haloperidol	6	89 (EPS)
Haloperidol	4	81 (EPS)
Melperon	300	74
Melperon	250	71
Diphenylbutylpiperidine		
Pimozid	8	77 (EPS)
Benzamide		
Sulpirid	800	82
Sulpirid	800	73
Sulpirid	800	68
Raclopride	8	72
Raclopride	6	65
Dibenzodiazepine		
Clozapin	600	65
Clozapin	300	40

[a] Gleicher Patient; wegen extrapyramidal-motorischer Nebenwirkungen wurde die Dosis von 12 mg/Tag auf 8 mg/Tag reduziert, wonach sie verschwanden.

kums näher zu untersuchen. Ein Patient hatte 7 Wochen lang täglich 2mal 600 mg Sulpirid erhalten. Die Medikation wurde abgesetzt, und 3, 6 und 27 h nach Einnahme der letzten Dosis wurden PET-Untersuchungen durchgeführt. Obwohl die Serumkonzentration von Sulpirid auf einen Bruchteil des Ausgangswertes zurückging, verharrte die Dopaminrezeptorbesetzung 27 h lang oberhalb von 65% (Farde et al. 1988). In einem weiteren PET-Experiment wurde ein Patient untersucht, der 3 Monate lang mit täglich 2mal 6 mg Haloperidol behandelt worden war. Die Bestimmungen erfolgten 6, 30 und 53 h nach Gabe der letzten Dosis. Auch bei diesem Patienten zeigte die D_2-Dopaminrezeptor-Besetzung lediglich eine Reduktion um wenige Prozent, obwohl die Haloperidolplasmaspiegel auf einen Bruchteil der ursprünglichen Werte gesunken waren. Diese nichtlineare Beziehung zwischen Plasmakonzentrationen und Rezeptorbesetzung beruht möglicherweise darauf, daß das Neuroleptikum aus der Rezeptorbindung langsamer dissoziiert, als die freie Pharmakonkonzentration im Plasma ab-

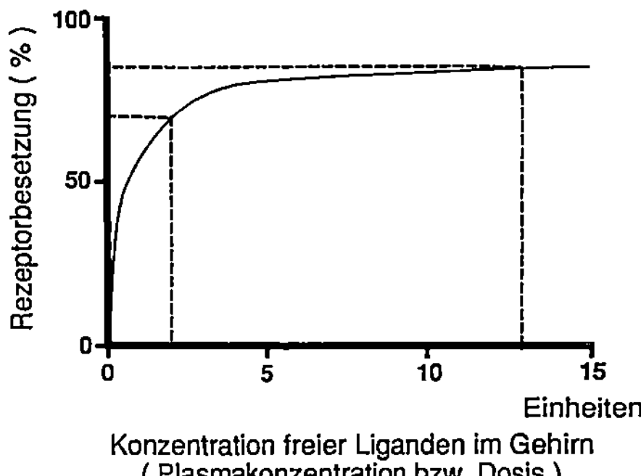

Abb. 1. Theoretische, hyperbolische Beziehung zwischen freier Ligandenkonzentration im Hirn (bzw. Dosis) und Grad der Rezeptorbesetzung. Bei der Rezeptorbesetzung, die in der klinischen Praxis für die meisten Neuroleptika vorliegt, führt eine Änderung der freien Ligandenkonzentration im Hirn um ein Mehrfaches nur zu einer relativ geringfügigen Änderung der Rezeptorbesetzung

nimmt, oder sie ist der Ausdruck einer hyperbolischen Beziehung zwischen spezifischer Bindung und freier Pharmakonkonzentration im Gehirn (Farde et al. 1988). Die theoretische Hyperbel für die Bindung von Pharmaka an Rezeptoren ist in Abb. 1 wiedergegeben. Diese nichtlineare Beziehung wurde bei einem Patienten näher untersucht, der unter einer Therapie mit täglich 1 600 mg Sulpirid stand. Die Dosis wurde schrittweise reduziert. Zwischen jeder Dosisreduktion verging mehr als 1 Woche, damit sich für jede Dosis ein Gleichgewicht einstellen konnte. Am Ende jedes Dosisreduktionsintervalls wurde eine PET-Untersuchung durchgeführt. Der Rückgang der D₂-Dopaminrezeptor-Besetzung, aufgetragen gegen die Dosierung, folgte einer hyperbolischen Kurve, wogegen die Sulpiridserumkonzentration linear abnahm (Farde et al. 1988). Diese Befunde stützen die Vermutung, daß die Rezeptorbesetzung im Verhältnis zur Plasmakonzentration oder zur Dosis des Pharmakons einer hyperbolischen Funktion folgt.

Die vorgestellten Ergebnisse sind von unmittelbarer klinischer Relevanz, weil sich die Rezeptorbesetzung im oberen, flacher verlaufenden Teil der Kurve bewegt. Selbst große Dosisänderungen führen daher nur zu geringen Veränderungen der Rezeptorbesetzung (Abb. 1). Dieser Faktor trägt wahrscheinlich dazu bei, daß für die neuroleptische Therapie schizophrener Patienten keine Dosis-Wirkungs-Beziehung festzustellen war (Baldessarini u. Davis 1980). Die Befunde sprechen für die Existenz eines Schwellenwertes für die Rezeptorbesetzung, bei dessen Überschreiten extrapyramidal-motorische Nebenwirkungen auftreten. Falls ein solcher Schwellenwert auch für die antipsychotische Wirkung besteht, so liegt er wahrscheinlich unter dem der Nebenwirkungen.

D₁-Rezeptor-Besetzung

In jüngerer Zeit konzentriert sich das wissenschaftliche Interesse verstärkt auf die Bedeutung der Blockade von D₁-Rezeptoren für die Behandlung schizophrener

Tabelle 2. D_1-Dopaminrezeptor-Besetzung bei unter neuroleptischer Monotherapie stehenden schizophrenen Patienten

	Tagesdosis [mg]	Rezeptorbesetzung [%]
Phenothiazine		
Perphenazin	16	0
Thioridazin	200	29
Thioxanthene		
Flupentixol	40 pro Woche[a]	36
Zuclopenthixol	200 pro Woche[a]	11
Benzamide		
Sulpirid	800	− 7
Dibenzodiazepine		
Clozapin	300[b]	42

[a] In der Depotform.
[b] Patient, bei dem ebenso die D_2-Rezeptor-Besetzung (40%) bestimmt wurde (nach Farde et al. 1989).

Patienten. Verhaltensexperimente an Ratten haben zeigen können, daß D_1- und D_2-Rezeptoren kooperieren. Für eine voll ausgeprägte, dopaminerg ausgelöste Verhaltensreaktion müssen beide Rezeptortypen aktiviert werden (Longini et al. 1987). Vor Entwicklung der PET ließ sich die Wirkung einer neuroleptischen Therapie auf D_1-Rezeptoren des lebenden menschlichen Gehirns nicht untersuchen. In unserer Abteilung wird die PET-Technik auch zur quantitativen Bestimmung der D_1-Rezeptoren in vivo eingesetzt. Dadurch ist es möglich, die Rezeptorbesetzung bei neuroleptisch behandelten schizophrenen Patienten zu messen (Farde et al. 1987). Für die Quantifizierung von D_1-Rezeptoren verwenden Farde et al. (1987) den mit dem positronenemittierenden Isotop ^{11}C markierten D_1-Antagonisten SCH-23390. Die Methodik der PET-Untersuchung und der Bestimmung der Rezeptorbesetzung gleicht der Methodik der D_2-Rezeptor-Studien. Bisher wurde eine begrenzte Anzahl von Neuroleptika untersucht. Anscheinend bestimmt die chemische Struktur des Neuroleptikums den Grad der Rezeptorbesetzung (Tabelle 2). Perphenazin und Sulpirid interagieren offenbar nicht mit D_1-Rezeptoren, wohl aber Thioridazin und Flupentixol, allerdings weitaus schwächer als mit den D_2-Rezeptoren (Tabellen 1 und 2). Clozapin zeigte mit 42% die höchste Besetzung von D_1-Rezeptoren. Interessanterweise ist dieser

Tabelle 3. Grobe Quotienten der D_1-/D_2-Dopaminrezeptor-Besetzung bei neuroleptisch behandelten schizophrenen Patienten

Substanz	Quotient
Sulpirid	0
Klassische Neuroleptika	<0,5
Clozapin	1

Patient zugleich derjenige mit der niedrigsten D_2-Rezeptor-Besetzung (40%; Tabelle 1). Nach den groben Quotienten aus D_1- und D_2-Rezeptor-Besetzung scheint Clozapin im Gegensatz zu klassischen Neuroleptika auf beide Rezeptortypen einen vergleichbar großen Effekt auszuüben (Tabelle 3). Es läßt sich spekulieren, daß die besonderen klinischen Merkmale von Clozapin, d. h. kein Auftreten extrapyramidal-motorischer Nebenwirkungen, fehlendes Risiko tardiver Dyskinesien und höhere Wirksamkeit in der Therapie schizophrener Patienten (30% der nicht auf klassische Neuroleptika ansprechenden Patienten reagieren auf Clozapin; Povlsen et al. 1985; Kuha u. Miettinen 1986), auf dem ähnlichen Effekt von Clozapin auf D_1- und D_2-Rezeptoren beruhen. Ein voll ausgeprägter antipsychotischer Effekt erfordert möglicherweise eine deutliche und ungefähr gleich starke Blockade von D_1- und D_2-Rezeptoren.

Danksagung. Diese Untersuchung wurde gefördert durch das Swedish Medical Research Council (07027, 08318), das National Institute of Mental Health, US, den Bank of Sweden Tercentenary Fund und das Karolinska Institut.

Literatur

Baldessarini J, Davis JM (1980) What is the best maintenance dose of neuroleptics in schizophrenia? Psychiatry Res 3:115–122

Baldessarini RJ, Katz B, Cotton P (1984) Dissimilar dosing with high-potency neuroleptics. Am J Psychiatry 141:748–752

Carlsson A, Lindqvist M (1963) Effect of chlorpromazine or haloperidol on formation of 3-methoxytyramine and normetanephrine in mouse brain. Acta Pharmacol Toxicol 20:140–144

Clement-Cormier YC, Kebabian JW, Petzold GL, Greengard P (1974) Dopamine-sensitive adenylate cyclase in mammalian brain: a possible site of action of antipsychotic drugs. Proc Natl Acad Sci USA 71:1113–1117

Creese I, Burt DR, Snyder SH (1975) Dopamine receptor binding: differentiation of agonist and antagonist states with ^{3}H-dopamine and ^{3}H-haloperidol. Life Sci 17:993–1002

Creese I, Burt DR, Snyder SH (1976) Dopamine receptor binding predicts clinical and pharmacological potencies of antischizophrenic drugs. Science 192:481–483

Davis JM, Garver DL (1978) Neuroleptics: clinical use in psychiatry. In: Iversion LL, Iverson SD, Snyder SH (eds) Handbook of psychopharmacology. Neuroleptics and schizophrenia, vol 10. Plenum, New York

Davis JM, Schaffer CB, Killian GA, Kinard C, Chan C (1980) Important issues in the drug treatment of schizophrenia. Schizophr Bull 6:70–87

Delay J, Deniker O (1957) Caractéristiques psycho-physiologiques des médicaments neuroleptiques. In: Garattini S, Ghetti V (eds) The psychotropic drugs. Elsevier, Amsterdam, pp 485–501

Farde L, Ehrin E, Eriksson L, Greitz T, Hall H, Hedström C-G, Litton J-E, Sedvall G (1985) Substituted benzamides as ligands for visualization of dopamine receptor binding in the human brain by positron emission tomography. Proc Natl Acad Sci USA 82:3863–3867

Farde L, Hall H, Ehrin E, Sedvall G (1986) Quantitative analysis of dopamine D_2 receptor binding in the living human brain by positron emission tomography. Science 231:258–261

Farde L, Halldin C, Stone-Elander S, Sedvall G (1987) PET analysis of human dopamine receptor subtypes using ^{11}C-SCH 23390 and ^{11}C-raclopride. Psychopharmacology 92:278–284

Farde L, Wiesel F-A, Halldin C, Sedvall G (1988) Central D_2-dopamine receptor occupancy in schizophrenic patients treated with antipsychotic drugs. Arch Gen Psychiatry 45:71–76

Farde L, Wiesel F-A, Nordström A-L, Sedvall G (1989) D_1- und D_2-dopamine receptor occupancy in drug treatment with conventional and atypical neuroleptics. Proceedings from the „Clozapine scientific update meeting", Montreux 1988. Psychopharmacology [Suppl]

Iversen LL (1974) Dopamine receptors in the brain. Science 188:1084–1089
Karobath M, Leitich H (1974) Antipsychotic drugs and dopamine-stimulated adenylate cyclase
    prepared from corpus striatum of rat brain. Proc Natl Acad Sci USA 71:2915–2918
Kebabian JW, Calne DB (1979) Multiple receptors for dopamine. Nature 277:93–96
Kebabian JW, Petzold GL, Greengard P (1972) Dopamine-sensitive adenylate cyclase in cau-
    date nucleus of rat brain, and its similarity to the „dopamine receptor". Proc Natl Acad Sci
    USA 69:2145–2149
Kuha S, Miettinen E (1986) Long-term effect of clozapine in schizophrenia. Nord Psykiatr
    Tidsskr 40:225–230
Longini R, Spina L, Di Chiara G (1987) Permissive role of D_1-receptor stimulation for the ex-
    pression of D_2-mediated behavioral responses: A quantitative phenomenological study in
    rats. Life Sci 41:2135–2145
Nybäck H, Sedvall G (1968) Effect of chlorpromazine on accumulation and disappearance of
    catecholamine formed from typrosine-^{14}C in brain. J Pharmacol Exp Ther 162:294–301
Nybäck H, Sedvall G (1970) Further studies on the accumulation and disappearance of cate-
    cholamines formed from tyrosine-^{14}C in mouse brain. Effect of some phenothiazine analo-
    gues. Eur J Pharmacol 10:193–205
Peroutka SJ, Snyder SH (1980) Relationship of neuroleptic drug effects at brain dopamine, sero-
    tonin, alpha-adrenergic, and histamine receptors to clinical potency. Am J Psychiatry
    137:1518–1522
Povlsen UJ, Noring U, Fog R, Gerlach J (1985) Tolerability and therapeutic effect of clozapine.
    Acta Psychiatr Scand 71:176–185
Sedvall G, Farde L, Persson A, Wiesel F-A (1986) Imaging of neurotransmitter receptors in the
    living human brain. Arch Gen Psychiatry 43:995–1005
Seeman P, Chau-Wong M, Tedesco J, Wong K (1975) Brain receptors for antipsychotic drugs
    and dopamine binding assay. Proc Natl Acad Sci USA 72:4376–4380
Seeman P, Lee T, Chau-Wong M (1976) Antipsychotic drug doses and neuroleptic/dopamine re-
    ceptors. Nature 261:717–719
Siggins GR, Hoffer BJ, Ungerstedt U (1974) Electrophysiological evidence for involvement of
    cyclic adenosine monophosphate in dopamine responses of caudate neurons. Life Sci
    15:779–784
Wagner HN, Burns HD, Dannals RF, Wong DS, Långström B, Duelfer T, Frost JJ, Ravert HT,
    Links JM, Rosenbloom SB, Lukas SE, Kramer AV, Kuhar MJ (1983) Imaging dopamine re-
    ceptors in the human brain by positron tomography. Science 221:1264–1266

Diskussion

Möller

Von Davis stammt eine magische Zahl, die immer wieder zitiert wird: 1 000 mg
Chlorpromazin oder Chlorpromazinäquivalent als sinnvolle Dosierung zur Behandlung akuter schizophrener Psychosen. Auf Ihre Daten umgerechnet entsprechen dem beispielsweise etwa 15 mg Haloperidol. Diese Dosis liegt deutlich über
den 8–10 mg, die Sie aufgrund Ihrer Bindungsstudien als sinnvoll vorschlagen.
Dosieren wir demnach zu hoch? Ich erinnere in diesem Zusammenhang daran,
daß für Neuroleptika früher wesentlich niedrigere Dosen empfohlen wurden. So
wurde in einem deutschen Lehrbuch für Haloperidol eine Dosis von 6 mg ange-

geben – aufgrund der Empfehlung der Hersteller. Diese Dosierung deckt sich gut mit Ihren Vorschlägen.

Wiesel

Professor Sedvau hat vor einigen Jahren die Dosis-Wirkungs-Beziehung von Chlorpromazin bei akuter Schizophrenie untersucht. Er verwendete 3 verschiedene Dosen – 200 mg, 400 mg und 600 mg. Zwischen den einzelnen Patientengruppen ergaben sich hinsichtlich der Wirksamkeit keine Unterschiede. Es zeigte sich lediglich ein leichter Trend, daß männliche Patienten möglicherweise höhere Dosen benötigen.

Ich glaube, unsere Daten sollten uns veranlassen, uns wieder verstärkt der Bestimmung freier Pharmakonkonzentrationen zuzuwenden. Sie deuten nämlich darauf hin, daß zwischen der Konzentration an freiem Neuroleptikum im Serum und den Gehirnkonzentrationen eine lineare Beziehung besteht. Ein weiterer Grund für Unterschiede in Dosis und Wirkung könnte außer in der Rezeptorbesetzung auch in einer unterschiedlichen Proteinbindung liegen. Wenn die freie Neuroleptikakonzentration lediglich bei 10% liegt, dann bewirken auch kleine Verschiebungen der Proteinbindung bereits erhebliche prozentuale Änderungen.

Sieberns

Die Bindungsraten von Flupentixol und besonders die von Zuclopenthixol an die D_1-Rezeptoren liegen in Ihren In-vivo-Untersuchungen deutlich unter den von Hyttel in vitro gemessenen Werten [J. Hyttel, Advances in Biosciences 37 (1982) 147–152]. Worauf führen Sie diese Diskrepanz zurück?

Ich vermute, daß bei verschiedenen Untersuchungen Einmaldosen verabreicht wurden oder nur eine kurzfristige Verabreichung der Neuroleptika erfolgte. Nicht zuletzt aus den Untersuchungen Ihres Arbeitskreises ist ja bekannt, daß die Rezeptordichte schon nach kurzfristiger Verabreichung von Neuroleptika, schon nach 2 Tagen, deutlich zunimmt. Hat diese Up-Regulation der dopaminergen Rezeptoren einen Einfluß auf die Dosierung?

Wiesel

Zur ersten Frage: Man sieht in vitro einen sehr starken Effekt auf D_1- und D_2-Rezeptoren. Mir sind dazu keine In-vivo-Untersuchungen am Tier bekannt. Unsere Daten zeigen aber eindeutig, daß Flupentixol eine ausgeprägte Wirkung auf D_2-Rezeptoren besitzt. Der Effekt auf D_1-Rezeptoren ist dagegen viel schwächer.

Darüber hinaus haben wir die Bindung an die D_1-Rezeptoren bisher nur an einem Patienten untersucht, wobei wir eine relativ hohe Dosis verwendeten. Die Serumkonzentration war mit 17 ng/ml entsprechend hoch. Die Rezeptorbesetzung betrug dabei ungefähr 36%.

Die D_2-Rezeptor-Besetzung ist relativ konstant, wahrscheinlich befinden wir uns im oberen, flachen Bereich der Dosis-Wirkungs-Kurve, in dem sich Konzentrationsänderungen nicht so stark auswirken. Je weiter links wir auf der Kurve liegen, das heißt, je geringer die Dosierung bzw. die Konzentration wird, um so stärker wird sich die Rezeptorbesetzung mit der Dosis ändern.

Die zweite Frage berührt einen sehr wesentlichen Punkt. Natürlich ist es wichtig zu wissen, ob eine Rezeptorinduktion besteht. Die mit fallenden Dosen von Sulpirid behandelte Patientin besaß beispielsweise die höchste Anzahl D_2-Rezeptoren, die wir je gesehen haben. Vielleicht lag hier eine Up-Regulation vor. Wir können allerdings nicht sagen, ob sich daraus Konsequenzen für die Therapie ergeben. Ich glaube aber, wenn sich die Patienten klinisch und pharmakologisch im Steady state befinden, brauchen sie keine sehr hohen Dosen. Wahrscheinlich reichen bereits relativ niedrige Dosen, um die Interaktion mit den Rezeptoren aufrechtzuerhalten.

Rüther

Wie lange dauert die Rezeptorbesetzung nach Absetzen der Medikation noch an? Zweite Frage: Erlaubt Ihre Methode eine Differenzierung zwischen mesolimbischen und nigrostriatalen Angriffspunkten?

Wiesel

Zur Dauer der Rezeptorbindung haben wir nur die Resultate dieser einen Patientin. Wir können davon ausgehen, daß die Rezeptoren innerhalb von 2 Wochen nach Absetzen wieder völlig frei sind.

Ich glaube, für den neokortikalen Bereich kann man mit ziemlicher Gewißheit sagen, daß außerhalb der Basalganglien keine D_2-Rezeptoren vorkommen. In den anderen Regionen ist die D_2-Rezeptoren-Dichte so gering, daß die Empfindlichkeit unserer Instrumente nicht ausreicht. Wir werden in Kürze eine neue Positronenkamera mit sehr viel besserer Auflösung bekommen, die wesentlich dünnere Schnittebenen erlaubt. Wir hoffen, daß wir dann in der Lage sein werden, zwischen Striatum dorsale und Striatum ventrale zu unterscheiden und auch die limbischen Bezirke des Gehirns genauer untersuchen zu können. Das Problem ist, daß das Putamen so viele Rezeptoren enthält. Deshalb wird sich der Effekt von Pharmaka immer hauptsächlich im striatalen System zeigen.

Dencker

Sie haben einen Kurvenverlauf gezeigt, auf dem bei höheren Konzentrationen eine schnelle Sättigung des Systems zu erkennen war. Wir sehen ungefähr die gleiche Kurve für Prolaktin. Wenn wir aber eine höhere Neuroleptikadosis geben, dann springt das System wieder an. Meine Frage ist daher: Haben Sie Ihre Methode mit der Bestimmung dynamischer Parameter wie Prolaktin verglichen?

Wiesel

Nein, aber wir haben Prolaktinspiegel bestimmt. Die Analyse dieser Werte steht allerdings noch aus.

Budde

Sie vermuten, daß die Interaktion von Clozapin mit dem D_1-Rezeptor dafür verantwortlich sein könnte, daß keine extrapyramidalen Reaktionen auftraten. Dem ist entgegenzuhalten, daß Flupentixol mit 36% eine nahezu identische D_1-Rezeptor-Blockade aufweist wie Clozapin. Extrapyramidale Reaktionen treten aber unter Flupentixol sehr wohl auf.

Wiesel

Bei diesem Patienten betrug die Besetzung der D_2-Rezeptoren etwa 80%. Daraus ergibt sich für die Besetzung von D_1- und D_2-Rezeptoren mit Flupentixol ein Verhältnis von weniger als 0,5. Das ist ein deutlicher Unterschied zu Clozapin, bei dem dieser Quotient über 1 liegt. Die Frage ist aber: Ist ein voller antidopaminerger Effekt auch bei verminderter Besetzung beider Rezeptorentypen möglich, solange nur dasselbe Verhältnis besteht? Daran knüpft sich natürlich die Hoffnung auf weniger Nebenwirkungen.

Sieberns

Delini-Stula et al. vertreten die Ansicht, daß Neuroleptika, die neben ihrer D_1/D_2-blockierenden Wirkung eine zentrale antiserotonerge Wirkung besitzen, wie beispielsweise Clozapin, deutlich weniger extrapyramidal-motorische Symptome verursachen [A. Delini-Stula et al., Pharmacopsychiatrie 19 (1986) 316–317]. Sie vermuten, daß dafür möglicherweise das serotonerge System entscheidend ist. Wie ist Ihre Meinung dazu?

Wiesel

Bis jetzt wurde nicht untersucht, was passiert, wenn man $5\text{-}HT_2$-Rezeptor-Antagonisten gibt. Darüber hinaus sind beispielsweise auch Chlorpromazin und Spiperon sehr potente Antagonisten von $5\text{-}HT_2$-Rezeptoren; Butyrophenone können die $5\text{-}HT_2$-Rezeptoren ebenfalls blockieren. Diese Eigenschaft ist also keineswegs eine Ausnahmeerscheinung. Ich glaube, man sollte daher untersuchen, ob möglicherweise dem D_1-Rezeptor die Schlüsselrolle in der Differenzierung der verschiedenen Neuroleptika zukommt.

Danielczyk

Es wurde beschrieben, daß im Alter die D_1-Rezeptoren-Dichte stärker absinkt als die D_2-Rezeptoren-Dichte. Glauben Sie, daß sich daraus Auswirkungen für die Therapie ergeben?

Anscheinend ist der einzige Indikator, den wir für die antipsychotische Wirkung von Neuroleptika augenblicklich haben, die Wirkung auf die D_2-, in geringerem Ausmaß vielleicht auch auf die D_1-Rezeptoren. Gibt es noch andere Indikatoren? Beispielsweise der Effekt auf das glutaminerge System?

Wiesel

Man kann nicht vorhersagen, in welcher Weise eine Up-Regulation die Therapie beeinflußt. Ihre erste Frage ist also derzeit nicht zu beantworten.

Der Einfluß von Neuroleptika in vivo beim Menschen auf andere Rezeptortypen ist nicht bekannt. Das glutaminerge System ist dabei sicher von besonderem Interesse, denn es besteht eine Verbindung zwischen dopaminergen und glutaminergen Neuronen. Bisher gibt es aber keine entsprechenden Untersuchungen.

Dahl

Bei Arzneimitteln zur intravenösen Injektion treibt die pharmazeutische Industrie einen hohen Aufwand, um Sterilität und Pyrogenfreiheit der Lösungen sicherzustellen. Wie lösen Sie dieses Problem, wenn doch die Tracersubstanz innerhalb kürzester Zeit synthetisiert und gebraucht werden muß?

Wiesel

Synthese und Zubereitung sind aseptisch. Die Ausgangssubstanzen sind also entsprechend rein. Innerhalb von 1 ½ h muß der Tracer synthetisiert und identifiziert sein und als sterilfiltrierte, injektionsbereite Lösung vorliegen. Das ist natürlich Voraussetzung, sonst erhält man keine Erlaubnis für solche Untersuchungen.

Müller-Oerlinghausen

Ihren Versuchen liegt ja, wie Sie gezeigt haben, eine Sättigungskinetik zugrunde. An welche Strukturen binden die injizierten Substanzen mit Erhöhung der Dosis? Gibt es „stille" Rezeptoren?

Wiesel

Möglicherweise existieren solche stillen Rezeptoren in einigen Systemen. Bei Gabe von Sättigungsdosen – die etwa der in der Klinik üblichen Dosierung entsprechen – kann man einen dosisabhängigen Anstieg des Prolaktinspiegels beobachten. Mit diesem System besteht also offenbar eine Interaktion. Das bedeutet auch, daß unter Sättigungsbedingungen Dopamin freigesetzt wird. Derzeit untersuchen wir die Frage, ob Dopamin mit der Bindung von Raclopride interferiert. Nach den bisherigen Befunden ist dies anscheinend nicht der Fall.

Pharmakokinetik der Neuroleptika

S. G. Dahl

Variabilität der therapeutischen Wirksamkeit

Die interindividuelle Ansprechbarkeit auf eine neuroleptische Therapie unterliegt einer beträchtlichen Variation. Im Prinzip kommen dafür 3 Hauptursachen in Betracht: 1. pharmakokinetische Unterschiede, die zu deutlich verschiedenen Neuroleptikakonzentrationen bei Patienten führen, die mit gleicher Dosierung behandelt werden; 2. unterschiedliche Dosis-Wirkungs-Beziehungen auf Rezeptorebene, die auf genetische oder andere krankheitsbezogene Faktoren zurückgeführt werden können; 3. Unterschiede in der Patientencompliance.

Die Compliance ist im allgemeinen bei einer Kombinationstherapie niedriger als bei einer Monotherapie (Hulka et al. 1976) und liegt bei oraler Neuroleptikabehandlung von nichthospitalisierten Patienten bei etwa 50% (Amdur 1979). Wesentlich höher ist die Compliance bei der Therapie mit Depotneuroleptika, die nicht zuletzt vornehmlich unter diesem Gesichtspunkt entwickelt worden sind.

Die Thioxanthene weisen ebenso wie die Phenothiazine ein breites Spektrum pharmakologischer Eigenschaften auf. Nicht nur der antipsychotischen Wirkung, sondern auch den anderen Effekten liegen wahrscheinlich bestimmte Interaktionen auf Rezeptorebene zugrunde, beispielsweise mit Histamin- und Muscarin-Acetylcholin-Rezeptoren. Es ist seit langer Zeit bekannt, daß die trans-Isomeren der Thioxanthene fast keine pharmakologische Aktivität besitzen (Petersen et al. 1977). Der klinisch zu beobachtende Unterschied zwischen dem Isomerengemisch und der cis-Verbindung – wie beispielsweise der zwischen Clopenthixol und Zuclopenthixol – ist offenbar nur eine Frage der Konzentration (Gravem et al. 1978). Es ist zu bezweifeln, daß die trans-Form tatsächlich sedativ wirksam ist.

Pharmakokinetik

Butyrophenone, Phenothiazine, Thioxanthene

Die pharmakokinetischen Eigenschaften der klassischen Neuroleptika wie Butyrophenone, Phenothiazine und Thioxanthene sind im Grunde relativ ähnlich. Die Bioverfügbarkeit der zu diesen Gruppen gehörenden Arzneimittel schwankt interindividuell beträchtlich. Einer der Hauptgründe dafür scheint, zumindest bei den Phenothiazinen, ein ausgeprägter First-pass-Effekt zu sein (Dahl 1976; Dahl u. Strandjord 1977; Aravagiri et al. 1984; Larsson et al. 1984).

Die zu diesen Gruppen gehörenden Neuroleptika besitzen meist ein relativ hohes scheinbares Verteilungsvolumen, d. h., der größte Teil einer verabreichten Dosis penetriert in das Gewebe, und nur sehr wenig liegt im Plasma vor. Vor allem bei den Depotneuroleptika können sich daraus analytische Probleme ergeben.

Die Elimination erfolgt überwiegend durch hepatische Metabolisierung und durch renale Ausscheidung der Metaboliten. Die Eliminationshalbwertszeiten der meisten dieser Neuroleptika liegen zwischen 10 und 30 h, in Ausnahmefällen können sie auch 70–90 h betragen. Daraus folgt, daß ein Steady state meist nach ungefähr 3–4 Tagen erreicht ist.

Wie die Beispiele von Haloperidol (Mendlewicz et al. 1981) sowie von Chlorpromazin (Dahl u. Strandjord 1977), Fluphenazin (Abb. 1) und Levomepromazin (Dahl 1976) zeigen, sind die Plasmaspiegel nach gleicher oraler Dosierung von Patient zu Patient relativ hohen Schwankungen unterworfen. Bei oraler Gabe von Phenothiazinen, nach Einzeldosen, aber auch unter Steady-state-Bedingungen, können diese Schwankungen durchaus einen Faktor von 10 oder höher erreichen (Dahl 1986). Nach intramuskulärer Applikation von Phenothiazinen ist die interindividuelle Variation weitaus geringer. Hier schwanken die Konzentrationen etwa um den Faktor 2–3. Dieser Unterschied dürfte nicht zuletzt auf den entfallenden First-pass-Metabolismus zurückzuführen sein.

Ähnliche Schwankungen treten nach intramuskulärer Gabe von Thioxanthenen auf. Dagegen scheinen die Unterschiede der Plasmaspiegel nach oraler Gabe im allgemeinen geringer zu sein als bei den Phenothiazinen. Nach oraler Gabe gleicher Dosen von Zuclopenthixol oder Flupentixol variieren die Steady-state-Plasmaspiegel um den Faktor 2,5–5 (Aaes-Jørgensen et al. 1983; Jørgensen et al. 1985; Jørgensen u. Aaes-Jørgensen 1988).

Abbildung 2 zeigt die Plasmaspiegel von Levomepromazin und einem seiner Hauptmetaboliten, dem Levomepromazinsulfoxid, nach oraler Gabe bei 8 Pa-

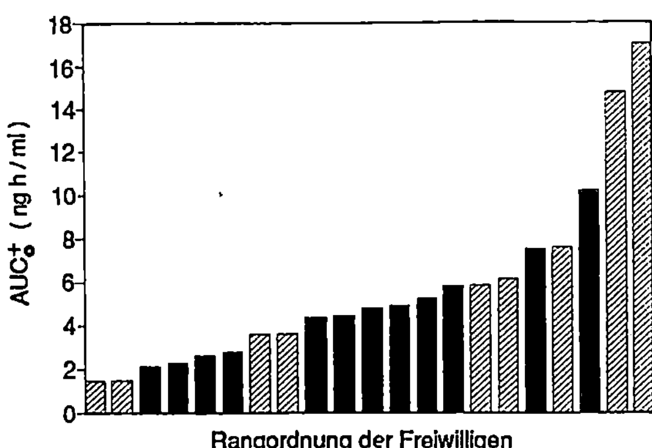

Abb. 1. Flächen unter den Plasmaspiegelkurven (AUC$_0^t$) von Fluphenazin für 12 schwarze (■) und 9 weiße (▨) psychiatrische Patienten nach oralen Einzeldosen von 10 mg Fluphenazin. (Nach Midha et al. 1988)

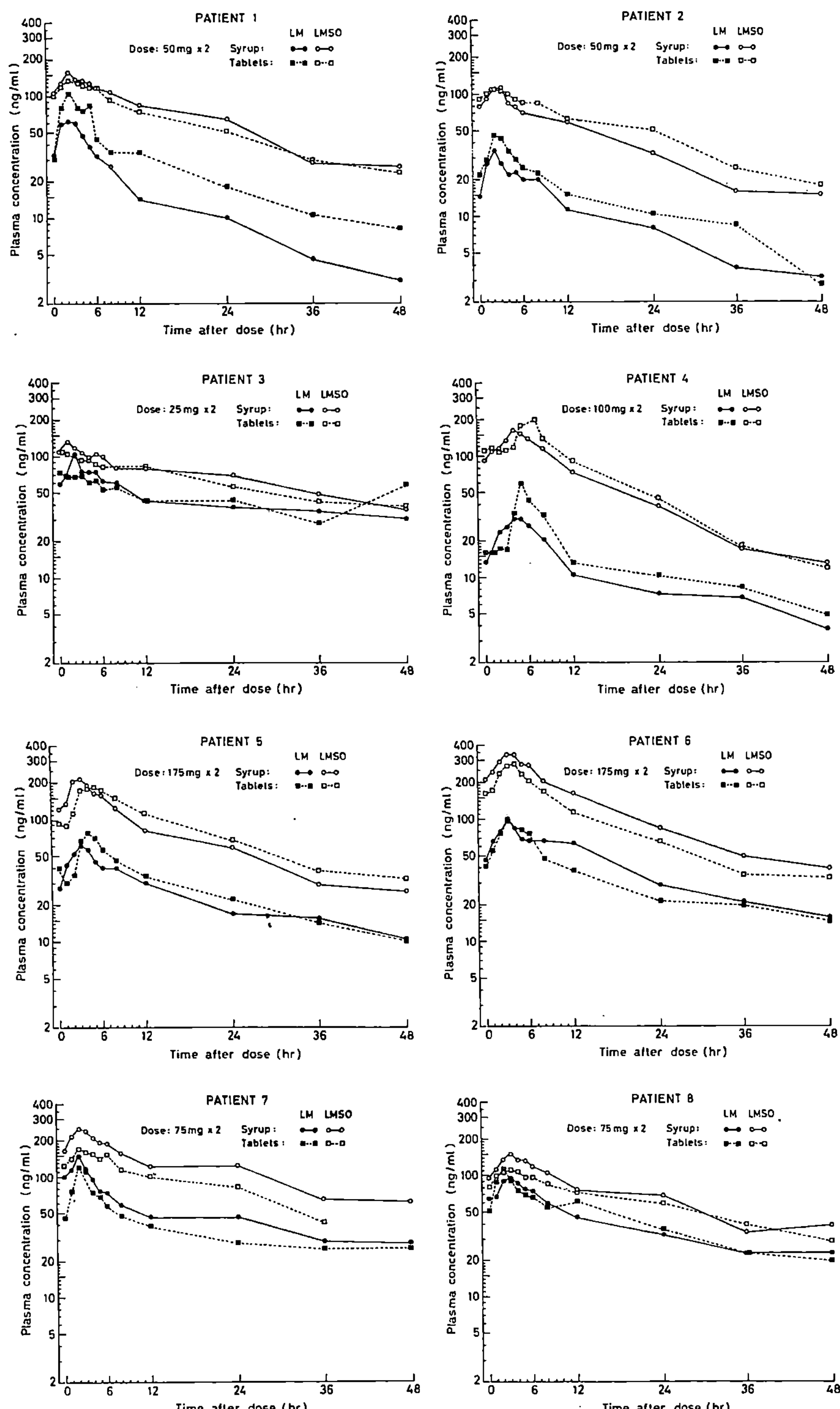

Abb. 2. Plasmaspiegel von Levomepromazin (*LM*) und Levomepromazinsulfoxid (*LMSO*) bei 8 Patienten nach Behandlung mit Levomepromazin-Tabletten bzw. -Sirup. (Nach Dahl et al. 1977)

tienten. Vor der ersten Plasmaspiegelmessung hatten die Patienten mindestens 3 Wochen lang Levomepromazin-Tabletten erhalten. Danach wurde für 1 Woche Levomepromazin-Sirup verabreicht, anschließend wurden die Plasmaspiegel erneut gemessen. Es ist zu erkennen, daß trotz hoher interindividueller Variation die intraindividuellen Plasmaspiegel über die Zeit ziemlich konstant sind. Das scheint bei Neuroleptika generell der Fall zu sein.

Einfluß von aktiven Metaboliten

Uns hat besonders interessiert, warum der Plasmaspiegel des Sulfoxids so viel höher liegt als der von Levomepromazin selbst (Abb. 2). Insgesamt haben wir seitdem 10 verschiedene Metaboliten von Levomepromazin mittels NMR-Spektroskopie und kombinierter Gaschromatographie-Massenspektrometrie identifiziert und von einigen auch die Plasmaspiegel bestimmt (Johnsen u. Dahl 1982; Dahl et al. 1982a, 1982b, 1987).

Von den Phenothiazinen ist bekannt, daß im Verlauf ihrer Biotransformation eine Fülle von Metaboliten entsteht. Auch beim Levomepromazin konnten wir das feststellen. Zur klinischen Wirkung tragen allerdings längst nicht alle dieser Metaboliten bei. Ob ein Metabolit einen klinischen Effekt auslöst, hängt im wesentlichen von zwei Dingen ab: von seiner pharmakologischen Aktivität und von seiner anfallenden Konzentration. Beim Levomepromazin geht die klinische Wirkung, wie wir durch Rezeptorbindungsstudien (Hals et al. 1986, 1988) und durch Tierversuche (Morel et al. 1987) zeigen konnten, neben der Substanz selbst wahrscheinlich nur auf 3 Metaboliten zurück. Zwei davon sind hydroxyliert, bei dem dritten handelt es sich um einen N-Desmethyl-Metaboliten.

Durch Verhaltensstudien an Mäusen wurde festgestellt, daß der N-Desmethyl-Metabolit wahrscheinlich überwiegend für die sedative Wirkung von Levomepromazin verantwortlich ist (Morel et al. 1987). Dieser Metabolit liegt im Plasma ebenfalls in höheren Konzentrationen vor als Levomepromazin selbst (Dahl et al. 1982b). Das gleiche gilt für das Sulfoxid (Abb. 2), doch scheint dieses inaktiv oder nahezu inaktiv zu sein. Es gibt Hinweise dafür, daß die Bildung der Hydroxymetaboliten von Levomepromazin und anderen Phenothiazinen genetischen Einflüssen unterliegt (Benitez et al. 1989).

Von Chlorpromazin sind etwa 30 verschiedene Metaboliten bekannt (Usdin 1971), unter anderem mehrere inaktive Sulfoxidmetaboliten. Das N-Oxid ist dagegen anscheinend aktiv. Weitere aktive Chlorpromazinmetaboliten sind das 7-Hydroxy-Chlorpromazin und das N-Desmethyl-Chlorpromazin (Hals et al. 1986, 1988; Morel et al. 1987). Insgesamt sind es aber wahrscheinlich nicht mehr als 3 Metaboliten, die außer Chlorpromazin selbst in größerem Umfang zu dessen therapeutischen Wirkungen und Nebenwirkungen beitragen. Ähnliches gilt für Thioridazin (Mårtensson u. Nyberg 1989).

Bei den Thioxanthenen sind die Metaboliten für die therapeutische Wirkung wahrscheinlich von geringerer Bedeutung als bei den Phenothiazinen. Die Thioxanthene werden durch Sulfoxidation, N-Dealkylierung, N-Oxidation und aromatische Hydroxylierung metabolisiert (Jørgensen 1986). Nach intramuskulärer Applikation von cis(Z)-Clopenthixoldecanoat fanden sich für cis(Z)-N-Dealkyl-Clopenthixol etwa halb so hohe Plasmaspiegel wie für cis(Z)-Clopenthixol; die

Plasmaspiegel von cis(Z)-Clopenthixolsulfoxid lagen noch niedriger (Aaes-Jørgensen et al. 1983; Jørgensen et al. 1985). Wie bei den Phenothiazinen scheinen auch bei den Thioxanthenen die Metaboliten nach oraler Gabe im allgemeinen höhere Plasmakonzentrationen zu erreichen als nach intramuskulärer Applikation (Literaturhinweise: Jørgensen 1986). Zur pharmakologischen Aktivität der Thioxanthenmetaboliten gibt es im Schrifttum nur sehr wenige Angaben.

Benzamide

Benzamide verhalten sich pharmakokinetisch völlig anders als die „klassischen" Neuroleptika. Die Benzamide sind weitaus wasserlöslicher, werden meist gut resorbiert und besitzen kleinere scheinbare Verteilungsvolumina (Wiesel et al. 1980; Dahl 1981; Bressolle et al. 1984; Jørgensen 1986). Sie zeigen keinen First-pass-Metabolismus und weniger streuende Plasmaspiegel. Die Elimination erfolgt weitgehend renal mit relativ kurzen Halbwertszeiten, die meist im Bereich von 2,5–10 h liegen. Der Steady-state-Plasmaspiegel stellt sich im allgemeinen nach etwa 1 Tag ein.

Diphenylbutylpiperidine

Die Diphenylbutylpiperidine werden oft als „perorale Depotneuroleptika" bezeichnet, weil ihre Eliminationshalbwertszeiten zwischen 50 und 200 h liegen (Dahl 1981; Jørgensen 1986). Diese relativ langen Halbwertszeiten beruhen darauf, daß die Diphenylbutylneuroleptika im Gegensatz zu den gut wasserlöslichen Benzamiden ausgesprochen lipophil sind. Soweit mir bekannt ist, wurde für diese Substanzen bisher nicht untersucht, innerhalb welcher Zeit der Steady-state-Plasmaspiegel erreicht wird. Berechnet man diese Größe aus den Eliminationshalbwertszeiten, so ergeben sich Werte von 1–4 Wochen.

Depotpräparate zur intramuskulären Injektion

Bei der Entwicklung der intramuskulär zu injizierenden Depotneuroleptika nahm man zunächst an, daß der Wirkstoff von der Injektionsstelle mit konstanter Geschwindigkeit in die Blutbahn abgegeben werde. Die Plasmaspiegelkurve müßte sich in diesem Fall ähnlich verhalten wie bei einer konstanten Infusion. Es hat sich aber gezeigt, daß der Verlauf der Plasmakonzentrationen nach intramuskulärer Injektion solcher Depotpräparate prinzipiell dem nach oraler Applikation entspricht, allerdings mit stark gestreckter Zeitskala. Das Plasmaspiegelmaximum wird hier nicht nach wenigen Stunden, sondern erst nach einigen Tagen erreicht (Abb. 3).

Die Invasion folgt nicht einer Kinetik nullter Ordnung wie bei einer Infusion, sondern einer Kinetik erster Ordnung, wie nach oraler Gabe. In den ersten Tagen nach der Injektion wird also mehr Substanz freigesetzt, die das Blutkompartiment erreicht, als in den folgenden Tagen. Aus diesem Grunde ist auch mit dem

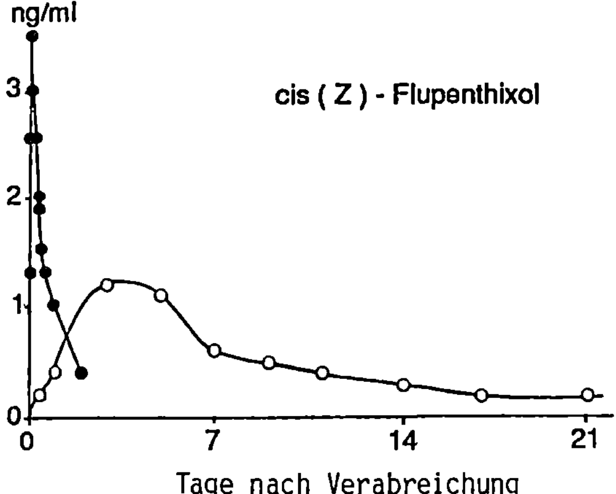

Abb.3. Serumkonzentrationen von cis(Z)-Flupentixol nach Gabe einer Tablette zu 8 mg (*volle Kreise*) bzw. intramuskulärer Injektion von 10 mg cis(Z)-Flupentixoldecanoat (*offene Kreise*) bei einer Versuchsperson. (Nach Jørgensen 1980)

Auftreten konzentrationsabhängiger Nebenwirkungen in der Regel erst nach 2–3 Tagen zu rechnen.

Die Geschwindigkeit, mit der die Plasmaspiegelkurve nach Erreichen des Maximums wieder abfällt, reflektiert bei intramuskulären Depotpräparaten nicht die Elimination, sondern die Abgabe von der Injektionsstelle. Daher ist bei der intramuskulären Injektion von Depotneuroleptika mit der Möglichkeit zu rechnen, daß sich ein Steady state in Einzelfällen erst nach mehreren Monaten einstellen kann (Marder et al. 1986).

Dreidimensionale Molekülstrukturen

In den letzten Jahren hat sich ein wichtiger Teil unserer Forschungsarbeit mit der computergestützten Moleküldarstellung von Neuroleptika befaßt. Solche computergraphischen Darstellungen entstehen auf der Basis kristallographischer Daten, aus denen unter Zugrundelegen von Energieminimierungsmethoden neue atomare Koordinaten und die sog. "water accessible surface" (Weiner et al. 1982) errechnet werden. Die dreidimensionale Form dieser Oberfläche entscheidet über die Anpassungsfähigkeit des Moleküls an den Rezeptor. Die elektrostatischen Potentiale, die die Moleküle umgeben, werden auf quantenmechanischem Wege berechnet und computergraphisch farbig kodiert.

Mit Hilfe dieser Methode ist der Unterschied zwischen den Molekülstrukturen der cis- und der trans-Isomeren der Thioxanthene deutlich zu erkennen. Diese Differenz bietet möglicherweise eine Erklärung dafür, warum das trans-Isomer nahezu inaktiv ist.

Pharmakokinetik und klinische Wirksamkeit

Die klinische Wirkung von Neuroleptika hängt natürlich nicht nur von ihrer Pharmakokinetik ab. Immer sind es die pharmakodynamischen und die pharmakokinetischen Eigenschaften eines Neuroleptikums gemeinsam, die Geschwindigkeit, Stärke und Dauer des klinischen Effekts bestimmen. Zur Kontrolle der antipsychotischen Wirkung sind die Werte des Plasmaspiegel-Monitorings offenbar wenig geeignet (Dahl 1986). Wie neue PET-Untersuchungen zeigen (Farde et al. 1989), sind die Besetzung der dopaminergen Rezeptoren und damit der therapeutisch erwünschte Effekt auch bei stärker schwankenden Plasmaspiegeln anscheinend relativ konstant.

Größere Bedeutung besitzt die Überwachung der Plasmaspiegel von Neuroleptika aber mit Blick auf die Nebenwirkungen. Eine Untersuchung von van Putten et al. (1981) mag dies illustrieren: Sie untersuchten den Zusammenhang zwischen Plasmaspiegel und therapeutischem Effekt von Chlorpromazin bei Respondern und Non-Respondern. In beiden Gruppen lagen die Chlorpromazinspiegel im gleichen Bereich; es war keine Korrelation festzustellen. Interessant ist, daß eine Dosiserhöhung, die bei den Non-Respondern vorgenommen wurde, bevor die Plasmaspiegel bekannt waren, lediglich zu einer erheblichen Verstärkung der Nebenwirkungen führte.

Plasmaspiegel-Monitoring wird bei Neuroleptikabehandlung in immer größerem Umfang eingesetzt. Mehrere Kriterien müssen jedoch erfüllt sein, damit ein solches Monitoring überhaupt einen Sinn hat (Dahl 1986). Offensichtlich ist dies manchmal nicht der Fall.

Literatur

Aaes-Jørgensen T, Kirk L, Petersen E, Danneskiold-Samsøe P, Jørgensen A (1983) Serum concentrations of the isomers of clopenthixol and a metabolite in patients given cis(Z)-clopenthixol decanoate in viscoleo. Psychopharmacology 81:68–72

Amdur MA (1979) Medication compliance in outpatient psychotherapy. Compr Psychiatry 20:339–346

Aravagiri M, Hawes EM, Midha KK (1984) Radioimmunoassay for the sulfoxide metabolite of trifluoperazine and its application to a kinetic study in humans. J Pharm Sci 73:1383–1387

Benitez J, Piñjas B, Garcia MA, Martinez C, Llerena A, Cobaleda J (1989) Debrisoquine oxidation phenotype in psychiatric patients. In: Dahl SG, Gram LF (eds) Clinical pharmacology in psychiatry. From molecular studies to clinical reality. Springer, Berlin Heidelberg New York London Paris Tokyo Hongkong (Pharmacology series, vol 7), pp 206–216

Bressolle F, Bres J, Blanchin MD, Gomeni R (1984) Sulpiride pharmacokinetics in humans after intramuscular administration at three dose levels. J Pharm Sci 73:1128–1136

Dahl SG (1976) Pharmacokinetics of methotrimeprazine after single and multiple doses. Clin Pharmacol Ther 19:435–442

Dahl SG (1981) Pharmacokinetic aspects of new antipsychotic drugs. Neuropharmacology 20:1299–1302

Dahl SG (1986) Plasma level monitoring of antipsychotic drugs clinical utility. Clin Pharmacokinet 11:36–61

Dahl SG, Strandjord RE (1977) Pharmacokinetics of chlorpromazine after single and chronic dosage. Clin Pharmacol Ther 21:437–448

Dahl SG, Strandjord RE, Sigfusson S (1977) Pharmacokinetics and relative bioavailability of levomepromazine after repeated administration of tablets and syrup. Eur J Clin Pharmacol 11:305–310

Dahl SG, Johnsen H, Lee CR (1982a) Gas chromatographic mass spectrometric identification of O-demethylated and mono-hydroxylated metabolites of levomepromazine in blood from psychiatric patients by selected ion recording with high resolution. Biomed Mass Spectrom 9:534–538

Dahl SG, Bratlid T, Lingjærde O (1982b) Plasma and erythrocyte levels of methotrimeprazine and two of its nonpolar metabolites in psychiatric patients. Ther Drug Monit 4:81–87

Dahl SG, Kauffmann E, Mompon B, Purcell T (1987) Nuclear magnetic resonance analysis of .methotrimeprazine (levomepromazine) hydroxylation in humans. J Pharm Sci 76:541–544

Farde L, Wiesel F-A, Nilsson L, Sedvall G (1989) The potential of positron emission tomography for pharmacokinetic and pharmacodynamic studies of neuroleptics. In: Dahl SG, Gram LF (eds) Clinical pharmacology in psychiatry. From molecular studies to clinical reality. Springer, Berlin Heidelberg New York London Paris Tokyo Hong Kong (Psychopharmacology series, vol 7), pp 32–39

Gravem A, Engstrand E, Guleng RJ (1978) Cis(z)-clopenthixol and clopenthixol (Sordinol) in chronic psychotic patients. Acta Psychiatr Scand 58:384–388

Hals P-A, Hall H, Dahl SG (1986) Phenothiazine drug metabolites: Dopamine D2 receptor, α_1- and α_2-adrenoceptor binding. Eur J Pharmacol 125:373–381

Hals P-A, Hall H, Dahl SG (1988) Muscarinic cholinergic and histamine H1 reeptor binding of phenothiazine drug metabolites. Life Sci 43:405–412

Hulka BS, Cassel JC, Kupper LL (1976) Disparities between medications prescribed and consumed among chronic disease patients. In: Lasagna L (ed) Patient compliance. Futura, Mount Kisco, NY, pp 123–152

Johnsen H, Dahl SG (1982) Identification of O-demethylated and ring-hydroxylated metabolites of methotrimeprazine (levomepromazine) in man. Drug Metab Dispos 10:63–67

Jørgensen A (1980) Pharmacokinetic studies in volunteers of intravenous and oral cis(Z)-flupentixol and intramuscular cis(Z)-flupentixol decanoate in viscoleo. Eur J Clin Pharmacol 18:355–360

Jørgensen A (1986) Metabolism and pharmacokinetics of antipsychotic drugs. In: Bridges JW, Chasseaud LF (eds) Progress in drug metabolism, vol 9. Taylor & Francis, London, pp 111–174

Jørgensen A, Aaes-Jørgensen T (1988) Pharmacokinetic variations of zuclopenthixol and flupentixol administered orally or intramuscularly as retard or depot formulations. Nord Psychiatr Tidsskr 42:501–502

Jørgensen A, Aaes-Jørgensen T, Gravem A, Amtor KF, Dencker SJ, Rosell I, Baastrup PC, Buckhave J, Gram LF (1985) Zuclopenthixol decanoate in schizophrenia: serum levels and clinical state. Psychopharmacology 87:364–367

Larsson M, Axelsson R, Forsman A (1984) On the pharmacokinetics of perphenazine: a clinical study of perphenazine enanthate and decanoate. Curr Ther Res 36:1071–1088

Marder S, Hawes EM, Putten T van, Hubbard JW, McKay G, Mintz J, May PRA, Midha KK (1986) Fluphenazine plasma levels in patients receiving low and conventional doses of fluphenazine decanoate. Psychopharmacology 88:480–483

Mårtensson E, Nyberg G (1989) Active metabolites in plasma and CSF – Implications for therapeutic drug monitoring. In: Dahl SG, Gram LF (eds) Clinical pharmacology in psychiatry. From molecular studies to clinical reality. Springer, Berlin Heidelberg New York London Paris Tokyo Hong Kong (Psychopharmacology series, vol 7), pp 257–268

Mendlewicz J, Linkowski P, Alexandre J, Schoutens A (1981) Haloperidol plasma levels and clinical response in schizophrenia. In: Usdin E, Dahl SG, Gram LF, Lingjærde O (eds) Clinical pharmacology in psychiatry – Neuroleptic and antidepressant research. Macmillan, London, pp 233–237

Morel E, Lloyd KG, Dahl SG (1987) Anti-apomorphine effects of phenothiazine drug metabolites. Psychopharmacology 92:68–72

Petersen PV, Møller Nielsen I, Pedersen V, Jørgensen A, Lassen N (1977) Thioxanthenes. In: Usdin E, Forrest IS (eds) Psychotherapeutic drugs, part 2: Applications. Dekker, New York, pp 827–867

Putten T van, May PRA, Jenden DJ (1981) Does a plasma level of chlorpromazine help? Psychol Med 11:729–734
Usdin E (1971) The assay of chlorpromazine and metabolites in blood, urine and other tissues. CRC Crit Rev Clin Lab Sci 2:347–391
Weiner PK, Langridge RL, Blaney JM, Schaefer R, Kollman PA (1982) Electrostatic potential molecular surfaces. Proc Natl Acad Sci USA 79:3754–3758
Wiesel F-A, Alfredsson G, Ehrnebo M, Sedvall G (1980) The pharmacokinetics of intravenous and oral sulpiride in healthy human subjects. Eur J Clin Pharmacol 17:385–391

Diskussion

Sieberns

Eine kleine Erläuterung zum cis- und trans-Chlorprothixen: Die ältere Literatur weist fälschlicherweise das trans-Chlorprothixen als die wirksame Verbindung aus.

Was Sie hinsichtlich der Metaboliten sagten, ist sicherlich von großer Bedeutung. Es ist beispielsweise bekannt, daß 7-Hydroxy-Haloperidol eine neuroleptische Wirksamkeit besitzt, die etwa 20% der der Muttersubstanz Haloperidol beträgt. Der 7-Hydroxy-Metabolit von Fluphenazin bindet schwach an dopaminerge, aber stärker an α_1-adrenerge Rezeptoren und könnte deshalb für die Blutdruckwirkungen von Fluphenazin verantwortlich sein.

Müller-Oerlinghausen

Wie gut ist das für Haloperidol wirklich belegt?

Sieberns

Es ist meines Wissens nicht klinisch, sondern lediglich experimentell untersucht.

Dahl

Nach neuen Befunden [Altamura AC et al., Haloperidol metabolism and antipsychotic effect in schizophrenia, Lancet I (1987) 814. – Altamura AC et al., Reduced haloperidol:haloperidol ratio and clinical outcome in schizophrenia: preliminary evidence, Prog Neuropsychopharmacol Biol Psychiatry 12 (1988) 689–694] weisen Non-Responder höhere Blutspiegel des Hydroxymetaboliten von Haloperidol auf. Der Beitrag dieses Metaboliten zur klinischen Wirkung ist allerdings noch umstritten. Einige Untersuchungen haben nämlich gezeigt, daß er in Rezeptorbindungssystemen fast inaktiv ist, andere fanden dagegen etwa 25% der Aktivität von Haloperidol. Es scheint so, als besäße dieser Metabolit doch eine gewisse Wirkung bei Patienten.

Müller-Oerlinghausen

Vor allem Pharmakologen setzen dabei natürlich meist eine einseitig gerichtete
kausale Beziehung zwischen einem bestimmten metabolischen Schritt und einer
klinischen Wirksamkeit oder Unwirksamkeit voraus. Woran man viel weniger
denkt, weil es auch viel weniger untersucht ist, ist die Möglichkeit, daß wir einen
Responder oder Non-Responder vor uns haben, bei dem der Metabolismus verändert ist. Ich erinnere an die schwer interpretierbaren Befunde zu Perazin, wo
wir festgestellt haben, daß spätere Responder am 1. Tag niedrigere Perazinplasmaspiegel aufweisen als spätere Non-Responder. Man muß also darüber nach-
denken, ob es auch eine Kausalität in der anderen Richtung geben könnte. Vielleicht existiert eine Art „Response-Faktor", der seinerseits die Kinetik verändert.

Rüther

Gibt es überhaupt verläßliche Daten zur Änderung der Kinetik oder des Metabolismus im Verlauf von 1 oder 2 Jahren?
     Beim letzten Clozapin-Meeting wurden Daten aus Schweden gezeigt, die be-
sagten, daß bei Umstellung eines Patienten von Haloperidol auf Clozapin eine
Besserung eintritt. Andersherum soll das nicht der Fall sein. Unabhängig von der
Richtigkeit dieser Beobachtung müssen wir versuchen zu ergründen, inwiefern
und warum sich solche Konsekutivtherapien ausschließen.
     Weitere Frage: Gibt es tatsächlich zweifelsfreie Beispiele dafür, daß ein Ligand
einen Rezeptor so verändert, daß der Rezeptor nachher nicht mehr empfindlich
ist für einen etwas anders konfigurierten Liganden?

Dahl

Zur letzten Frage zuerst: Das ist anscheinend nur bei kovalenten Rezeptorbin-
dungen der Fall. Soweit ich weiß, gehen Neuroleptika keine kovalenten Bindungen mit dem Rezeptor ein. Andere Substanzen machen das durchaus, z. B. Ace-
tylsalicylsäure. Die Antwort lautet also: „Im Prinzip ja." Aus der Psychopharmakologie ist mir allerdings kein konkretes Beispiel bekannt.
     Zur Frage möglicher Änderungen des Metabolismus bei Langzeitbehandlung
kann ich auf eigene Untersuchungen mit Chlorpromazin verweisen. Wir haben
nach 23 Tagen Plasmaspiegel gefunden, die 30% unter dem vorausberechneten
Wert lagen. Ähnliche Daten liegen für Fluphenazin vor. Hier kommt möglicherweise ebenfalls eine Enzyminduktion zum Tragen. Für andere Neuroleptika ist
mir das nicht bekannt.
     Die erwähnte Untersuchung Clozapin und Haloperidol kenne ich nicht. Der
Aspekt der Konsekutivtherapie ist sicher interessant, ich würde dazu allerdings
gern die Daten sehen. Aber ich erinnere mich an eine Arbeit von Meltzer [Meltzer
HY, Zureick J, Negative symptoms in schizophrenia: a target for new drug deve-
lopment. In: Dahl SG, Gram LF (eds). Springer, Berlin Heidelberg New York
Tokyo 1989, pp 68–77] mit Clozapin und Chlorpromazin, die diesen Sommer auf
dem Symposion in Tromsø vorgestellt wurde. Meines Wissens wurde hier erstmals für ein Neuroleptikum eine im Vergleich zu Chlorpromazin signifikant bes-

sere Wirkung festgestellt. Allerdings handelte es sich überwiegend um Minussymptome.

Dencker

Wir haben Patienten mit sehr hohen Plasmaspiegeln ohne toxische Symptome gesehen. Ich weiß nicht, woran das liegt. Es wäre sicher die Mühe wert, solche Patienten in einer Untersuchung zusammenzufassen. Möglicherweise ist auch eine bestimmte Balance zwischen verschiedenen Rezeptorsystemen die Ursache. Ich teile aber Ihre Ansicht, daß mehr Plasmaspiegelstudien erforderlich sind. Wir sollten ein Plasmaspiegel-Monitoring routinemäßig bei solchen Patienten durchführen, die nicht in der erwarteten Weise ansprechen.

Wiesel

In Fällen, wo die Plasmaproteinbindung von Pharmaka, wie bei den Neuroleptika, hoch ist ($>90\%$), ist es sicher sinnvoll, die Konzentration an freiem Wirkstoff zu bestimmen. Möglicherweise ist der ungebundene Wirkstoffanteil bei diesen Patienten um 5–10% geringer. Das könnte erklären, warum sie die 5- bis 10fache Dosierung benötigen.

Zur Untersuchung mit Haloperidol und Clozapin: Vielleicht ist bei zuerst verabreichtem Clozapin die Höhe des Steady-state-Plasmaspiegels entscheidend. In diesem Fall besteht eine Interaktion mit D_1- und D_2-Rezeptoren. Möglicherweise bestimmt der Steady-state-Spiegel von Haloperidol, inwieweit Clozapin die Rezeptoren beeinflussen kann. Das wäre sicher eine interessante Fragestellung für eine PET-Studie.

Rüther

Im Augenblick haben wir Mühe, gegenüber dem Geldgeber, der Universität, die routinemäßige Bestimmung von Blutspiegeln zu rechtfertigen. Wir brauchen stichhaltige Gründe. Was sollen wir messen – Blutspiegel, freie Blutspiegel? Sollten wir die AUC messen? Wie oft sollen wir Blutproben abnehmen?

Müller-Oerlinghausen

Vielleicht können Sie mit Blick auf die praktische Relevanz den Aspekt der Proteinbindung noch einmal beleuchten, Herr Dahl. Welche Bedeutung haben Albuminbindung und α_1-saure Glykoproteinbindung bei Neuroleptika? Wäre es sinnvoll, die Konzentration von α_1-saurem Glykoprotein mitzumessen? Wie beurteilen Sie den Radiorezeptorassay im Vergleich zu anderen Bestimmungsmethoden?

Dahl

Die Plasmaproteinbindung ist bei Neuroleptika mit Ausnahme der Benzamide im allgemeinen ziemlich hoch. Der gebundene Anteil liegt meist bei 95–98%. Bereits geringe Veränderungen der Bindungskonstanten führen deshalb zu relativ großen Änderungen des freien Blutspiegels. Ich selbst habe nicht viele solche Untersuchungen gemacht. Mir ist aber bekannt, daß sie methodisch recht schwierig sind. Ob Ultrafiltration oder Gleichgewichtsdialyse – aufgrund der geringen freien Konzentrationen von 2–5% und der ohnehin geringen Plasmakonzentrationen erfordert eine verläßliche Messung einen erheblichen experimentellen Aufwand. Als Routinebestimmung für die Praxis kommt die Messung freier Neuroleptikaspiegel daher meiner Ansicht nach nicht in Betracht.

Radiorezeptorassay sind nach meiner Erfahrung als Beurteilungskriterium wenig geeignet. Offenbar besteht keine gute Korrelation zwischen dem so gemessenen Blutspiegel und dem klinischen Resultat. Das liegt wahrscheinlich unter anderem daran, daß die verschiedenen Metaboliten zwar unterschiedlich aktiv sind, aber vom Assay nicht entsprechend unterschiedlich erfaßt werden. Darüber hinaus haben die einzelnen Metaboliten aber auch verschiedene pharmakokinetische Eigenschaften. Wenn beispielsweise im Plasma doppelt so viel Chlorpromazin wie 7-Hydroxy-Chlorpromazin vorliegt, so ist es keineswegs sicher, daß die Konzentration auch im Gehirn doppelt so hoch ist. Die Proteinbindungen dieser Metaboliten und ihre Plasma-Gehirn-Verteilungsquotienten sind verschieden.

Die Bestimmung von Serumspiegeln bringt meiner Ansicht nach nur für einige Substanzen einen praktischen Nutzen. Beispielsweise für Chlorpromazin oder Haloperidol bei Non-Respondern, wenn sehr hohe oder sehr niedrige Blutspiegel nachzuweisen sind. In diesen Fällen könnte man daraus eine Dosisanpassung ableiten. Ähnliches gilt beim Auftreten von Nebenwirkungen. Soweit ich weiß, ist es allerdings nicht bewiesen, daß eine Korrektur der Dosierung entsprechend dem Plasmaspiegel die Chance auf einen therapeutischen Erfolg erhöht. Möglicherweise erniedrigt sich nur das Nebenwirkungsrisiko.

Die Blutprobenentnahme sollte mindestens 8, besser 12 h nach der Applikation stattfinden, um in einer einigermaßen stabilen Phase zu liegen. Davor ist die Fluktuation der Plasmaspiegel einfach zu hoch. Die AUC braucht man nicht zu messen. Die Resultate der Punktmessung korrelieren recht gut mit der AUC. Für die Routine ist eine 6- bis 8malige Bestimmung auch nicht praktikabel.

Neuroleptika – Interaktionen mit anderen Arzneimitteln

S. Sieberns

Einleitung

Noch vor etwa 30 Jahren bestand die Auffassung, daß Art und Intensität einer biologischen Wirkung nach Verabreichung einer chemischen Verbindung in Form eines Arzneimittels nur von der molekularen Struktur der Substanz abhängen. Heute gehört zum gesicherten Wissen, daß dies nur ein Faktor unter den vielen für die Wirkung notwendigen ist. So entscheiden nicht selten Lösungsgeschwindigkeit, Diffusionsverhalten, Wechselwirkung mit Hilfsstoffen in der Arzneiform und am Absorptionsort, Wechselwirkungen mit Körperbestandteilen, Verteilungsverhalten, Metabolismus oder Elimination, also die Pharmakokinetik, über Wirksamkeit oder Unwirksamkeit eines Arzneimittels.

In jüngerer Zeit wird immer häufiger über mögliche Beeinflussungen der Wirkung eines Präparates durch ein zu gleicher Zeit gegebenes zweites Präparat berichtet. Auch die Beeinflussung der Absorption durch die Nahrung, einmal hinsichtlich der Zusammensetzung und zum anderen bezüglich der zeitlichen Abhängigkeit der Nahrungsaufnahme und Arzneiapplikation, gewinnt an Bedeutung. Dazu gehören auch die Inkompatibilitäten, die auf chemischer Reaktion der Einzelkomponenten einer Arzneimittelmischung untereinander beruhen und meist zur Inaktivierung eines der Reaktionspartner führen. Dieses Problem betrifft im wesentlichen den Pharmazeuten und Galeniker und wird deshalb hier nicht näher erörtert. Die Inkompatibilitäten haben aber dann für den Arzt Relevanz, wenn mehrere Arzneimittel in Ampullen oder Infusionsflüssigkeiten gemischt werden. Ausfällungen oder Farbänderungen sind oft nur äußerliche Hinweise auf eine Inkompatibilität der zusammengeführten Arzneimittel.

Einteilung der Arzneimittelinteraktionen

Unter pathogenetischen Aspekten lassen sich Wechselwirkungen einteilen in pharmakokinetische, d.h. Absorption, Verteilung und Elimination betreffende, und pharmakodynamische, wie z.B. additive Toxizität von 2 Arzneimitteln oder Rezeptorphänomene. Es sollte berücksichtigt werden, daß eine bekannte Wechselwirkung nicht in jedem Fall und bei jedem Patienten, der mit einer entsprechenden Kombination behandelt wird, auftritt. Auftreten und Gefährlichkeit von Interaktionen werden durch viele zusätzliche Faktoren beeinflußt, die in

Patienten (z. B. verminderte Nierenfunktion, langsamer Acetylierer von Isoniazid) und Arzneimittelfaktoren (Dosis, Dosierungsintervall u. a.) eingeteilt werden. Je größer das Wissen des Arztes um wichtige Wechselwirkungen und deren
Mechanismen ist, je häufiger er bei Auftreten unerwarteter Nebenwirkungen ihm
bekannter Substanzen an diese Möglichkeit denkt, um so mehr können unerwünschte Arzneimittelwirkungen verhütet werden.

Die Psychopharmaka gehören heute zu den am meisten verwendeten Arzneimitteln. Der Umstand, daß gerade Psychopharmaka ganz besonders oft in Kombination mit nicht selten mehreren anderen Pharmaka verabreicht werden, weist
auf die große Bedeutung des Wissens von Arzneimittelinteraktionen hin (Tabelle 1). Aufgrund ihrer pharmakologisch-toxikologischen Eigenschaften ist bei den
Psychopharmaka häufiger mit schwerwiegenden Interaktionen zu rechnen. Dementsprechend ergibt auch eine Durchsicht der Literatur über Arzneimittelinteraktionen für Psychopharmaka einen Anteil an den Veröffentlichungen von mehr als
10 %. Als unerwünschte Arzneimittelwechselwirkung wird ein therapeutisch
nachteiliges Zusammenwirken von Arzneimitteln bezeichnet. Unerwünschte
Arzneimittelwechselwirkungen verursachen eine Verminderung oder einen Verlust der therapeutischen Wirkung und können zu vermehrter Toxizität führen.
Wechselwirkungen beeinflussen somit die Wirksamkeit und die Sicherheit einer
bestimmten Therapie. In den vergangenen Jahren sind Tausende von tierexperimentellen Studien und In-vitro-Versuchen, Hunderte von Übersichtsarbeiten sowie zahlreiche Bücher veröffentlicht worden, die sich ausschließlich mit dem Thema der Arzneimittelwechselwirkungen auseinandersetzen. Diese Flut von Informationen über Wechselwirkungen – wobei sehr oft nicht unterschieden wird zwischen klinisch relevanten Beobachtungen und solchen, die für die Klinik keine
Bedeutung haben – hat nicht immer einen nützlichen Beitrag zur Minimierung
des Risikos oder zur Sicherstellung der Wirkungen einer Arzneimitteltherapie geleistet.

Eine für alle Seiten befriedigende Klassifizierung der Arzneimittelinteraktionen bereitet Schwierigkeiten. Sie kann erfolgen nach Lokalisation im Organismus, wie z. B. im Gastrointestinaltrakt oder in der Leber, oder aber vom biologischen oder biochemischen Substrat her, wie z. B. bestimmte Enzymsysteme der
Leber oder die Bindung – und damit die kompetitive Verdrängung durch eine
zweite Substanz – an Serumalbumine. Bei der Einteilung der Wechselwirkungen
läßt es sich nicht umgehen, sowohl die Lokalisation im Organismus als auch das
biochemische Substrat und noch weitere Faktoren zugrunde zulegen.

Wechselwirkungen im Magen-Darm-Trakt

Die Arzneimittelwechselwirkungen im Gastrointestinaltrakt sind im wesentlichen pharmakokinetische Interaktionen und umfassen Resorption, Verteilung,
Metabolismus und Elimination eines Arzneimittels.

Pharmaka mit anticholinerger Wirkung (Promethazin, niederpotente Neuroleptika, trizyklische Antidepressiva, Antihistaminika u. a.) beeinflussen die Motilität und die Entleerungsgeschwindigkeit des Magen-Darm-Trakts. Verzögerte
Resorption – besonders bei solchen Pharmaka, bei denen ein rascher Wirkungs-

Tabelle 1. Wechselwirkungen der Neuroleptika mit anderen Medikamenten und mit Nahrungsmitteln

Substanz	Wechsel-wirkung mit	Wirkungs-mechanismus	Anmerkungen	Originalarbeiten
Fruchtsäfte Tee, Kaffee Milch Chole- styramin Tierkohle Pektin Antazida	Phenothiazinen Butyrophenonen Thioxanthenen	Resorptions- minderung	Ausfällung in Form sehr schwer lös- licher Komplexe; Verabreichung in mindestens 2 h Abstand	Kopera (1977, 1986) Hurwitz (1977) Mikkelsen (1978) Ban (1978) Cheeseman et al. (1981) Lasswell et al. (1984) Cohen et al. (1974) Graham-Smith (1977)
Cimetidin	Chlorpromazin	Verminderte Absorption (?)	Abfall der Plasma- konzentration von Chlorpromazin	Howes (1983)
Hexobarbital Heparin Penicilline	Phenothiazinen	Pharmazeutisch inkompatibel	Mischungen fällen aus	Ragheb (1981)
Barbiturate Gluthetimid Rifampicin Doxycyclin Griseofulvin Phenyl- butazon Phenytoin Vitamin C (?) Rauchen	Neuroleptika	Enzyminduktion	Verkürzte HWZ; raschere Clearance; abschwächende oder fehlende therapeutische Wirkung	Ban (1978) Rawlins (1978) Rivera-Calimlim et al. (1978) Jann et al. (1986) Gilman et al. (1980)
Anticholiner- gika	Neuroleptika	Resorptions- verminderung; Senkung der Plasmakon- zentration	Wirkungs- verminderung	Bamrah et al. (1986) Hollister (1972) Singh et al. (1972) Rivera-Calimlim (1976)
Chloramphe- nicol Disulfiram Isoniazid Monoamin- oxidase- hemmer Orale Kon- trazeptiva Analgetika (Anilin- derivate) Sulfiram	Neuroleptika	Verminderung des metaboli- schen Abbaus; Enzymhemmung; Verlängerung der E-HWZ; Er- höhung der Plasmakonzen- tration	Wirkungs- verstärkung	Ban (1978) Hansten (1975)
Carba- mazepin	Haloperidol		Senkung der Plasmakon- zentration von Haloperidol	Kidron et al. (1985) Jann et al. (1985) Arana et al. (1986)

[a] Originalarbeiten zu Fragen einzelner Interaktionen können unter folgender Anschrift angefordert werden: S. Sieberns, c/o Troponwerke GmbH & Co. KG, Berliner Str. 156, Postfach 801060, D-5000 Köln 80.

Tabelle 1 (Fortsetzung)

Substanz	Wechsel-wirkung mit	Wirkungs-mechanismus	Anmerkungen	Originalarbeiten
Pheno-thiazine Thio-xanthene Butyro-phenone	Sedativa Analgetika Tranquilizern Antihistaminika Alkohol Narkotika Morphium Opioiden	Additive oder potenzierende Wirkung	Verstärkung der Sedierung	Hollister (1975) Coper (1979), Meier (1985)
Pheno-thiazine	Enfluran Isofluran		Hypotension	Gold (1974)
Neuroleptika	Carbamazepin		Delir	Kanter et al. (1984) Yerevanian et al. (1985)
Neuroleptika	Calmodulin	Hemmung der Aktivität von Calmodulin		Weiss et al. (1983)
Neuroleptika	L-Dopa	Verdrängung an Rezeptoren	Wirkungsaufhebung	Gaultieri et al. (1978) Bianchine et al. (1973)
Chlor-promazin	Alkohol-dehydrogenase	Verlängerung der HWZ von Alkohol	Wirkungs-verlängerung (Toxizität)	Kopera (1986)
Sulpirid	Norethisteron	N. allein Estron, Pregnandiol; N.+S. beide	Potenzierung der kontrazeptiven Wirkung	Payne et al. (1985)
Chlor-promazin	Diphenyl-hydantoin	Enzymhemmung	Erhöhte Plasma konzentration von D.	Houghton, Richens (1975)
Flupentixol	Valproinsäure	Enzym-induktion (?)	Verminderte Plasma-konzentration	Diehl (1985)
Butyro-phenone Phenothiazine Thioxanthene	Trizyklischen Antidepressiva	Hemmung des enzymatisch-mikrosomalen Abbaus	Verstärkung der Wirkung der TCAD	Cooper et al. (1979) Linnoila et al. (1982) Gaultieri et al. (1978) Overø et al. (1977), Gram et al. (1974), Nelson et al. (1980) Kragh-Sørensen et al. (1977) Siris et al. (1982) Vandel et al. (1979) Cook et al. (1986)
Propranolol	Neuroleptika	Hemmung des Metabolismus beider Substan-zen	Zunahme der Wirkung von Neuroleptika und Propranolol	Arzneimittelbrief 1982 Peet et al. (1981) Staniforth et al. (1982)
Pheno-thiazine	Piperazin		Verstärkung der konvul-siven Wirkung; extrapyramidal-motorische Symptome	Gaultieri et al. (1978)

Tabelle 1 (Fortsetzung)

Substanz	Wechsel-wirkung mit	Wirkungs-mechanismus	Anmerkungen	Originalarbeiten
Haloperidol	Indomethacin		Schwere zentrale Effekte (Schlaftrunkenheit, Konfusion)	Bird et al. (1983)
Lithium	Neuroleptika		Neurotoxizität Nierenfunktions-störungen?	Rivera-Calimlim et al. (1978) Cohen et al. (1974) Loudon et al. (1976) Helmchen, Müller-Oer-linghausen (1981) Spring (1981), McGennis (1983) Singh (1982), Sawas et al. (1985) Coffey et al. (1980) Kamlana et al. (1980) Tupin et al. (1978) Shukla (1984) Pühringer et al. (1979) Yassa (1986), Sandy et al. (1983) Waller et al. (1985)
Nortriptylin	Chlorpromazin		Anstieg der Plasma-konzentration von Chlorpromazin; verstärkte Wirkung	Loga et al. (1981)
Levodopa Amphetamin Methyl-phenidat Cannabis Cocain Phencyclidin	Neuroleptika	Konkurrierende Wirkung an den Rezep-toren (?)	Verminderung oder Aufhebung der anti-psychotischen Wirkung	Gaultier et al. (1978) Angrist et al. (1973) Janowsky et al. (1976) Casat et al. (1986) Knudsen et al. (1984) Davis et al. (1973)
Pheno-thiazine	Propranolol Hydantoin	Hemmung des Abbaus	Wirkungsverstärkung von P. und H.	Ban (1978) Graham-Smith (1977)
Pheno-thiazine	Anti-koagulanzien	Enzymhemmung Enzyminduktion	Wirkungsverstärkung,	Beckmann (1982),
Butyro-phenone	Anti-koagulanzien		Wirkungsabschwä-chung der A.	Hiller (1980) Hausten (1975) Williams (1976)
Neuroleptika	Anticholinergika	Atropinartige Toxizität	Blasenatonie, Darmstörungen (Ileus), Störungen der Wärmeregulation (Hyperthermie), erhöhtes Risiko tar-diver Dyskinesien, verminderte Neuro-leptikawirkung	Blazer et al. (1983), Good (1981), Toru et al. (1981) Gerlach et al. (1976), Gardos et al. (1983), Greil et al. (1984) Beckmann (1982), Singh et al. (1978) Thornton et al. (1975) Evans et al. (1979) Westlake et al. (1973)

Tabelle 1 (Fortsetzung)

Substanz	Wechsel-wirkung mit	Wirkungs-mechanismus	Anmerkungen	Originalarbeiten
Neuroleptika	Guanethidin α-Methyldopa Minoxidil Hydralazin Bethanidin Clonidin	a) Peripher sym- patikolytisch b) Stimulierung der α-adrener- gen Rezeptoren u. a.	a) Orthostatischer Blutdruckabfall b) Wirkungs- aufhebung	Ban (1978), Van Zwieten (1977) Janowsky et al. (1973) Stafford et al. (1977) Brian et al. (1973)
Pheno- thiazine	Digitalis	Chinidinartige Wirkung	Aufhebung der inotropen Digitaliswirkung	Gilman et al. (1980)
Neuroleptika	Alkohol	Verstärkung der Alkohol- Wirkung	Verlängerung der Alkohol-HWZ	Burrows et al. (1980)
Pheno- thiazine	Insulin Oralen Antidiabetika	Hemmung der Insulinfrei- setzung an β-Zellen	Zu beachten bei Einstellung von Diabetikern	Proakis et al. (1974) Graham-Smith (1977)

eintritt angestrebt wird – führt u. U. zu keinen therapeutisch wirksamen Plasmakonzentrationen im vorgegebenen Dosierungsintervall.

Interaktion und hepatische Clearance (hepatische Elimination)

Arzneimittel mit hoher hepatischer Clearance werden bereits während der ersten Leberpassage in größerem Umfange metabolisiert (präsystemischer Metabolismus, First-pass-Metabolismus). Nur der hepatisch nicht extrahierte Anteil der Dosis gelangt in die systemische Zirkulation. Die metabolische Kapazität der Leber, aber auch der Leberblutfluß bestimmen das Ausmaß der Extraktion. Bei stark hepatisch extrahierten Pharmaka können geringfügige Veränderungen dieses Anteils zu beträchtlichen Änderungen der Bioverfügbarkeit führen (Tabelle 1). Man kann heute davon ausgehen, daß enzyminduzierende Pharmaka die Bioverfügbarkeit von hoch extrahierten (mit ausgeprägtem First-pass-Metabolismus) Arzneimitteln reduzieren, während eine Enzymhemmung mit einer Zunahme der Bioverfügbarkeit einhergeht.

Interaktion und Plasmaeiweißbindung

Pharmaka werden im Plasma überwiegend an Albumin gebunden. Neuroleptika, Antidepressiva und Tranquilizer liegen im Plasma in ungebundener freier Form und in Eiweißbindung vor. Die Bindung an Plasmaproteine ist bei den meisten Psychopharmaka hoch. Proteingebundene Pharmaka können die Zellmembran nicht durchdringen und somit die Blut-Hirn-Schranke oder die Plazentaschranke nicht passieren. Für die Wirkung eines Psychopharmakons ist das Verhältnis von proteingebundenen zu nichtproteingebundenen Anteilen wichtig. Die Höhe der

Proteinbindung beeinflußt auch die Wirkungsdauer. Psychopharmaka-Protein-Komplexe können nicht metabolisiert werden. Die Proteinbindung hat also eine gewisse Speicherfunktion. Die frei im Plasma gelöste Substanzfraktion ist dagegen diffundibel, pharmakologisch aktiv und kann metabolisiert und ausgeschieden werden. Sie steht mit der pharmakologisch inaktiven proteingebundenen Fraktion im Gleichgewicht. Nimmt diese ab, so wird das Gleichgewicht durch Freisetzung aus dem proteingebundenen Anteil wiederhergestellt. Die Bindung an Albumin ist bei den einzelnen Substanzen unterschiedlich hoch. Sie kann auch durch verschiedene Krankheitszustände, wie z. B. Leber- oder chronische Niereninsuffizienz, beeinflußt werden.

Klinisch relevante, von der Eiweißbindung bestimmte Arzneimittelinteraktionen werden nur bei Pharmaka mit einer Plasmaeiweißbindung von mehr als 90% beobachtet. Zu diesen Pharmaka gehören z. B. Psychopharmaka, Antikoagulanzien, Antibiotika, Antiphlogistika, orale Antidiabetika, Diuretika u. a. Im klinischen Alltag werden gerade diese Arzneimittel häufiger gleichzeitig verordnet. Sie können an den limitierten Bindungsstellen des Plasmaalbumins miteinander konkurrieren und sich kompetitiv aus der Eiweißbindung verdrängen. Eine weitere Voraussetzung für relevante Folgewirkungen der Verdrängung aus der Eiweißbindung sind ein kleines Verteilungsvolumen und eine relativ geringe therapeutische Breite des verdrängten Medikaments.

Interaktionen von Neuroleptika mit anderen Medikamenten und Nahrungsmitteln

Nach der Chemie eingeteilt, sind die wichtigsten zur Behandlung von Psychosen verwendeten Stoffgruppen Phenothiazine (Levomepromazin, Thioridazin, Fluphenazin u.a.), Thioxanthene (Chlorprothixen, Zuclopenthixol, Flupentixol u.a.), Butyrophenone (Benperidol, Haloperidol, Trifluperidol), Diphenylbutylpiperidine (Pimozid), Benzamide (Sulpirid), Dibenzodiazepine (Clozapin) und Rauwolfia-Alkaloide.

Wirkungsverminderung

Thioxanthene, Phenothiazine und Butyrophenone bilden bei gleichzeitiger Einnahme mit Kaffee, Tee, Fruchtsäften, Coca Cola und Milch schwerlösliche Verbindungen bzw. werden ausgefällt. Ähnliche Komplex- bzw. Chelatbildungen wurden auch mit Antazida, Cholestyramin, Colestipol, Aktivkohle, Kaolin und Pektin beobachtet. Die Folge ist eine verminderte Resorption. Neuroleptika sollten nicht gleichzeitig mit diesen Stoffen, sondern im Abstand von mindestens 2 h eingenommen werden (Ragheb 1981).

Durch Enzyminduktion wird der oxidative Abbau der Neuroleptika beschleunigt, was sich in einer verkürzten Eliminationshalbwertszeit, einer rascheren Clearance und einer reduzierten therapeutischen Wirkung zeigt. Entsprechende Substanzen sind: Diphenylhydantoin, Phenobarbital, Glutethimid, Carbamazepin, Lithium, Phenylbutazon, Rifampicin, Doxycyclin, Griseofulvin und Nicotin (Rauchen). Die Wirkung der Neuroleptika kann auch durch Cannabis, Cocain, Amphetamin, Methylphenidat, Phencyclidin und Levodopa beeinträchtigt werden. Anticholinergika (Anti-Parkinson-Mittel) können über eine Hemmung der Darmmotilität die Resorption der Neuroleptika herabsetzen. Die Plasmakonzentration ist vermindert.

Wirkungssteigerung

Der mikrosomal-enzymatische Abbau der Neuroleptika kann durch verschiedene Pharmaka, wie z. B. Chloramphenicol, Disulfiram, hormonale Kontrazeptiva, Propranolol, Isoniazid, MAO-Hemmer, beeinträchtigt werden (Enzymhemmung). Dies führt u. U. zu einer Verlängerung der Eliminationshalbwertszeit, zu einer Herabsetzung der Clearance und zu einer Erhöhung der Plasmakonzentration der Neuroleptika. Methyldopa hat in Einzelfällen die Wirkung der Neuroleptika verstärkt.

Es darf nicht außer acht gelassen werden, daß Neuroleptika ihrerseits in den Stoffwechsel anderer Substanzen eingreifen. So hemmen Phenothiazine den Abbau von Propranolol, Diphenylhydantoin und möglicherweise auch Antikoagulanzien. Eine für die Klinik relevante Wechselwirkung ist die hemmende Wirkung von Phenothiazinen, Thioxanthenen und Butyrophenonen auf den mikrosomal-enzymatischen Abbau trizyklischer Antidepressiva. Für verschiedene Antidepressiva (Nortriptylin, Amitriptylin, Imipramin) wird ein therapeutisches Fenster angenommen, so daß Veränderungen der Plasmakonzentration zu Wirkungsverschiebungen führen können. Eine potenzierende oder additive Wirkung wird von Neuroleptika in Kombination mit Sedativa, Antihistaminika, Tranquilizern, Analgetika u. a. beschrieben. Die krampffördernde Wirkung von Piperazin (Anthelmintikum) wird verstärkt. Auch können bei dieser Kombination vermehrt extrapyramidal-motorische Nebenwirkungen auftreten. Bei gleichzeitiger Anwendung von besonders niederpotenten Neuroleptika und Anticholinergika wird die antimuscarine Wirkung verstärkt, womit das Risiko von Spätdyskinesien erhöht werden kann. Weitere bekannte Wechselwirkungen bestehen mit Antihypertensiva oder peripheren Vasodilatatoren (orthostatischer Blutdruckabfall). Die Wirkung von Guanethidin, Bethanidin, Debrisoquin, aber auch von Clonidin und α-Methyldopa kann durch Neuroleptika aufgehoben werden. In Einzelfällen beobachtete Wechselwirkungen wurden mit Digitalis, Chinidin, Insulin, oralen Antidiabetika, Anorektika, Alkoholdehydrogenase u. a. berichtet.

Bei der Umsetzung der Daten über Arzneimittelinteraktionen gilt es zu bedenken, daß viele im Schrifttum erwähnte Wechselwirkungen wissenschaftlich nicht ausreichend dokumentiert sind. Ob diese Wechselwirkungen im Einzelfall auftreten, läßt sich nicht voraussagen. Veränderungen in der erwarteten oder bekannten Wirkung eines Psychopharmakons sollten an die Möglichkeit einer Arzneimittelinteraktion denken lassen.

Für den Therapeuten ist es wichtig, die Arzneimittelinteraktionen zu kennen und zu versuchen, sie vorauszusehen. Dies setzt aber eine fundierte Kenntnis der Pharmakologie der verabreichten Pharmaka, insbesondere ihres Metabolismus und ihrer Elimination voraus. Das Denken an solche Arzneimittelinteraktionen und der Blick dafür sollten geschult werden.

Literatur

Ammon HPT (Hrsg) (1981) Arzneimittelneben- und -wechselwirkungen, ein Handbuch zur umfassenden und raschen Information für Ärzte und Apotheker. Wissenschaftliche Verlagsgesellschaft, Stuttgart
Beely L (1981) Mehr Sicherheit bei der Arzneitherapie. Fischer, Stuttgart
Estabrook RW, Lindenlaub E (eds) (1979) The induction of drug metabolism. Schattauer, Stuttgart New York
Graham-Smith J (1977) Drug interactions. McMillan, London
Griffin JP, D'Arcy PF (1981) Handbuch der Arzneimittelinteraktionen. Oldenbourg, München Wien
Hansten PD (1981) Arzneimittel-Interaktionen: wie wirken Medikamente auf andere Medikamente, auf Labordaten, auf klinische Befunde. Hippokrates, Stuttgart
Hoffmann Ch, Faust V (1983) Psychische Störungen durch Arzneimittel. Thieme, Stuttgart New York
James JD, Braunstein ML, Karig AW, Hartshorn EA (1981) Arzneimittel-Wechselwirkungen, klinisch-pharmakologische Daten für Ärzte und Pharmazeuten. Fischer, Stuttgart
Klein HE, Rüther E (1983) Klinisch bedeutsame Wechselwirkungen der Psychopharmaka. In: Langer G, Heimann H (Hrsg) Psychopharmaka – Grundlagen und Therapie. Springer, Wien New York
Klotz U (1985) Tranquillantien. Therapeutischer Einsatz und Pharmakologie. Wissenschaftliche Verlagsgesellschaft, Stuttgart
Meyer UA (1979) Welche Arzneimittelwechselwirkungen sind klinisch relevant? Internist 20:251–256
Ragheb M (1981) Drug interactions in psychiatric practice. Int Pharmacopsychiatry 16:92–118
Scholz W (1981) Scholz-Liste, Arzneimittelwechselwirkungen auf einen Blick. Verlag für Medizinische Information Scholz & Fenner, München
Sieberns S (1985) Antidepressiva. Klinik – Pharmakokinetik – Interaktionen. Therapiewoche 35:5804–5815
Sieberns S (1986) Benzodiazepine. In: Faust V (Hrsg) Angst – Furcht – Panik. Hippokrates, Stuttgart
Sieberns S (im Druck) Psychopharma-Interaktionen mit anderen Arzneimitteln. In: Faust V (Hrsg) Lehrbuch der Psychiatrie. de Gruyter, Berlin New York

---

Diskussion

Gündel

Bei neu aufgenommenen Patienten versuche ich zunächst, möglichst viele ihrer meist zahlreichen Medikamente abzusetzen. Bei bestimmten Pharmaka wie Antidiabetika, Antihypertonika, Diuretika oder Herzglykosiden ist das aber in der

Regel nicht möglich. Oft bleiben immer noch 4–6 Medikamente übrig, auf die der Patient nicht verzichten kann. Was sollen wir in solchen Situationen tun?

Sieberns

Die genannten Interaktionen können vorkommen, sie treten aber nicht immer auf. In die gezeigte Tabelle 1 wurden auch Beobachtungen aufgenommen, die nur in Einzelfällen gemacht worden sind. Dennoch besteht natürlich dieses Problem. Der Arzt kann bei der Therapie nicht an alle möglichen Interaktionen denken. Wenn er aber bei Präparaten, mit denen er umzugehen weiß, unvorhergesehene Wirkungen beobachtet und gleichzeitig andere Arzneimittel gegeben werden, dann sollte er an die Möglichkeit einer Arzneimittelwechselwirkung denken.

Müller-Oerlinghausen

Aus vielen Untersuchungen ist bekannt, daß die Nebenwirkungsinzidenz mit der Zahl gleichzeitig gegebener Medikamente logarithmisch ansteigt. Das trifft besonders für alte Patienten zu.

Rüther

Wie verschiedene Arbeiten zeigen, läßt Lithium den Blutspiegel von Haloperidol ansteigen. Wir beobachten das auch klinisch. Die Kombination von Lithium und Neuroleptika ist daher vielleicht doch nicht ganz unproblematisch.

Bei älteren Patienten, die bereits lange unter Lithium gestanden haben und dann Neuroleptika erhalten, weil sie manisch werden, ist das Risiko unerwünschter Wirkungen wesentlich erhöht. Wir dosieren in solchen Fällen das Lithium niedriger, geben dann das Neuroleptikum dazu und erhöhen die Lithiumdosis später wieder bis auf den gewünschten Spiegel. Wir haben EEG-Daten, die eindeutig nachweisen, daß die unerwünschten Effekte zunehmen, wenn man nicht in dieser Weise vorgeht.

Müller-Oerlinghausen

Wodurch Lithium die Pharmakokinetik von Haloperidol verändern soll, ist allerdings schwer vorstellbar. Ich glaube daher, die Interaktion liegt im wesentlichen auf der pharmakodynamischen und nicht auf der pharmakokinetischen Ebene. Wahrscheinlich spielen dabei eher die niedrigpotenten Substanzen wie Levomepromazin oder Thioridazin eine Rolle. Dafür ist eine Interaktion mit Lithium auch beschrieben worden.

Vermutlich handelt es sich wirklich eher um relative Überdosierungen, denn der Lithiumspiegel liegt nicht im toxischen Bereich. Aber für alte, evtl. hirnorganisch vorgeschädigte Patienten kann er doch relativ zu hoch sein, insbesondere, wenn noch ein Neuroleptikum dazukommt. Vor allem bei Clozapin plus Lithium ist das EEG erheblich verändert.

Danielczyk

Gerade bei gerontopsychiatrischen Patienten empfehlen sich regelmäßige Nierenfunktionsprüfungen, um Ausscheidungsstörungen nicht zu übersehen. Auch den Albuminspiegel sollte man bestimmen.

Gündel

Sicherlich ist die Bestimmung der Nierenfunktion bei geriatrischen Patienten sehr sinnvoll. Aber selbst wenn die Funktionswerte normal aussehen, ist man gerade mit Lithium bei alten Patienten vor unangenehmen Überraschungen nicht sicher. Wir gehen deshalb vorsichtshalber über einen Lithiumspiegel von 0,6 mmol/l grundsätzlich nicht hinaus.

Sieberns

Bei niereninsuffizienten Patienten kommt es offenbar weniger zur Kumulation als zu einer Veränderung des Metabolitenmusters. Dieser Effekt ist beispielsweise für Amitriptylin bekannt. Die 10-Hydroxy-Metaboliten liegen in sehr viel höheren Konzentrationen vor als bei Nierengesunden. Dieser Befund könnte durchaus relevant sein, auch im Hinblick auf mögliche kardiodepressive Wirkungen, denn es wird angenommen, daß bestimmte Metaboliten des Amitriptylin diese Wirkungen eher zeigen als andere.

Müller-Oerlinghausen

Diese Metaboliten liegen aber zum größten Teil als unwirksame Konjugate vor.

Dahl

Ich glaube schon, daß bei Niereninsuffizienz ein erhöhtes Risiko kardialer Nebenwirkungen durch Hydroxymetaboliten besteht. Das gilt offenbar für Nortriptylin, aber nicht für Imipramin, weil dieses anders hydroxyliert wird. Anscheinend sind einige der isomeren 10-Hydroxy-Metaboliten von Nortriptylin stärker kardiotoxisch als der 2-Hydroxy-Metabolit von Imipramin und Desipramin. Möglicherweise ist auch eine Spaltung der Konjugate im Darm mit nachfolgender Reabsorption der freien Metaboliten von Bedeutung. Dieser Mechanismus ist zum Beispiel für Oxazepam nachgewiesen.

Liesenfeld

Eine Kombination von Neuroleptika mit Anticholinergika halte ich aus folgendem Grund für bedenklich: Aus meiner Erfahrung in der Fortbildung niedergelassener Nicht-Nervenärzte weiß ich, daß nicht psychiatrisch ausgebildete Kollegen Neuroleptika zunehmend häufiger verschreiben. Nicht selten werden dabei aus Angst vor Nebenwirkungen von Anfang an Anticholinergika dazuverordnet. Hier ist verstärkt Aufklärungsarbeit zu leisten, daß dadurch nicht nur die neuroleptische Wirkung nachläßt, sondern auch das Risiko tardiver Dyskinesien zunimmt.

Müller-Oerlinghausen

Und das eines Delirs.

Sieberns

Es fragt sich, ob es nicht günstiger ist, das Neuroleptikum niedriger zu dosieren und auf das Anticholinergikum zu verzichten.

Tegeler

Ist es wirklich gesichert, daß Anti-Parkinson-Mittel den Plasmaspiegel von Neuroleptika senken? Neuere Befunde scheinen diese Ansicht wieder zu relativieren.

Sieberns

Diese Frage ist noch nicht endgültig zu beantworten, aber die Mehrzahl der Untersuchungen geht davon aus, daß ein solcher Effekt existiert. Johnstone et al. haben diesen Aspekt für Flupentixoldecanoat bei gleichzeitiger Verabreichung von Procyclidin im Vergleich zu Placebo untersucht (E.C. Johnstone et al. Ciba Foundation Symposion 1974. Excerpta Medica, Amsterdam 1980, pp 99–115). Sie haben eine deutliche Senkung der Flupentixolplasmakonzentration gefunden. Eine andere Studie von Walzel hat gezeigt, daß Anticholinergika die Plasmakonzentrationen von Benperidol signifikant vermindern (G. Walzel Interaktionen von Neuroleptika mit Anticholinergika. Dissertation, Universität München 1980).

Es gibt aber einen anderen Grund, eventuell doch Anticholinergika dazuzugeben: Den Anticholinergika werden nämlich auch antidepressive Eigenschaften zugeschrieben. Möglicherweise treten pharmakogene oder postpsychotische Depressionen bei gleichzeitiger Gabe von Anticholinergika seltener auf. Wobei jedoch unklar ist, ob das auf eine verminderte Wirksamkeit der Neuroleptika oder auf die Anticholinergika zurückzuführen ist.

Zusammenfassung

B. Müller-Oerlinghausen

Die Vorträge dieses Vormittags machten den hohen Stellenwert einer soliden klinisch-pharmakologischen Ausbildung für die effiziente und sichere Handhabung von Psychopharmaka deutlich. Die Situation in der Bundesrepublik Deutschland kann in dieser Hinsicht keineswegs als vorbildlich oder auch nur zufriedenstellend bezeichnet werden.

Frau Budde skizzierte die Chemie und Pharmakologie der Neuroleptika. Sie stellte fest, daß bis heute nicht eindeutig geklärt ist, ob die Blockade striataler, mesokortikaler oder limbischer dopaminerger Rezeptoren für die therapeutische Wirkung der Neuroleptika ausschlaggebend ist. In der Diskussion wurde darauf hingewiesen, daß in Zukunft vermutlich antipsychotische Substanzen entwickelt werden, deren Wirkung nicht mehr über eine postsynaptische Dopaminrezeptorblockade erklärbar sein wird. Bislang ist allerdings niemals eine Korrelation der Wirkung eines Neuroleptikums mit seiner Bindung an andere als dopaminerge Rezeptoren gezeigt worden.

Im Beitrag von Wiesel u.a. vom Karolinska-Institut, Stockholm, wurde auf den Unterschied der Bindung an D_1- und D_2-Rezeptoren näher eingegangen. Die antipsychotische Wirkung korreliert am ehesten mit der Bindung an den D_2-Rezeptor. Die Karolinska-Gruppe hat mittels PET die Bindung von Neuroleptika an D_2-Rezeptoren am Menschen in vivo systematisch untersucht. Dabei ergab sich u.a., daß übliche therapeutische Dosen zu einer Rezeptorbesetzung von ca. 80% führen – dieses Ergebnis ändert sich nicht bei höherer Dosierung, so daß aus diesen Befunden keinerlei Rechtfertigung für die Gabe von durchschnittlich dreifach erhöhten Äquivalenzdosen bei Anwendung hochpotenter Neuroleptika im Vergleich zu den Dosen niedrigpotenter Neuroleptika gegeben ist. Besonders interessant erscheint auch, daß bei Absetzen der Medikation die Rezeptorbesetzung sich zunächst, d.h. unter Umständen während 1–2 Tagen, nicht ändert, obwohl die Plasmaspiegel fast alle auf Null abgesunken sind.

Die Befunde sprechen im Sinne von Haase für die Existenz eines „Schwellenwertes" der Rezeptorbesetzung, bei deren Überschreiten nur noch die unerwünschten Arzneimittel-Wirkungen (UAW) zunehmen, ohne daß ein stärkerer antipsychotischer Effekt zu beobachten ist. Die D_1-Rezeptorbesetzung wurde ebenfalls untersucht; diesbezüglich unterscheiden sich die Neuroleptika sehr erheblich voneinander. So zeigte z.B. Clozapin im Gegensatz etwa zu Sulpirid eine relativ sehr ausgeprägte Bindung an D_1-Rezeptoren. Möglicherweise – so wurde spekuliert – ist für eine optimale antipsychotische Wirkung ein bestimmtes Verhältnis der Bindung an D_1- und D_2-Rezeptoren notwendig.

Mit der Pharmakokinetik von Neuroleptika beschäftigte sich S. G. Dahl aus Norwegen. Er unterstrich noch einmal die erhebliche interindividuelle Variabilität der Plasmaspiegel bei oraler Gabe verschiedener Neuroleptika. Die Thioxanthene sollen sich diesbezüglich homogener verhalten. Intraindividuell ist dagegen nach Erreichen des Steady state mit recht konstanten Plasmaspiegeln bei Mehrfachmessungen zu rechnen. Am Beispiel von Levomepromazin wurde dargestellt, wie einzelne Teilwirkungen eines Neuroleptikums bestimmten Metaboliten zugeordnet werden können. Über die biologische Aktivität von Thioxanten-Metaboliten ist man derzeit noch nicht ausreichend informiert.

Für klinische Zwecke ist die Bestimmung des Neuroleptika-Plasmaspiegels nur sinnvoll, wenn bestimmte Voraussetzungen bekannt sind und berücksichtigt werden. Dies wurde in der regen Diskussion von verschiedenen Aspekten her näher beleuchtet, so etwa, wenn nach der Bedeutung der Messung der Proteinbindung von Psychopharmaka gefragt wurde.

Der letzte Beitrag war dem Thema der Wechselwirkung der Neuroleptika gewidmet. S. Sieberns stellte eine sowohl organ- als auch mechanismus-bezogene Klassifikation von Wechselwirkungen vor. Auch hier wurde wieder deutlich, daß nur klinisch-pharmakologisches Basiswissen mögliche Wechselwirkungen voraussehen läßt, da es von vornherein unmöglich erscheint, die Fülle der in Sieberns Beitrag dokumentierten Beobachtungen und Verdachtsfälle jederzeit präsent zu haben.

Teil II

Stellenwert der Thioxanthene in der Behandlung schizophrener und manischer Psychosen

Einleitung

H.-J. MÖLLER

Im Zentrum des heutigen Tages stehen Fragen und Probleme, die sich im Zusammenhang mit der neuroleptischen Behandlung psychotischer Patienten stellen.

Den Schwerpunkt bilden klinische Aspekte der Akut- und Langzeitbehandlung schizophrener Psychosen. Neben allgemeinen Gesichtspunkten zur Akut- und Langzeitbehandlung wird der Stellenwert der Thioxanthene, insbesondere der Stellenwert des Zuclopenthixol herausgearbeitet werden.

Klinische Wirkungsprofile der Thioxanthene

D. Bobon

Der „Lütticher Stern" ist ein visuelles Schema zur Veranschaulichung der wesentlichen klinisch-pharmakologischen Wirkungs- und Nebenwirkungsqualitäten der Neuroleptika. Wir unterscheiden beim Lütticher Stern 4 therapeutisch erwünschte und 2 therapeutisch unerwünschte Effekte (Abb. 1) (Bobon et al. 1966, 1972 a, b; Bobon u. Gottfries 1974; Diricq u. Ansseau 1979; Bobon et al. 1989).

Zu den erwünschten Effekten gehört zunächst die ataraktische Wirkung. Wir haben die Bezeichnung „anxiolytisch" aus 2 Gründen bewußt vermieden: 1. weil nach unserer klinischen Erfahrung die Wirkung von Neuroleptika auf Angst qualitativ nicht dieselbe ist wie die von Anxiolytika; 2. weil psychotische Angst nicht dieselbe ist wie neurotische Angst. Deswegen bevorzugen wir den von Line geprägten Begriff *ataraktisch*. Erwünscht sind weiterhin die *antimanische*, die *antiautistische* und die *antipsychotische* Wirkung der Neuroleptika. Von den unerwünschten Wirkungen berücksichtigt das Schema die *extrapyramidalen* und die *adrenolytischen* Begleiteffekte der Neuroleptika.

Der Lütticher Stern entstand ursprünglich für didaktische Zwecke, als visuelle Lernhilfe für Studenten. Wir entwickelten dieses Schema auf der Basis unserer eigenen Erfahrungen wie auch nach der Literatur. Später haben jedoch 2 Arbeiten unabhängig voneinander nachgewiesen, daß die klinischen Scores des Lütticher Sterns sehr gut mit tierexperimentellen Daten korrelieren (Lewi et al. 1976; Kelder 1982).

Sehr wichtig ist – und wir haben das immer wieder betont –, daß das Profil eines Neuroleptikums sich mit der *Dosierung* ändert. Jedes Sternprofil besitzt also

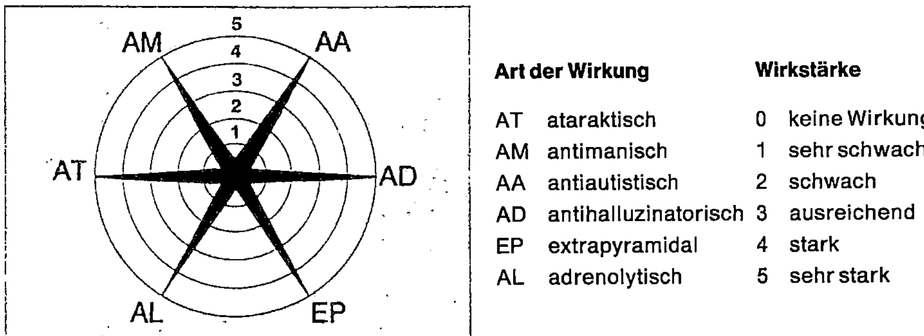

Art der Wirkung		Wirkstärke	
AT	ataraktisch	0	keine Wirkung
AM	antimanisch	1	sehr schwach
AA	antiautistisch	2	schwach
AD	antihalluzinatorisch	3	ausreichend
EP	extrapyramidal	4	stark
AL	adrenolytisch	5	sehr stark

Abb. 1. Der „Lütticher Stern" zur Veranschaulichung der klinisch-pharmakologischen Wirkungsprofile der Neuroleptika

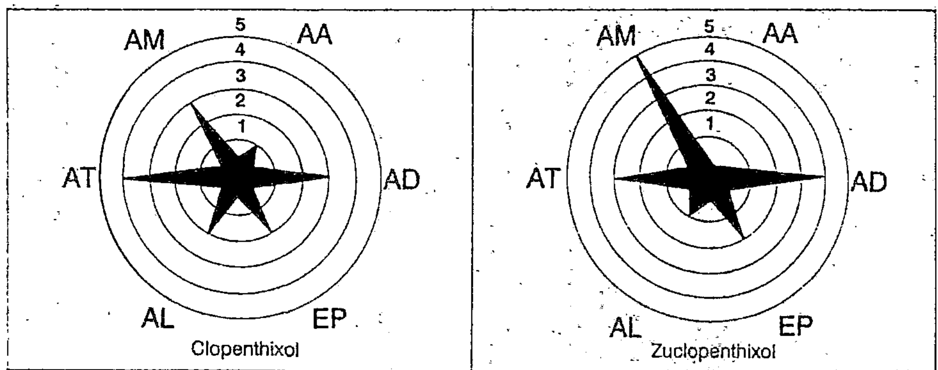

Abb. 2. Wirkungsprofile von Clopenthixol und Zuclopenthixol

nur in Verbindung mit der jeweiligen Dosierung einen Sinn. Grundsätzlich gelten diese Profile nur für die *akute neuroleptische Therapie hospitalisierter Patienten,* wobei allerdings nicht die Anfangsdosierung, sondern die effiziente, optimale Dosierung nach ungefähr 10–14 Tagen zugrunde liegt. Das heißt, die Scores des Lütticher Sterns basieren auf Neuroleptikadosen, bei denen ein *optimales Verhältnis zwischen therapeutischer Wirksamkeit und Nebenwirkungen* besteht.

Die Wirkqualität „antimanisch" ist wahrscheinlich von den 4 Wirksamkeitsparametern am unschärfsten definiert. Das zeigt sich in der Klinik ebenso wie in den Faktoranalysen von Skalen. Euphorische und nichteuphorische Agitiertheit gehören immer zum selben Parameter, weil Agitiertheit öfter, aber nicht immer, mit manischer Euphorie korreliert.

Der Parameter „antiautistisch" liegt ziemlich nahe bei *antriebssteigernd,* und es wäre zu diskutieren, welche Beziehungen bei Schizophrenen, aber auch bei Melancholikern zwischen Autismus und Antrieb bestehen. Beispielsweise hat die Firma Delagrange immer betont, daß die Wirkung von Sulpirid bei Melancholikern auf einer Antriebssteigerung beruht.

Das Schema des Lütticher Sterns ist eine Weiterentwicklung der ersten Klassifikation von Lambert et al. (1959), die lediglich zwischen sedierend auf der linken Seite und antipsychotisch auf der rechten Seite unterschied. Wir haben dieses Modell aufgegriffen und weiter differenziert. Die ataraktischen Neuroleptika wurden damals in Frankfurt als „Links-Neuroleptika" bezeichnet; ihre hervorstechende Nebenwirkung ist die Hypotension. Die antipsychotisch und häufig auch antimanisch wirksamen „Rechts-Neuroleptika" zeigen dagegen in erster Linie extrapyramidale Nebenwirkungen.

Vergleicht man das Sternprofil des Isomerengemisches Clopenthixol mit dem des reinen cis-Isomers Zuclopenthixol (Abb. 2), so wird folgendes ersichtlich: Clopenthixol besitzt eine mittlere antipsychotische Wirkung, zeigt aber in erster Linie ataraktische Eigenschaften, daneben wirkt es aufgrund der Sedierung auch mäßig antimanisch. Als Nebenwirkung sieht man meist eine leichte Hypotension.

Zuclopenthixol wirkt dagegen wesentlich stärker antipsychotisch. Wir haben vor 1 ½ Jahren das Wirkprofil von Zuclopenthixol an 80 schizophrenen Patienten untersucht (Bobon et al. 1986). Autistische Patienten waren nicht darunter,

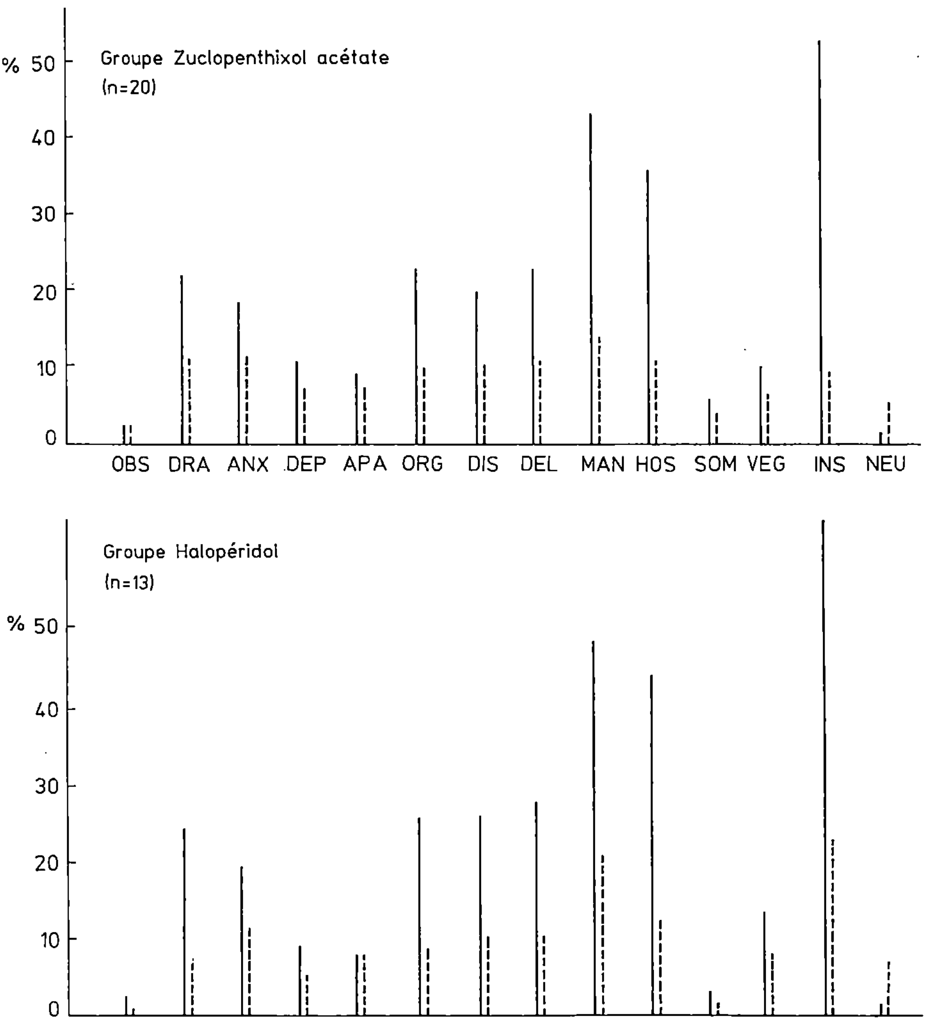

Abb. 3. Syndromprofil, prozentual umgerechnet, am Tag Null (links) und am Tag 6 (rechts), nach den 162 items der psychopathologischen (AMDP-4) und somatischen (AMDP-5) Skalen. OBS = Obsessions (Zwänge), DRA = Dramatisierung, ANX = Angst, DEP = Depression, APA = Apathie-Retardierung, ORG = psychoorganische Symptome, DIS = Dissoziation, DEL = Delusions (Wahn), MAN = Manie-Agitation, HOS = Hostilität, SOM = somatische Beschwerden, VEG = vegetative Beschwerden, INS = Insomnia, NEU = neurologische (EP) Symptome

deswegen haben wir damals diesen Parameter im Sternprofil von Zuclopenthixol ausgeklammert. Heute wissen wir jedoch, daß Zuclopenthixol nicht antiautistisch wirkt.

Im Vergleich zu Clopenthixol ist die antimanische Wirkung von Zuclopenthixol wesentlich stärker ausgeprägt. Sie beruht aber – das möchte ich hervorheben – nicht wie bei Clopenthixol auf einer globalen Sedierung, sondern vielmehr auf einer eindrucksvollen Dämpfung der Aggressivität. Diese klinische Beobachtung korreliert nicht mit der Bindungsfähigkeit von Zuclopenthixol an Serotoninrezeptoren. Dies ist ein Hinweis darauf, daß die 5-HT-Hypothese zu den Ursachen der Aggressivität in ihrer jetzigen Form noch nicht die einzige wäre. Die antipsychotische Wirkung von Zuclopenthixol ist besser als die von Clopenthixol.

Auch die Auswertung nach den AMDP-Skalen 4 und 5 (Abb. 3) (Bourdouxhe et al. 1987) zeigte eindrucksvolle Besserungen der psychotischen Faktoren wie Dissoziation, Wahn, Manie und Hostilität. Wir konnten nach 4wöchiger Behandlung mit Zuclopenthixol keine Anzeichen für Depression, verstärkte Retardierung oder psychoorganische Symptome (wie zum Beispiel verschlechterte Konzentrations- oder Merkfähigkeit) feststellen.

Die Verträglichkeit beider Substanzen ist hinsichtlich der extrapyramidalen Nebenwirkungen ungefähr gleich. Wir haben kaum Probleme mit Zuclopenthixol gehabt. Wir sahen keine akute Dystonie, aber häufiger eine leichte Akathisie. Besonders bemerkenswert ist, daß wir trotz der ausgeprägten antipsychotischen Wirkung nur in etwa $^1/_3$ der Fälle Anti-Parkinson-Mittel verabreichen mußten. Die adrenolytischen Nebenwirkungen von Zuclopenthixol waren bei einer durchschnittlichen Dosierung von täglich 75 mg eindeutig geringer als die von Clopenthixol.

Die heutige Bedeutung der Thioxanthene und die Hoffnung, die wir mit dieser Substanzklasse verbinden, ergeben sich aus der Tatsache, daß sie nicht nur D_2-, sondern zugleich auch D_1-Rezeptor-Antagonisten sind. Sollte sich die Hypothese bestätigen, daß eine gleichzeitige Bindung an D_1- und D_2-Rezeptoren mit einer geringeren Inzidenz extrapyramidaler Nebenwirkungen und tardiver Dyskinesien einhergeht, dann dürften Thioxanthene zu den therapeutisch wertvollsten Neuroleptika gehören.

Literatur

Bobon D, Gottfries CG (1974) The Liege physiognomy of neuroleptics, with special reference to thioxanthenes. Acta Psychiatr Belg 74:535–544

Bobon J, Collard J, Pinchard A (1966) Comparative physiognomy of the main known neuroleptics. Univ of Liege, Dept. of Psychiatry

Bobon J, Pinchard A, Collard J, Bobon D (1972a) Clinical classification of neuroleptics with special reference to their antimanic, antiautistic and ataraxic properties. Compr Psychiatry 13:123–131

Bobon J, Bobon D, Pinchard A, Collard J, Ban TA, Buck R de, Hippius H, Lambert PA, Vinar O (1972b) A new comparative physiognomy of neuroleptics: a collaborative clinical report. Acta Psychiatr Belg 72:542–554

Bobon D, Troisfontaines B, Kempeneers JL, Xhenseval B, Bourdouxhe S, Mirel J, Gilson H, Toussaint C, Frenckell R von, Pedersen V (1986) Open multicentre trial of zuclopenthixol in mania and schizophrenia based on the AMDP scales. Acta Psychiatry Belg 86:152–176

Bobon D, Breulet M, Ansseau M et al. (in Vorbereitung) An update of the Liege stars for neuroleptics. Acta Psychiatr Belg

Bourdouxhe S, Mirel J, Denys W, Bobon D (1987) L'acétate de zuclopenthixol et l'halopéridol dans la psychose aigüe: résultats du sous-groupe AMDP d'une étude multicentrique belge. Acta Psychiatr Belg 87:236–244

Diricq S, Ansseau M (1979) Actualités thérapeutiques. Feuill Psychiatr Liege 12:1–26
Kelder J (1982) Prediction of the Bobon clinical profile of neuroleptics from animal pharmacological data. Psychopharmacology 77:140–145
Lewi PJ, Bever WFM van, Janssen PAJ (1976) Classification and discrimination for data analysis in pharmacology. Eur J Pharmacol 35:403–407
Lambert PA, Perrin J, Revol L, Achaintre A et al. (1959) Essai de classification des neurologiques d'après leurs activités psychopharmacologiques et cliniques. In: Bradley PB et al. (eds) Neuro-psychopharmacologiques, vol I. Elsevier, Amsterdam, pp 619–624

Diskussion

Dencker

Oft besteht eine erhebliche Diskrepanz zwischen dem klinischen Eindruck und dem Resultat kontrollierter Studien. Auch wenn sich 2 Substanzen nach dem klinischen Eindruck deutlich unterscheiden, zeigt sich in den psychometrischen Skalen häufig kaum ein Unterschied. Die Differenzen zwischen den Präparaten sind manchmal so gering, daß man sie mit den relativ groben Skalen nicht mehr erfassen kann.

Rüther

Ein weiterer Grund für diese Diskrepanz ist vermutlich auch die Patientenselektion in den kontrollierten Studien. Man untersucht ein ganz bestimmtes Patientengut nach ganz bestimmten Kriterien. Der allgemeine klinische Eindruck dagegen entsteht aus dem täglichen Umgang mit den Patienten. In ihn fließen viel mehr Informationen ein. Die schwierige Aufgabe besteht darin, diese Informationen zu definieren und in bessere Skalen zu integrieren. Ich bezweifle, daß die Resultate unserer derzeitigen Meßskalen die „klinische Wirklichkeit" immer richtig wiedergeben. Deswegen ist der klinische Eindruck von der Wirksamkeit einer Substanz für ihre Beurteilung unentbehrlich.

Herr Bobon, besitzen Thioxanthene nach Ihrer Erfahrung insgesamt ein anderes klinisches Wirkungsprofil als beispielsweise Butyrophenone oder Phenothiazine?

Bobon

Nein, als Gruppe sehe ich keinen Unterschied. Ich stimme Ihnen zu, daß die Meßmethoden für die klinischen Wirkungen dringend verbessert werden müssen. Beispielsweise brauchen wir in Early-phase-Studien unbedingt eine multifaktorielle Skala. Andererseits warne ich aber davor, nur noch Skalen auszufüllen, weil sonst die Gefahr besteht, darüber das klinische Gespür zu vergessen – vielleicht sogar zu verlieren. Wir werten daher stets getrennt den klinischen Eindruck des Therapeuten und die Skalen aus, und zwar blind.

Wiesel

Der klinische Eindruck dürfte aber hauptsächlich für Studien der Phase I von Bedeutung sein. Thioxanthene sind aber schon seit mehr als 20 Jahren auf dem Markt. Ich glaube, nach einer solchen Zeit sollte man dazu übergehen, seinen klinischen Eindruck auch in konkreten Zahlen auszudrücken. Sonst diskutiert man über Anschauungen, nicht über Wissen.

Rüther

Herr Wiesel, ich will die Notwendigkeit konkreter Zahlen nicht bestreiten. Ich bezweifle aber, daß nur das, was wir in Skalen belegen können, „Wissen" ist. Trotzdem müssen wir natürlich versuchen, unseren klinischen Eindruck auf ausreichend differenzierten Skalen festzulegen, und zwar nicht nur im Rahmen von Doppelblindstudien, sondern auch im klinischen Alltag. So könnten wir sehr schnell auf internationaler Ebene Erfahrungen sammeln, die dann – vielleicht – bei der Auswertung zu echtem Wissen werden.

Wiesel

Der klinische Eindruck ist zweifellos sehr wichtig, auch unter dem Aspekt unerwünschter Begleiterscheinungen oder des Aufspürens neuer Wirkungen. Ich haltes es aber für bedenklich, die Aussagekraft des klinischen Eindrucks bei der Behandlung heterogener Patienten zu überschätzen. Man kennt die Placebo-Responderrate nicht, man kennt häufig nicht einmal die exakte Diagnose. Deswegen brauchen wir sorgfältig geplante und durchgeführte, kontrollierte Studien. Natürlich sind auch die Rating-Skalen nur begrenzt aussagefähig. Man sollte daher die Ratings immer gemeinsam mit dem klinischen Eindruck diskutieren.

Möller

Sicher haben beide methodischen Ansätze ihre Berechtigung. Beide besitzen Stärken, aber auch Schwächen. Der klinische Eindruck kann schließlich auch trügen. Außerdem besteht immer die Gefahr, daß man stereotyp reproduziert, was bereits vorhergehende Klinikergenerationen gesehen haben oder zu sehen glaubten. Wenn man daher die Gültigkeit solcher Modelle, wie des Lütticher Sterns, den ich im Ansatz für gut und interessant halte, beweisen möchte, dann sollte man zwar Patienten frei behandeln, aber unter Blindbedingungen von erfahrenen Klinikern beurteilen lassen.

Tegeler

Ich stimme Ihnen zu, daß man beide Seiten nicht konfrontieren darf. Der klinische Eindruck ist ebenso wichtig wie die Dokumentation anhand einer Skala, beides ergänzt einander. Außerdem ist die Weiterentwicklung der Skalen, wie das Beispiel des AMDP-Systems zeigt, ja durchaus nicht stehengeblieben. Wir können heute Wirkungsprofile von Substanzen doch schon differenzierter erfassen.

Dreher

Gerade das paranoid-halluzinatorische Syndrom erfährt auf der BPRS eine starke Verkürzung und Vergröberung. Wir messen mit der BPRS auf der einen Seite
Verhalten, das leicht zu beobachten ist. Nicht umsonst hat sich das DSM III darauf zurückgezogen. Auf der anderen Seite messen wir aber beim paranoid-
halluzinatorischen Syndrom auch Erleben, daß sehr schwierig zu bewerten ist.
Ich bezweifle, daß man Erleben mit einer simplen Skala adäquat beurteilen kann.
Untersuchungen haben beispielsweise gezeigt, daß Depressivität von den Untersuchern ganz anders eingeschätzt wird als von den Betroffenen. Das gleiche gilt
für das Paranoid-Halluzinatorische.

Danielczyk

Dazu möchte ich noch ein Beispiel beisteuern: Bei der Beurteilung von
Alzheimer-Patienten glaubten wir anfänglich, lediglich mit Intelligenztests auskommen zu können. Inzwischen haben wir jedoch erkannt, daß auch der globale
klinische Eindruck, besonders von der Depressivität der Patienten, wertvolle
Hinweise liefert, etwa für die frühe differentialdiagnostische Abgrenzung zwischen einem Morbus Alzheimer und einer endogenen Depression. Auch bei der
Prüfung von Medikamenten zur Verbesserung der intellektuellen Leistungsfähigkeit von Alzheimer-Patienten machen wir immer wieder die Erfahrung, daß sich
im Test oft keine wesentliche Besserung zeigt, wohl aber im Tagesablauf, in der
Bewältigung des Alltages.
Noch eine Anmerkung zu den extrapyramidal-motorischen Nebenwirkungen
von Neuroleptika: Der sensibelste Patient in dieser Hinsicht ist wohl der
Parkinson-Patient, er ist geradezu ein Instrument für die Beurteilung der extrapyramidalen Wirkung eines Neuroleptikums. Seit Jahrzehnten behandeln wir die
bei Parkinson-Patienten häufigen pharmakotoxischen Psychosen auch mit Neuroleptika. Mit Zuclopenthixol in niedriger Dosierung haben wir die geringsten
extrapyramidalen Nebenwirkungen und die geringste Verstärkung der Akinesie
beobachtet.

Möller

Es wäre sicher hilfreich, wenn wir für Neuroleptika ein wirklichkeitsnahes und
didaktisch prägnantes Schema zu den unterschiedlichen Wirkungen besäßen, um
Fachfremden oder psychiatrisch noch wenig Erfahrenen Wirkspektrum und Indikationen der unterschiedlichen Neuroleptika leicht und anschaulich zu vermitteln. Bei den Antidepressiva greifen wir nolens volens auf das Kielholz-Schema
zurück, das diesen Zweck trotz aller Vorbehalte recht gut erfüllt. Bei den Neuroleptika besitzen wir bisher nur komplizierte Texte, die sich kaum für eine kurze
und knappe Darstellung eignen. Hier bietet der Lütticher Stern ein vielverspre-
chendes didaktisches Prinzip.

Sieberns

Herr Professor Bobon, wenn ich Sie richtig verstanden habe, ist Zuclopenthixol hinsichtlich Wirksamkeit und Verträglichkeit ein anderes Neuroleptikum als das Isomerengemisch Clopenthixol?

Bobon

Ganz richtig. Die klinische Wirkung von Zuclopenthixol unterscheidet sich deutlich von der des cis-trans-Isomerengemisches. Zuclopenthixol wirkt weniger sedierend und wesentlich stärker antipsychotisch und antihostil, was aber nicht durch die Sedierung erklärbar ist. Es wäre interessant zu erfahren, worauf diese Unterschiede zurückzuführen sind.

Beim Zuclopenthixolacetat ist die Dämpfung der Aggressivität übrigens noch eindrucksvoller als beim Zuclopenthixol. Wir haben diese aggressionslösende Eigenschaft von Zuclopenthixolacetat auch gegen Agitiertheit beim Drogen- und Alkoholentzug mit sehr großem Erfolg genutzt.

Sieberns

Wir gehen gegenwärtig davon aus, daß die Wirkungsunterschiede zwischen dem Isomerengemisch Clopenthixol und der reinen cis-Form Zuclopenthixol im wesentlichen pharmakokinetisch bedingt sind und auf einer unterschiedlichen Eiweißbindung der beiden Isomeren beruhen. Bei Gabe des Isomerengemisches ist der nicht eiweißgebundene, freie Anteil von Zuclopenthixol größer, weil das trans-Clopenthixol anscheinend das Zuclopenthixol aus der Eiweißbindung verdrängt. Darüber hinaus wirkt trans-Clopenthixol offenbar nicht antipsychotisch, dafür trägt es aber möglicherweise zur dämpfenden Wirkung bei.

Wann, wie lange und bei welchen Zustandsbildern ist eine neuroleptische Langzeit-(Depot-)therapie indiziert?

J. TEGELER

Einleitung

Die Indikation zu einer neuroleptischen Langzeitmedikation bei schizophrenen Erkrankungen wird auch von Experten sehr unterschiedlich beurteilt. Die Frage, wann, wie lange und bei welchen Zustandsbildern eine neuroleptische Langzeittherapie indiziert ist, kann nur vor dem Hintergrund einer vielschichtigen Nutzen-Risiko-Abwägung beantwortet werden (Dencker 1984; Kane 1984; Johnson 1984; Möller 1987; Kapfhammer u. Rüther 1988). Im folgenden sollen Ergebnisse aus Untersuchungen der Düsseldorfer Arbeitsgruppe vorgestellt und mit Befunden anderer Autoren diskutiert werden.

Ziele der neuroleptischen Langzeitmedikation

Aus theoretischen und praktischen Gründen ist es wichtig, die folgenden Ziele einer neuroleptischen Langzeitbehandlung zu unterscheiden (Perris 1976; Helmchen 1978; Müller 1983):
  I. Symptomsuppressive Therapie
 II. Rezidivprophylaxe
     1. Prophylaktische Langzeitmedikation
     2. Intervallbehandlung
         a. Prophylaktische Frühintervention
         b. Medikamentöse Krisenintervention

Eine symptomsuppressive Behandlung ist bei persistierender Symptomatik indiziert. Ziel dieser Behandlungsstrategie ist, eine Milderung oder Rückbildung der Symptomatik und eine Vermeidung früher Chronifizierung zu erreichen. Die neuroleptische Dosis sollte dabei so hoch wie nötig sein. Eine Rezidivprophylaxe sollte erst nach möglichst vollständiger und stabiler Remission erfolgen. Dabei ist die prophylaktische Langzeitmedikation die am häufigsten praktizierte Behandlungsstrategie. Sie ist vor allem dann indiziert, wenn mit hoher Wahrscheinlichkeit die Manifestation eines Rückfalls zu erwarten ist (Prädiktion eines Rezidivs), wenn mit ernsten Konsequenzen eines Rezidivs gerechnet werden muß und wenn das betreffende Individuum überhaupt auf die Behandlung mit Neuroleptika anspricht (Prädiktion der Therapie-Response). Die Dosierung der Neuroleptika sollte im Rahmen der prophylaktischen Langzeitmedikation so niedrig wie möglich sein. Es läßt sich darüber streiten, inwieweit den Patienten ein Absetzversuch der Neuroleptika zugemutet werden kann, oder ob dieser nur in Forschungsprojekten vertretbar ist (Müller 1983; Möller 1987). Dabei ist jedoch zu bedenken, daß vielen Patienten mit einer Erstmanifestation, aber auch mit einer Wiedererkrankung, ein Absetzversuch empfohlen wird und daß 30–50% der Kranken die verordnete Medikation von sich aus vorzeitig absetzen. Als Alternative zur prophylaktischen Langzeitmedikation wird in den letzten Jahren von verschiedenen Autoren eine Intervallbehandlung propagiert (Carpenter et al. 1982; Pietzcker 1985; Hirsch et al. 1986). Dabei werden nach einer längeren und stabilen Remission der Symptomatik unter niedriger neuroleptischer Dosis die Medikamente schrittweise abgesetzt. Kommt es zu Prodromi eines drohenden psychotischen Rezidivs, werden erneut Neuroleptika verordnet (prophylaktische Frühintervention). Im Rahmen der medikamentösen Krisenintervention werden die Neuroleptika ebenfalls schrittweise reduziert und abgesetzt.

Werden eindeutige Symptome eines psychotischen Rezidivs beobachtet, erhalten die Patienten erneut Neuroleptika. Ein wesentliches Ziel kontrollierter Studien ist es, herauszufinden, welche Patienten eher von einer prophylaktischen Langzeitmedikation profitieren und für welche Kranke eine Intervallbehandlung sinnvoll sein kann.

Ziel der neuroleptischen Langzeitmedikation kann nicht nur ein „frei von" psychotischer Symptomatik und eine Verhinderung stationärer Wiederaufnahmen sein, sondern sollte auch immer ein „fähig zu" besserer psychischer und sozialer Lebensbewältigung bedeuten (Helmchen 1978). Dazu zählen positive soziale Integration mit befriedigenden zwischenmenschlichen Beziehungen, gute und konstante Arbeitsfähigkeit und subjektive Zufriedenheit.

Langzeitverläufe schizophrener Erkrankungen

Kenntnisse über den Verlauf unbehandelter und behandelter schizophrener Psychosen sind für die Indikation von Therapiemaßnahmen von Bedeutung. Sowohl die retrospektiven Katamnesen über Jahrzehnte von Bleuler (1972), Ciompi u. Müller (1976), Huber et al. (1979) sowie Harding et al. (1987) als auch die prospektiven Katamnesen bis zu 5 Jahren (WHO 1979; Möller u. von Zerssen 1986; Schubart et al. 1987) haben folgende besonders relevanten Befunde erbracht:
1. Schizophrene Erkrankungen zeichnen sich im Längsschnitt durch eine große Mannigfaltigkeit der Verläufe aus.
2. Eine Vollremission ist bei ca. 15–25% der Patienten zu erwarten.
3. Eine mittlere Prognose mit wiederholten Rezidiven, aber nur geringfügigen längerfristig bestehenden Verschlechterungen des psychopathologischen und sozialen Status findet sich bei ca. 25–35%.
4. Eine schlechte Prognose mit dauerhaften deutlichen Beeinträchtigungen ist bei 40–50% der Patienten zu erwarten.
5. Bei vielen Patienten ist auch noch nach Jahren der Erkrankung eine Besserung der Symptomatik möglich.

Zahlreiche Autoren haben untersucht, inwieweit der weitere Krankheitsverlauf prädiziert werden kann (Strauss u. Carpenter 1974, 1977; Gaebel et al. 1981; Gaebel u. Pietzcker 1985; Möller u. von Zerssen 1986; Schubart et al. 1987). Eine Arbeitsgruppe unserer Klinik (Heinrich et al. 1984) hat geprüft, inwieweit schizophrene Initialsymptome und soziodemographische Variablen für die Prognose des Krankheitsverlaufs relevant sind. Dazu wurden der psychopathologische Initialbefund auf der BPRS und das Querschnittsbild zur Zeit der Stichtagsuntersuchung von Patienten mit einer akuten Exazerbation der schizophrenen Psychose, von langfristig stationär untergebrachten Kranken und von langfristig ambulant behandelten Patienten zueinander in Beziehung gesetzt. Während für die Patientengruppe mit akuter Symptomatik ein niedriger Wert im BPRS-Faktor Anergie, für die stationär behandelte Langzeitgruppe dagegen ein hoher Score in demselben Faktor als Prädiktor prognostisch relevant waren, ließ sich die poliklinisch behandelte Population am ehesten durch einen hohen Ausgangsscore im ängstlich-depressiven Syndrom charakterisieren. Darüber hinaus unterschieden sich die stationär langfristig behandelten Schizophrenen von den in der Poliklinik betreuten Kranken durch einen überdurchschnittlich hohen Anteil an Ledigen, einen frühen Krankheitsbeginn und durch eine überdurchschnittlich hohe Zahl von Arbeitslosen.

Auch unter Berücksichtigung der Unterschiede der Patientenstichproben und methodologischer Differenzen hat die Mehrzahl der Autoren folgende Prädiktoren eines günstigen Krankheitsverlaufs gefunden: weiblich, höheres Alter bei Krankheitsbeginn, gute prämorbide Anpassung (Kontaktverhalten, berufliche Integration), depressive Symptomatik, wenig Negativsymptomatik (Autismus, affektive Abstumpfung, Antriebsverminderung), kürzere Krankheits- und Hospitalisierungsdauer. Es sollte aber bedacht werden, daß es sich dabei um gruppenstatistisch gewonnene, überindividuelle Prognosekriterien handelt, die stichprobenabhängig sind, und daß auch Kombinationen verschiedener Prädiktoren nicht mehr als 40–70% der Gesamtvarianz erklären. Deshalb ist es schwierig, den Krankheitsverlauf eines einzelnen Patienten einigermaßen zuverlässig einzuschätzen.

Untersuchungen über den Zusammenhang von Langzeitmedikation und Krankheitsverlauf zeigen, daß eine konsequente Verabreichung der Neuroleptika zu einer eindeutigen Reduktion der Wiederaufnahmeraten führt, während der Einfluß auf schwerwiegende Defizite der prämorbiden Persönlichkeitsentwicklung und auf die soziale Adaptation geringer ist (Curson et al. 1985; Möller u. von Zerssen 1986; Müller et al. 1986; Schubart et al. 1987). Die Autoren weisen daraufhin, daß die therapeutischen Möglichkeiten meistens nicht voll ausgeschöpft wurden, da 30–50% der Patienten die verordnete Langzeitmedikation absetzten und die Dosierung der Neuroleptika häufig schematisch und hauptsächlich für Kranke mit hoher symptomsuppressiver Dosis langfristig zu niedrig war.

Zur Wirksamkeit der neuroleptischen Langzeitmedikation

Genauere Aussagen über die Wirksamkeit einer neuroleptischen Langzeitmedikation können durch prospektive placebokontrollierte Doppelblindstudien ge-

Tabelle 1. Absetzstudien von Kurzzeitneuroleptika bei ambulanten Patienten

Autoren	*n*	Dauer in Monaten	Rezidive Placebo [%]	Rezidive Neuroleptika [%]
Crow et al. (1986)	120	24	70	58
Engelhardt et al. (1960)	168	18	29	5
Engelhardt et al. (1967)	294	12	30	15
		48	31	20
Gross (1960)	196	6	51	13
Hogarty et al. (1973)	174	12	67	31
Hogarty et al. (1974)	164	24	80	48
Leff u. Wing (1971)	35	12	80	35
Kane et al. (1982)	28	12	41	0
Pasamanick et al. (1964)	112	18	45	17
Rifkin et al. (1977)	54	12	83	14
Trohinsky et al. (1962)	43	12	63	4
Tuteur et al. (1962)	57	12	56	20

wonnen werden. Davis et al. (1980) faßten die Ergebnisse aus 35 Studien mit insgesamt 3 500 Patienten zusammen. Die Autoren kamen zu dem Ergebnis, daß die Rezidivrate unter Placebo im Mittel bei 55% lag, während sie unter Neuroleptika im Mittel nur 19% betrug ($p > 10^{-100}$).

Ergebnisse aus Absetzstudien von Kurzzeitneuroleptika bei ambulanten Patienten ergeben sich aus Tabelle 1. Die Diskrepanz der Befunde einzelner Autoren ist vor allem auf Unterschiede der Patientenpopulationen und der Methodik zurückzuführen. Engelhardt et al. (1967) nahmen auch nichthospitalisierte Kranke in ihre Studie auf und berichteten über eine Drop-out-Rate von 65%. Leff u. Wing (1971) schlossen Probanden mit einer besonders günstigen oder besonders ungünstigen Prognose von vornherein aus. Die Autoren kamen daraufhin zu dem Ergebnis, daß in erster Linie Patienten mit einer mittleren Krankheitsprognose von der Langzeitmedikation profitieren, während Kranke mit einer guten Prognose, zum Beispiel einer Erstmanifestation, keine Langzeitmedikation benötigen. Diese Annahme wurde durch die Befunde von Kane et al. (1982) eindrücklich widerlegt. Danach erlitten 7 von 17 Kranken, die nach dem ersten Schub voll remittiert waren, unter Placebo ein Rezidiv, während bei keinem einzigen der 11 neuroleptisch Behandelten innerhalb eines Jahres eine Exazerbation beobachtet wurde. 26 Patienten wurden noch durchschnittlich 3,5 Jahre unter offenen Bedingungen nachuntersucht. 18 Kranke (69%) erlebten ein zweites Rezidiv und 14 von diesen 18 Kranken (54% von 26 Pat.) eine dritte Exazerbation. Demgegenüber haben Crow et al. (1986) bei 58% der neuroleptisch behandelten Patienten mit einer schizophrenen Erstmanifestation innerhalb von 24 Monaten ein Rezidiv beobachtet. Bei der Interpretation dieses Befundes sollte aber bedacht werden, daß viele Patienten einen chronischen Krankheitsverlauf aufwiesen, schon 1 Monat nach Entlassung aus der Klinik in nicht voll remittiertem Zustand randomisiert und dann nur alle 6 Monate nachuntersucht wurden.

Tabelle 2. Absetzstudien von Depotneuroleptika bei ambulanten Patienten

Autoren	n	Dauer in Monaten	Rezidive Placebo [%]	Rezidive Neuroleptika [%]
Chien (1975)	43	12	86	12
Hirsch et al. (1973)	74	9	66	8
Müller et al. (1982)	50	12	72	8
Odejide u. Aderounma (1982)	70	12	56	19
Rifkin et al. (1977)	54	12	83	9
Wistedt (1981, 1984)	38	6	62	27
Kane et al. (1982)	28	12	41	0

Die Interaktion von Neurolepsie und Soziotherapie wurde ausführlicher von Hogarty et al. (1974) untersucht. Bei den Patienten unter Placebo führte eine Soziotherapie zu keiner Verminderung der Rückfallrate, während sie bei den mit Neuroleptika behandelten Patienten eine zusätzliche Reduzierung der Rezidivhäufigkeit zur Folge hatte. Darüber hinaus zeigte sich, daß die Patienten unter Placebo ohne Rezidiv sozial besser integriert waren als die Kranken unter Placebo und Soziotherapie ohne Rezidiv. Für einen die soziale Integration verbessernden Effekt einer Soziotherapie war die Kontinuität der Neurolepsie die entscheidende Voraussetzung. Einen wesentlichen Grund für die hohe Rezidivrate unter Neuroleptika sahen die Autoren in der Tatsache, daß ca. 50% der Kranken die Neuroleptika vorzeitig abgesetzt hatten.

Die Ergebnisse aus placebokontrollierten Absetzstudien von Depotneuroleptika bei ambulanten Patienten sind in Tabelle 2 dargestellt. Die Rezidivrate unter fortgesetzter Depotneurolepsie war besonders niedrig in den Studien mit Patienten, die vor Untersuchungsbeginn längere Zeit voll remittiert waren (Rifkin et al. 1977; Müller 1982; Kane et al. 1982).

Hinsichtlich der Dauer einer neuroleptischen Rezidivprophylaxe werden auch von Experten konträre Meinungen vertreten. Aus den Ergebnissen empirischer Studien lassen sich aber einige Schlußfolgerungen ziehen (Tabelle 3). Hogarty et al. (1977) untersuchten 43 Patienten, deren Krankheitssymptomatik unter einer 2- bis 3jährigen Langzeitmedikation voll remittiert war. Nach Umstellung auf Placebo betrug die Rezidivrate innerhalb eines Jahres 66%, wobei die meisten Exazerbationen innerhalb des 3.–7. Monats nach Absetzen auftraten. Demgegenüber betrug die Rezidivrate unter fortgesetzter Medikation nur 18%. Cheung (1981) beobachtete bei Kranken, die 3–5 Jahre unter Neuroleptika gut stabilisiert waren, nach Umsetzen auf Benzodiazepine bei 62% in den folgenden 18 Monaten Rezidive im Vergleich zu 13% unter kontinuierlicher neuroleptischer Medikation.

Johnson (1979), Dencker et al. (1980), Dencker (1981) und Wistedt (1981) führten offene Absetzstudien bei Patienten durch, die langfristig unter Depotneuroleptika remittiert waren. Johnson (1979) unterschied dabei Ersterkrankungen von chronischen Verläufen. Am Ende des 1jährigen Absetzversuchs betrug die Rezidivrate für die Ersterkrankungen 29%, für die chronischen Verläufe 60%

Tabelle 3. Offene Absetzstudien von Depotneuroleptika bei langfristig remittierten Patienten

Autoren	*n*		Dauer in Monaten	Rezidive nach Absetzen [%]	Rezidive Depot- neuroleptika [%]
Dencker et al. (1980);	32		12	81	
Dencker (1981)			24	94	
Johnson et al. (1983)	60		12	65	16
			18	80	23
Wistedt (1981, 1984)	38		6	62	27
			24	97	
Johnson (1979)	20	Ersterkran- kungen	12	29	
			24	32	
			48	43	
	71	chronische Krankheiten	12	60	21
			24	71	36
			48	76	43
Cheung (1981)	30		18	62 Benzo- diazepine	13

und in der Kontrollgruppe chronischer Patienten mit kontinuierlicher Medikation 21%. Nach 2 Jahren abgesetzter Medikation wurde bei 32% der Ersterkrankten und bei 71% der chronischen Patienten eine Exazerbation beobachtet, im Vergleich zu 36% in der Kontrollgruppe. Nach 4 Jahren betrugen
die Rückfallquoten 43% für die Ersterkrankten, 76% für die chronisch Kranken
und 43% für die Kontrollpersonen. Dencker et al. (1980), Dencker (1981) und
Wistedt (1981) registrierten bei 95% ihrer vorher 1–3 Jahre remittierten chronisch Schizophrenen nach Absetzen der Depotneuroleptika eine erneute Exazerbation der Psychose. Besondere Bedeutung kommt den Befunden von Johnson et
al. (1983) zu, weil hier auch die Konsequenzen eines Rezidivs hinsichtlich der
psychischen und sozialen Funktionsfähigkeit untersucht wurden. Während bei
80% der über 1–4 Jahre remittierten Patienten innerhalb von 18 Monaten nach
dem Absetzen der Depotneuroleptika ein akutes Rezidiv eintrat, war dies nur bei
23% der Kranken unter einer kontinuierlichen Behandlung festzustellen. Selbst-
und fremdaggressive Verhaltensweisen (Suizidversuche, Auseinandersetzungen
mit der Polizei, Zwangseinweisungen) waren bei Patienten ohne fortgesetzte Rezidivprophylaxe wesentlich häufiger. Zwölf Monate nach einer erneuten Exazerbation hatten erst 50% der Kranken wieder das frühere Niveau ihrer Arbeitsfähigkeit und sozialen Integration erreicht. Nach Absetzen der Medikation und einem Rezidiv benötigten die Patienten mindestens 1 Jahr, um den früheren psychopathologischen Status wieder zu erreichen. Außerdem erhielten die Patienten,
die nach dem Absetzen der Medikation rezidivierten und daraufhin hospitalisiert
wurden, eine höhere neuroleptische Gesamtdosis als die Kranken, die kontinuierlich mit Depotneuroleptika behandelt wurden und keinen Rückfall erlitten hatten.

Zur Wirksamkeit der Rezidivprophylaxe mit Depotneuroleptika im Vergleich zu Kurzzeitneuroleptika

Depotneuroleptika finden im Rahmen der Langzeitbehandlung schizophrener Erkrankungen zunehmende Verbreitung (Dencker 1984; Johnson 1984; Heinrich 1987; Tegeler 1987; Kapfhammer u. Rüther 1988). Als Gründe dafür werden häufig die bessere Compliance, die höhere Bioverfügbarkeit der Wirksubstanz nach parenteraler Applikation und die bessere Strukturierung des Therapieablaufs genannt.

Einige Autoren haben positive Erfahrungen über die Akutbehandlung mit Depotneuroleptika mitgeteilt (Johnson u. Malik 1975; Hinterhuber 1977; Müller u. Steuber 1980; Möller et al. 1983). Die Behandlungsstrategien sind sehr unterschiedlich:

1. Beginn mit einer niedrigen Testdosis, zum Beispiel ¼ der Standarddosis des Depotneuroleptikums. Bei guter Verträglichkeit Injektion der Standarddosis am 3.–5. Behandlungstag.
2. Applikation des Depotneuroleptikums in der Standarddosis und in den üblichen Intervallen, zusätzlich nach Bedarf Gabe von Kurzzeitneuroleptika (Johnson u. Malik 1975; Hinterhuber 1977).
3. Wiederholung der Applikation des Depotneuroleptikums in kürzeren Intervallen, zusätzlich Verabreichung eines Kurzzeitneuroleptikums (Müller u. Steuber 1980).
4. Hochdosierung von Depotneuroleptika in kurzen Intervallen (Steiner u. Eichberger 1980; Malm u. Dencker 1980).

Als Argument gegen eine Akutbehandlung schizophrener Psychosen mit Depotneuroleptika werden in erster Linie Schwierigkeiten bei Behandlungsbeginn, die adäquate Dosis zu finden, angeführt. Dabei kann es zu Unter- oder Überdosierungen kommen, vor allem wenn die Reaktion auf diese Substanzen von früheren stationären Aufenthalten her nicht bekannt ist. Aufgrund der langen Halbwertszeiten und einer möglichen Kumulation der Wirksubstanz, vor allem bei kurzen Injektionsintervallen, kann es zu einer unnötigen Sedierung und häufig über Wochen persistierenden Parkinson-Syndromen und Akathisien kommen.

In den meisten prospektiven Studien wurde keine wesentliche Überlegenheit der Depotneuroleptika im Vergleich zu Kurzzeitneuroleptika konstatiert (Tabelle 4). Dabei ist aber zu bedenken, daß die meisten Untersuchungen mit Ausnahme der Studie von Hogarty et al. (1979) nur über 1 Jahr angelegt waren, besonders selektierte Patientenstichproben untersucht wurden, Patienten mit einem Rezidiv als Drop-out gewertet und dann nicht mehr nachuntersucht wurden und die Dosierung der Depotneuroleptika, speziell in der Untersuchung von Rifkin et al. (1977) und Hogarty et al. (1979), über der des Kurzzeitneuroleptikums lag.

Kane u. Borenstein (1985) untersuchten, welchen Einfluß der hohe Anteil der nicht in die Untersuchung aufgenommenen Patienten und der Kranken mit einer Non-Compliance unter oraler Medikation auf die Generalisierbarkeit der Ergebnisse aus prospektiven Studien hat. Der Anteil der Probanden, der die Einschlußkriterien erfüllte und in die Studien aufgenommen wurde, lag zwischen 35% und

Tabelle 4. Rezidivprophylaxequotienten aus prospektiven Studien mit Kurzzeit- und Depotneuroleptika

Autoren	n	Dauer in Monaten	Rezidive Kurzzeit-neuroleptika [%]	Rezidive Depot-neuroleptika [%]	Rezidivprophylaxe-quotienten
Crawford u. Forrest (1974)	29	10	40	14	2,9
Falloon et al. (1978)	44	12	24	40	0,6
Hogarty et al. (1979)	105	12	39	35	1,1
		24	65	40	1,6
Rifkin et al. (1977a, b)	54	12	8	5	1,6
Schooler et al. (1980)	160	12	33	24	1,4

97%. Die Häufigkeiten einer Non-Compliance unter oraler Medikation bei den ursprünglich als zuverlässig angesehenen Patienten betrugen 11–50%. Da sich eine Non-Compliance häufig erst allmählich entwickele, sei es nicht erstaunlich, daß statistisch kein relevanter Unterschied zwischen Depot- und Kurzzeitneuroleptika innerhalb von 12 Monaten festgestellt wurde. Signifikante Differenzen zwischen diesen beiden Gruppen seien aber unter Berücksichtigung längerer Zeiträume und größerer Patientenzahlen zu erwarten.

Wegen erheblicher organisatorischer Schwierigkeiten und aus ethischen Gründen sind placebokontrollierte Studien über mehrjährige Zeiträume kaum durchzuführen. In dieser Situation können retrospektive Untersuchungen, in denen intraindividuell identische Zeiträume unter zwei verschiedenen medikamentlösen Bedingungen verglichen werden, von Bedeutung sein. Wir haben in unserer Poliklinik eine derartige Untersuchung bei 76 Schizophrenen durchgeführt, die im Mittel 8 Jahre zunächst mit Kurzzeitneuroleptika behandelt worden sind (Tegeler et al. 1980). Unter der im Mittel 5jährigen Therapie mit Depotneuroleptika konnte eine signifikante Reduktion der jährlichen Krankenhausaufnahmen erreicht werden. Darüber hinaus konnte auch eine signifikante Verkürzung der stationären Behandlungsdauer pro Jahr erzielt werden. Der Depotgewinn hinsichtlich der Reduktion der jährlichen Krankenhausaufnahmerate betrug 73% und hinsichtlich der stationären Behandlungsdauer pro Jahr 72%. Aufgrund korrelationsstatistischer Berechnungen zeigte sich, daß der Depotgewinn am größten war:

1. bei hoher Non-Compliance unter Kurzzeitneuroleptika,
2. je seltener es zu Umstellungen der Medikation infolge eines Arztwechsels in der Poliklinik gekommen war,
3. je seltener kurzfristige Therapieunterbrechungen stattgefunden hatten und
4. bei ledigen Patienten.

Bei remittierten Patienten konnte schon mit einer niedrigen Dosierung (2–4 mg Fluspirilen/7 Tage, 12,5 mg Fluphenazindecanoat/14 Tage, 10–20 mg Flupentixoldecanoat/14 Tage oder 10–20 mg Penfluridol/7 Tage) eine weitgehende Reduktion der stationären Wiederaufnahmen erreicht werden. Dies betraf in erster Linie Frauen im mittleren Lebensalter, während jüngere Männer mit häufigen Rezidiven und Verhaltensstörungen eher höhere Dosierungen erhielten. Abgesehen von Anti-Parkinson-Mitteln wurde bei 80% der Patienten während der 5jährigen Untersuchungsperiode eine Monotherapie mit einem Depotneuroleptikum durchgeführt. 64% der Kranken erhielten zu irgendeinem Zeitpunkt im Laufe der 5 Jahre Anti-Parkinson-Mittel, die Applikationsdauer betrug dabei 18,7 Monate (s = 23,5, s$\bar{x}$ = 2,7 Monate). Neben der regelmäßigen Applikation der Depotneuroleptika kam der langfristigen Betreuung mit personeller Konstanz eine wesentliche Bedeutung zu.

Bei der Interpretation dieser Befunde sollte berücksichtigt werden, daß eine selektierte Patientenstichprobe untersucht wurde, die auf eine Behandlung mit Depotneuroleptika günstig angesprochen hatte, und daß intervenierende Variablen, die einen Einfluß auf die Entscheidung, stationär aufgenommen zu werden, haben könnten, nicht systematisch untersucht werden konnten. Der retrospektive Untersuchungsansatz gibt jedoch den langfristigen Therapieverlauf unter realen Versorgungsbedingungen wieder.

Die Ergebnisse unserer Untersuchung sind mit Befunden anderer Autoren vergleichbar (Gottfries 1978; Deiser u. Schindler 1980; Freeman 1984; Bergener et al. 1986).

Pietzcker et al. (1981) haben bei 33 Schizophrenen, die durchschnittlich 18 Jahre kontinuierlich ambulant mit Perazin behandelt worden waren, eine Reduktion der jährlichen Rehospitalisierungsrate von 0,58 vor auf 0,07 während der Behandlung festgestellt. Die gemessenen Perazinplasmaspiegel ließen auf eine befriedigende Compliance der Patienten schließen. Die Autoren betonten, daß die gute Kooperation der Patienten und die Kontinuität der Behandlung ganz wesentlich zu diesem Ergebnis beigetragen haben. Die rezidivprophylaktische Wirksamkeit der Neuroleptika war noch nach 10 Jahren nachweisbar, da es bei der Mehrzahl der Kranken nach dem Absetzen der Medikation innerhalb weniger Monate zu einer erneuten Exazerbation der Psychose kam.

Wie wir in unserer Untersuchung (Tegeler et al. 1980) festgestellt haben, fand sich zwischen dem oralen Langzeitneuroleptikum Penfluridol und den verschiedenen injizierbaren Depotneuroleptika keine wesentliche Differenz hinsichtlich des rezidivprophylaktischen Effekts. Dieses Ergebnis spricht dafür, daß der Zuverlässigkeit der Medikamenteneinnahme eine ganz wesentliche Bedeutung zukommt. Dabei ist davon auszugehen, daß die Non-Compliance unter Kurzzeitneuroleptika im allgemeinen bei 40–50% pro Jahr liegt, demgegenüber brechen 10–20% der Kranken eine Behandlung mit Depotneuroleptika vorzeitig ab.

Differentielle Dosierungen der neuroleptischen Langzeitmedikation

Mehrere Autoren untersuchten verschiedene Dosierungsbereiche der Depotneuroleptika mit dem Ziel, die erforderliche minimale Dosis zu finden, bei der einerseits eine Rezidivprophylaxe erreicht werden kann und andererseits die potentiel-

Tabelle 5. Verträglichkeit differentieller Dosierungen von Depotneuroleptika (*FD* Fluphenazin-decanoat, *FP* Flupentixoldecanoat)

Autoren	n	Dosierung	Rezidive %		Verträglichkeit
Kane et al.	62	1,25– 5 mg/2 Wo. FD	56		TD- und BPRS-Scores emotionale
(1983, 1986)	64	12,5 –50 mg/2 Wo.	7		Zurückgezogenheit, affektive Ab-
	61	2,5 –10 mg/2 Wo.	20		stumpfung, Gespanntheit, moto-
					rische Verlangsamung niedriger
Marder et al.	28	5 –10 mg/2 Wo. FD	22	69	BPRS-Score motorische Verlangsa-
(1984, 1987)	22	25 –50 mg/2 Wo.	21	36	mung und Akathisie mit SCL/90-
					Scores Depressivität, Ängstlich-
					keit, phobische Angst niedriger
Hogarty	22	$\bar{x}$ 4 mg/2 Wo. FD	23		Weniger Akinesie
(1984)	20	$\bar{x}$ 20 mg/2 Wo.			
Johnson et al.	31	1,7–10 mg/2 Wo. FP	32		Weniger späte extrapyramidale
(1987)	28	4 –20 mg/2 Wo.	10		Hyperkinesen

len Begleitwirkungen einer Langzeitmedikation deutlich reduziert werden. Die wesentlichen Ergebnisse der kontrollierten Studien von Kane et al. (1983, 1986), Marder et al. (1984, 1987), Hogarty (1984) und Johnson et al. (1987) sind in Tabelle 5 zusammengefaßt. Nach Kane et al. (1983, 1986) lagen die Rückfallraten unter der Niedrigdosierung (1,25–5 mg Fluphenazindecanoat/2 Wochen) signifikant höher als unter der Standarddosierung (12,5–50 mg). Bei remittierten Patienten führte eine geringfügige Reduktion der Dosis auf ca. $^1/_5$ der Standarddosis dagegen nicht zu einem Anstieg der Rezidivrate. Unter der niedrigen Dosierung waren negative Symptome wie emotionale Zurückgezogenheit, affektive Abstumpfung und motorische Verlangsamung geringer ausgeprägt und erste Anzeichen von Spätdyskinesien seltener als unter der Standarddosierung. Nach Marder et al. (1984, 1987) waren die Rezidivraten nach 1 Jahr unter der Niedrig- und der Standarddosierung von Fluphenazindecanoat vergleichbar. Nach 2 Jahren hatten die Patienten unter Standarddosierung (25 mg Fluphenazindecanoat/2 Wochen) mit einer Rezidivrate von 36% besser abgeschnitten als die Kranken unter der Niedrigdosierung (5 mg Fluphenazindecanoat/2 Wochen) mit einer Rezidivrate von 69%. Wurden diese Dosierungen jedoch verdoppelt, waren die Rezidivraten nicht mehr signifikant different. Parkinson-Symptome, eine Akathisie und depressive Verstimmungszustände wurden unter Niedrigdosierung seltener registriert als unter Standarddosierung. Johnson et al. (1987) sahen in 1 Jahr unter der Niedrigdosierung von Flupentixoldecanoat eine signifikant höhere Rezidivrate als unter der Standarddosierung. Im Zeitraum von 2–3 Jahren unter offenen Versuchsbedingungen stieg die Rezidivrate bis auf 56% bzw. 76% unter Niedrigdosierung, und bei 76% bzw. 79% der Kranken mußte wegen einer Exazerbation der Psychose wieder die frühere höhere Dosierung verabreicht werden. Spätdyskinesien waren nach Dosisreduktion tendenziell seltener, während sich für die übrigen extrapyramidalen Begleitwirkungen und für Symptome der sozialen Integration keine relevanten Unterschiede zwischen beiden Dosierungsbereichen nachweisen ließen.

Aus den bisher vorliegenden Daten läßt sich die Schlußfolgerung ziehen, daß bei langfristig remittierten Patienten eine geringfügige Reduktion der Dosis, z. B. 2,5–10 mg Fluphenazindecanoat alle 2 Wochen, sinnvoll erscheint, während eine Reduktion der Dosis auf $^1/_{10}$ der Standarddosis einen nicht zu verantwortenden Anstieg der Rezidivrate, vor allem für Patienten mit einem langfristigen Krankheitsverlauf, zur Folge hat. Es liegt die Annahme nahe, daß der Nutzen einer Niedrigdosierung bei längerer Behandlungsdauer geringer ist als nach einem Jahr.

Ambulante neuroleptische Intervalltherapie

Die neuroleptische Intervalltherapie ist eine zeitlich begrenzte Behandlungsstrategie, bei der die Neuroleptika nach stabiler und länger dauernder Remission schrittweise reduziert und abgesetzt werden. Treten Frühsymptome eines drohenden Rezidivs auf, werden erneut Neuroleptika verabreicht. Da ca. 10–20% der Schizophrenen auch ohne Neuroleptika nicht rezidivieren und durch eine Langzeitmedikation möglicherweise einem unnötigen Risiko von Begleitwirkungen ausgesetzt sind, ist die Prüfung der Wirksamkeit einer neuroleptischen Intervalltherapie von Bedeutung.

Für die Durchführung einer Intervalltherapie sind folgende Voraussetzungen wichtig:
1. die präzise und rechtzeitige Erfassung von Prodomalsymptomen eines drohenden Rezidivs;
2. die Kenntnis der Neuroleptika-Response, vor allem der adäquaten Dosis, um bei einem drohenden Rezidiv innerhalb kurzer Zeit eine Kompensation der Symptomatik zu erreichen;
3. die Möglichkeit, nach längerer und stabiler psychischer und sozialer Remission eine schrittweise Reduktion der Neuroleptika bis zum vollständigen Absetzen vorzunehmen;
4. eine tragfähige und vertrauensvolle Arzt-Patienten-Beziehung mit engem Kontakt zu dem Patienten und seinen Angehörigen. Dazu zählt auch die ausführliche Information über Nutzen und Risiken einer derartigen Behandlungsstrategie, über Frühsymptome eines drohenden Rezidivs und über das praktische Vorgehen, wie in der kritischen Phase einer Exazerbation der Besuch beim behandelnden Arzt und die Medikamenteneinnahme sichergestellt werden können;
5. ein auf die individuellen Bedürfnisse zugeschnittener Gesamtbehandlungsplan.

Seit 1983 wird an den psychiatrischen Universitätskliniken Berlin, Düsseldorf, Göttingen und München eine multizentrische Studie durchgeführt, die den Einfluß einer ambulanten neuroleptischen Intervalltherapie (ANI) im Vergleich zu einer prophylaktischen Langzeitmedikation auf die Krankheitssymptomatik, den psychosozialen Status, die Compliance und die Verträglichkeit untersucht. Bei allen neu in die Klinik aufgenommenen schizophrenen Patienten werden Ein-

und Ausschlußkriterien überprüft. Nach der Klinikentlassung schließt sich eine 3monatige Stabilisierungsphase in der Poliklinik an. Die Patienten werden dann randomisiert einem der 3 Therapiearme zugeteilt:
1. Bei der prophylaktischen Langzeitmedikation werden Neuroleptika in niedriger Dosierung kontinuierlich verordnet.
2. Bei der prophylaktischen Frühintervention werden nach erreichter Remission die Neuroleptika schrittweise abgesetzt. Treten Prodromi eines drohenden Rezidivs auf, werden erneut Neuroleptika verabreicht und nach erreichter Stabilisierung wieder abgesetzt.
3. Bei der medikamentösen Krisenintervention werden ebenfalls nach erreichter Remission die Neuroleptika schrittweise abgesetzt. Kommt es zu einem Rezidiv, werden Neuroleptika verordnet und nach erreichter Remission wieder abgesetzt.

Durch die prophylaktische Frühintervention soll geprüft werden, ob ein drohendes Rezidiv rechtzeitig erkannt und behandelt werden kann. Dazu ist ein Vergleich dieser Behandlungsstrategie mit der medikamentösen Krisenintervention erforderlich. Es ist geplant, daß die Patienten nach der Randomisation 2 Jahre lang in einer dieser Behandlungsstrategien verbleiben und systematisch mit verschiedenen Fremd- und Selbstbeurteilungsskalen untersucht werden.

Erste Zwischenergebnisse wurden von Pietzcker et al. (1986) publiziert. Damals waren 946 Patienten rekrutiert worden, von denen aber 847 (89,5%) die Einschlußkriterien nicht erfüllten. Die häufigsten Ausschlußkriterien waren fehlende Bereitschaft zur Teilnahme an der Untersuchung (17%), Wohnung außerhalb des Einzugsbereichs (12%), Alter weniger als 18 oder mehr als 55 Jahre (11%), Ausländer mit unzureichenden Sprachkenntnissen (9%). Am Stichtag waren 95 Patienten randomisiert, und 48 Kranke befanden sich in einem der 3 Therapiearme, davon 14 in der Gruppe prophylaktische Langzeitmedikation, 16 in der Gruppe medikamentöse Krisenintervention und 18 in der Gruppe prophylaktische Frühintervention. Hinsichtlich demographischer Daten und der diagnostischen Zuordnung unterscheiden sich die 3 Therapiegruppen nicht wesentlich voneinander.

Vorläufige Behandlungsergebnisse und Drop-out-Raten ergeben sich aus Tabelle 6. Nach 6 Monaten hatte kein einziger Patient unter prophylaktischer Langzeitmedikation ein Rezidiv bzw. eine Hospitalisierung. Demgegenüber hatten 5 von 16 Kranken (31%) der medikamentösen Krisenintervention ein Rezidiv, und 3 Patienten (19%) mußten stationär aufgenommen werden. Unter der prophylaktischen Frühintervention erlitten 2 von 18 Patienten (11%) innerhalb von 6 Monaten ein Rezidiv, und 2 Kranke mußten hospitalisiert werden. Die Drop-out-Raten lagen in den beiden Intervallstrategien nur geringfügig höher als unter kontinuierlicher Langzeitbehandlung. Die kumulativen Neuroleptikadosen pro Monat liegen in der Gruppe prophylaktische Langzeitmedikation doppelt so hoch wie in der Gruppe medikamentöse Krisenintervention und in der Gruppe prophylaktische Frühintervention nochmals um ca. 50% niedriger. Die Mittelwerte der BPRS-Syndrome formale Denkstörungen, Aktivität und Feindseligkeit sind in allen 3 Therapiegruppen niedrig und unterscheiden sich nicht wesentlich voneinander. Wie die Werte der individuellen Standardabweichungen

Tabelle 6. Behandlungsergebnisse und Drop-out-Raten (Nach Pietzcker et al. 1986)

	Prophylaktische Langzeitmedikation $n=14$	Medikamentöse Krisenintervention $n=16$	Prophylaktische Frühintervention $n=18$
Rezidive	0	5 (31%)	2 (11%)
Stationäre Wiederaufnahme	0	3 (19%)	2 (11%)
Bis 15.7.85	28 (100%)	29 (100%)	38 (100%)
Drop-outs während Therapie bis 15.7.85	4 (14%)	6 (21%)	9 (24%)
Patient lehnt Teilnahme an Studie nach Randomisierung ab	2 (7%)	2 (7%)	0
Summe der Drop-outs	6 (21%)	8 (28%)	9 (24%)

belegen, ist der psychopathologische Status unter Langzeitmedikation etwas stabiler als unter intermittierender Therapie. Hinsichtlich der Mittelwerte der Adaptationssyndrome (GAS) werden ebenfalls zwischen den verschiedenen Behandlungsstrategien keine signifikanten Differenzen gefunden. Entsprechend der Mittelwerte der Simpson- und DOTES-Gesamtscores war die Verträglichkeit in allen 3 Gruppen gut.

Aus diesen vorläufigen Ergebnissen können noch keine definitiven Schlußfolgerungen gezogen werden. Auch unter Berücksichtigung der hohen Selektion der untersuchten Klientel belegen unsere bisherigen Erfahrungen und die Daten der ersten Zwischenauswertung, daß eine Intervalltherapie bei remittierten Patienten unter ambulanten Bedingungen durchführbar ist. Von wesentlicher Bedeutung ist dabei die enge Anbindung der Patienten an die Poliklinik mit häufigen und regelmäßigen Kontakten und ausführlichen Informationen über Nutzen und Risiken der verschiedenen Behandlungsstrategien. Dabei hat sich gezeigt, daß sich auch schwierige Patienten, die sich früher einer kontinuierlichen Betreuung entzogen haben, regelmäßig in unserer Poliklinik vorstellen. Ein Beleg für die gute Kooperation ist die relativ niedrige Drop-out-Rate unter 30%.

In Tabelle 7 sind die Zwischenergebnisse aus zwei vergleichbaren Studien von Hirsch et al. (1986) und Carpenter et al. (1987) dargestellt. In die erstgenannte Studie wurden nur Schizophrene aufgenommen, die mindestens 6 Monate voll remittiert waren und mindestens 2 Monate auf eine festgelegte Dosis eines Depotneuroleptikums eingestellt waren. Nach der Randomisierung erhielt eine Patientengruppe kontinuierlich Fluphenazindecanoat in individueller Dosierung und die andere Patientengruppe Injektionen mit einer identischen Menge von Placebo. Kam es zu Prodromalsymptomen oder zu einem Rezidiv, wurde Haloperidol 10 mg/Tag verordnet. Nach 6 Monaten hatten 4 von 22 Patienten aus der Frühinterventionsgruppe ein Rezidiv, unter kontinuierlicher Gabe von Fluphenazindecanoat aber kein einziger von 23 Kranken. Diese Exazerbationen konnten überwiegend erfolgreich ambulant behandelt werden. Die kumulative Neuroleptikadosis war in der Frühinterventionsgruppe signifikant niedriger als

Tabelle 7. Ergebnisse der neuroleptischen Intervalltherapie

Autoren	*n*	Behandlung	Rezidive	Ergebnisse
Carpenter u. Heinrichs	14	Frühintervention	4	GAS- und BPRS-Scores
(1983)	27	Langzeitmedikation	2	keine Differenz
Pietzcker et al.	16	Krisenintervention	5	$\bar{x}$ Simpson- und DOTES-
(1986)	18	Frühintervention	2	Scores vergleichbar
	14	Langzeitmedikation	0	
Hirsch et al. (1986)	22	Frühintervention (Placebo)	4	SCL/90-Scores und Affect-Balance-Scale
	22	Langzeitmedikation (Fluphenazindecanoat)	0	vergleichbar
Carpenter et al. (1987)	21	Frühintervention	11	GAS- und BPRS-Scores
	20	Langzeitmedikation	9	Keine Differenz

in der kontinuierlich mit dem Depotneuroleptikum behandelten Gruppe. Sowohl der pychopathologische Status und die affektive Befindlichkeit als auch die soziale Integration zeigten innerhalb des 6monatigen Untersuchungszeitraums keine gruppenspezifischen Differenzen. Ergebnisse der Zweijahreskatamnese sollen demnächst veröffentlicht werden.

Carpenter et al. (1982, 1987) publizierten vorläufige Ergebnisse einer vergleichbaren Studie. Dabei wurden schizophrene Patienten nach einer längeren Stabilisierungsphase und einer 4wöchigen Wash-out-Periode den beiden Behandlungsbedingungen Frühintervention oder Langzeitmedikation randomisiert zugeteilt und 2 Jahre prospektiv untersucht. Während im 1. Monat nach Absetzen der Neuroleptika 39% der Patienten ein Rezidiv erlebten, waren Exazerbationen später unter beiden Behandlungsstrategien seltener. Die Hospitalisierungsrate war unter Langzeitmedikation nach 6 und 12 Monaten, aber nicht nach 24 Monaten signifikant niedriger als unter der Frühintervention. Die Autoren führen dies darauf zurück, daß vor allem in den ersten 6 Monaten einer neuroleptischen Frühintervention Schwierigkeiten der rechtzeitigen Erkennung von Prodromalsymptomen und der adäquaten neuroleptischen Dosierung auftreten könnten. Die Drop-out-Rate war nach Abschluß der 2jährigen Untersuchungsperiode mit 20% unter Langzeitmedikation deutlich niedriger als unter neuroleptischer Frühintervention mit 45%. Nach 1jähriger Behandlung waren der psychopathologische und der soziale Status in beiden Behandlungsgruppen weitgehend vergleichbar. Andererseits war der psychopathologische Befund nach 2 Jahren unter Langzeitmedikation besser als unter Frühintervention. Hinsichtlich der sozialen Adaptation waren aber auch nach 2 Jahren keine relevanten Gruppendifferenzen nachweisbar.

Zusammenfassung

Die rezidivprophylaktische Wirksamkeit einer Langzeitmedikation ist in zahlreichen Doppelblindstudien eindeutig belegt. 40–50% der Patienten profitieren von einer Langzeittherapie, 20–30% erleben trotz Langzeitmedikation ein Rezidiv, und 10–20% der Kranken bleiben auch ohne medikamentöse Therapie rezidivfrei. Entsprechend der Befunde aus Langzeitkatamnesen werden die therapeutischen Möglichkeiten aber bei jedem zweiten Patienten nicht voll ausgeschöpft, weil zu kurz behandelt wird, die Dosis zu schnell reduziert oder die Neuroleptika vorzeitig abgesetzt werden.

Auf die Frage der Behandlungsdauer gibt es keine generelle Antwort. Ein Konsens hinsichtlich allgemein akzeptierter Richtlinien ist erstrebenswert. Krankheitsverlauf, soziale Integration, familiäre Situation, Kooperationsbereitschaft und Verträglichkeit der Behandlung müssen in die Entscheidung für jeden einzelnen Patienten eingehen. Folgende Richtlinien haben sich bewährt:

1. Bei der Erstmanifestation einer diagnostisch gesicherten schizophrenen Psychose mit einer Krankheitsdauer von weniger als 3 Monaten sollte 1–1 ½ Jahre nachbehandelt werden.
2. Bei einer Erstmanifestation einer schizophrenen Psychose mit einer Krankheitsdauer von mehr als 3 Monaten sollte 2–3 Jahre nachbehandelt werden.
3. Bei mehr als 2 Schüben innerhalb von 5 Jahren sollten 5 Jahre Neuroleptika verabreicht werden.
4. Bei immer wieder auftretenden Rezidiven sollte eine Langzeitmedikation möglicherweise unbegrenzt durchgeführt werden.

Für die Langzeitbehandlung besitzen Depotneuroleptika gegenüber Kurzzeitneuroleptika zahlreiche Vorteile. Dabei scheinen Depotneuroleptika in Katamnesen über mehrere Jahre eine größere rezidivprophylaktische Wirksamkeit zu besitzen als Kurzzeitneuroleptika. Neben der gesicherten Applikation der Medikation sind die Kontinuität und die personelle Konstanz der Betreuung von wesentlicher Bedeutung.

Im Rahmen der Rezidivprophylaxe sollte die Dosierung so niedrig wie möglich sein und sich an dem Prinzip der nebenwirkungsgeleiteten Therapie (Heinrich 1988) orientieren. Wie die Ergebnisse aus mehreren kontrollierten Studien zeigen, ist eine Reduktion der Standarddosis auf $^1/_5$ rezidivprophylaktisch wirksam und besser verträglich.

Die prophylaktische Langzeitmedikation stellt die Routinebehandlung dar. Alternative therapeutische Strategien, wie eine Intervallbehandlung, können für langfristig remittierte Patienten, die sich engmaschig betreuen lassen, sinnvoll sein. Darüber hinaus könnte eine intermittierende Behandlung für Kranke mit erheblichen Begleitwirkungen und für Patienten, bei denen keine langfristige Compliance erreicht werden kann, erwogen werden.

Eine vertrauensvolle Arzt-Patienten-Beziehung ist die Basis einer Langzeitbehandlung. Nutzen und Risiken einer derartigen Behandlungsstrategie müssen immer wieder mit dem Patienten und den Angehörigen ausführlich besprochen werden. Weitere Erkenntnisse über die Vor- und Nachteile differentieller Behandlungsstrategien werden möglicherweise dazu beitragen, in Zukunft eine bessere Abschätzung der Nutzen-Risiken-Relation einer neuroleptischen Langzeitmedikation vornehmen zu können, die den Patienten zugute kommt.

Literatur

Bergener M, Husser J, Kranzhoff EU, Charap A (1986) Langzeittherapie mit Depot-Neuroleptika. Rezidivprophylaxe bei chronisch-schizophrenen Patienten. Fortschr Med 104:756–760

Bleuler M (1972) Die schizophrenen Geistesstörungen im Lichte langjähriger Kranken- und Familiengeschichten. Thieme, Stuttgart

Carpenter WT, Stephens JH, Rev AC et al. (1982) Early interventions versus continuous pharmacotherapy of schizophrenia. Psychopharmacol Bull 18:21–22

Carpenter WT, Heinrichs DW, Hanlon TE (1987) A comparative trial of pharmacologic strategies in schizophrenia. Am J Psychiatry 144:1466–1470

Cheung HK (1981) Schizophrenics fully remitted on neuroleptics for 3–5 years – to stop or continue drugs? Br J Psychiatry 138:490–494

Ciompi L, Müller C (1976) Lebensweg und Alter der Schizophrenen. Eine katamnestische Langzeitstudie bis ins Senium. Springer. Berlin Heidelberg New York

Crow TJ, McMillan JF, Johnson AL, Johnstone EC (1986) The Northwick Park study of first episodes of schizophrenia. II. A randomized controlled trial of prophylactic neuroleptic treatment. Br J Psychiatry 148:120

Curson DA, Barnes TRE, Bamber RW, Platt SD, Hirsch SR, Duffy JC (1985) Long-term depot maintenance of chronic schizophrenic out-patients: the seven year follow-up of the Medical Research Council fluphenazine/placebo trial. I. Course of illness, stability of diagnosis, and the role of a special maintenance clinic. Br J Psychiatry 146:464–480

Davis JM, Schaffer CB, Killian GA, Kinnard C, Chan C (1980) Important issues in the treatment of schizophrenia. Schizophr Bull 6:70–87

Deiser R, Schindler R (1980) Das Verlaufsbild langjähriger Behandlungen mit Fluphenazindekanoat. Psychiatr Clin (Basel) 13:193–205

Dencker SJ (1981) The need for long-term treatment in schizophrenia. Acta Psychiatr Scand 63 [Suppl 291]:29–39

Dencker SJ (1984) The risk/benefit ratio of depot neuroleptics: a Scandinavian perspective. J Clin Psychiatry [Sec 2] 45(6):22–27

Dencker SJ, Lepp M, Malm U (1980) Do schizophrenics well adapted in the community need neuroleptics? A depot neuroleptic withdrawal study. Acta Psychiatr Scand 61 [Suppl 279]:64–76

Engelhardt DM, Rosen B, Freedman N, Margolis R (1967) Phenothiazines in prevention of psychiatric hospitalization. IV. Delay or prevention of hospitalization – a reevaluation. Arch Gen Psychiatry 16:98–101

Freeman H (1984) Eine epidemiologische Studie über die Langzeitbehandlung mit Depotneuroleptika. In: Kryspin-Exner K, Hinterhuber H, Schubert H (Hrsg) Langzeittherapie psychiatrischer Erkrankungen. Schattauer, Stuttgart

Gaebel W, Pietzcker A (1985) One-year outcome of schizophrenic patients – the interaction of chronicity and neuroleptic treatment. Pharmacopsychiatry 18:235–239

Gaebel W, Pietzcker A, Poppenberg A (1981) Prädiktoren des Verlaufs schizophrener Erkrankungen unter neuroleptischer Langzeitmedikation. Pharmacopsychiatry 14:180–188

Gottfries CG (1978) Flupenthixoldekanoat – Pharmakokinetik und klinische Anwendung. In: Heinrich K, Tegeler J (Hrsg) Die Praxis der Depotneurolepsie. Tropon, Köln (Das ärztliche Gespräch, Bd 25)

Harding CM, Brooks GW, Ashikaga T, Strauss JS, Breier A (1987) The Vermont Longitudinal Study of persons with severe mental illness. I: Methodology, study sample, and overall status 32 years later. Am J Psychiatry 144:718–726

Heinrich K (1987) Depotneuroleptika – ein Fortschritt? In: Pichot P, Möller HJ (Hrsg) Neuroleptika. Rückschau 1952–1986. Künftige Entwicklungen. Springer, Berlin Heidelberg New York Tokyo

Heinrich K (1988) Nebenwirkungsgeleitete Pharmakotherapie in der Psychiatrie. MMW 130:699–700

Heinrich K, Quadbeck H, Arendt G, Klieser E, Lehmann E, Tegeler J, Wöller W, Milsch A, Steinke W (1984) Zur prognostischen Relevanz schizophrener Initialsymptome. In: Kryspin-

Exner K, Hinterhuber H, Schubert H (Hrsg) Langzeittherapie psychiatrischer Erkrankungen. Schattauer, Stuttgart

Helmchen H (1978) Forschungsaufgaben bei psychiatrischer Langzeitmedikation. Nervenarzt 49:534–538

Hinterhuber H (1977) Zur Strategie des Einsatzes von Depotneuroleptika. Therapiewoche 27:3625–3632

Hirsch SR, Jolley AG, Manchanda R, McRink A (1986) Frühzeitige medikamentöse Intervention als Alternative zur Depot-Dauermedikation in der Schizophreniebehandlung: Ein vorläufiger Bericht. In: Böker W, Brenner HD (Hrsg) Bewältigung der Schizophrenie. Huber, Bern Stuttgart Toronto

Hogarty GE (1984) Depot neuroleptics: the relevance of psychosocial factors. J Clin Psychiatry [Sec 2] 45(5):34–42

Hogarty GE, Goldberg SC, Schooler NR, Ulrich F (1974) Drug and sociotherapy in the aftercare of schizophrenic patients: two-year relapse rates. Arch Gen Psychiatry 31:603–608

Hogarty GE, Ulrich RF, Mussare F, Aristigueta N (1977) Drug discontinuation among long-term, successfully maintained schizophrenic outpatients. Dis Nerv Syst 37:494–500

Hogarty GE, Schooler NR, Ulrich R et al. (1979) Fluphenazine and social therapy in the aftercare of schizophrenic patients. Arch Gen Psychiatry 36:1283–1296

Huber G, Gross G, Schüttler R (1979) Schizophrenie. Eine Verlaufs- und sozialpsychiatrische Langzeitstudie. Springer, Berlin Heidelberg New York

Johnson DAW (1979) Further observations on the duration of depot neuroleptic medication maintenance therapy in schizophrenia. Br J Psychiatry 135:524–530

Johnson DAW (1984) Observations on the use of long-acting depot neuroleptic injections in the maintenance therapy of schizophrenia. J Clin Psychiatry [Sec 2] 45(5):13–21

Johnson DAW, Malik NA (1975) A double-blind comparison of fluphenazine decanoate and flupenthixol decanoate in the treatment of acute schizophrenia. Acta Psychiatr Scand 51:256–267

Johnson DAW, Pasterski G et al. (1983) The discontinuance of maintenance neuroleptic therapy in chronic schizophrenic patients: drug and social consequences. Acta Psychiatr Scand 67:339–352

Johnson DAW, Ludlow JM, Street K, Taylor RDW (1987) Double-blind comparison of half-dose and standard-dose flupenthixol decanoate in the maintenance treatment of stabilised out-patients with schizophrenia. Br J Psychiatry 151:634–638

Kane JM (1984) The use of depot neuroleptics: clinical experience in the United States. J Clin Psychiatry [Sec 2] 45(5):5–12

Kane JM, Borenstein M (1985) Medical compliance. Psychopharmacol Bull 21:23–27

Kane JM, Rifkin A, Quitkin F, Naya D, Ramos-Lorenzi J (1982) Fluphenazine versus placebo in patients with remitted, acute first episode schizophrenia. Arch Gen Psychiatry 39:70–73

Kane JM, Rifkin A, Woerner M et al. (1983) Low dose neuroleptics in the treatment of out-patient schizophrenics: 1. Relapse rates – preliminary results. Arch Gen Psychiatry 40:893

Kane JM, Rifkin A, Woerner M (1986) Die Reduktion von Nebenwirkungen durch die Verwendung von extrem niedrigen Dosen von Fluphenazindecanoat zur Rezidivprophylaxe bei schizophrenen Patienten. In: Hinterhuber H, Schubert H, Kulhanek F (Hrsg) Seiteneffekte und Störwirkungen der Psychopharmaka. Schattauer, Stuttgart

Kapfhammer H-P, Rüther E (1988) Depot-Neuroleptika. Springer, Berlin Heidelberg New York Tokyo

Leff JP, Wing JK (1971) Trial of maintenance therapy in schizophrenia. Br Med J 111:599–604

Malm U, Dencker SJ (1980) Die Behandlung von akuten Psychosen mit Flupenthixol. In: Kryspin-Exner K, Hinterhuber H, Schubert H (Hrsg) Therapie akuter psychiatrischer Syndrome. Schattauer, Stuttgart

Marder SR, Putten T van, Mintz J, Lebell M, McKenzie J, Galtico G (1984) Maintenance therapy: New findings. In: Kane JM (ed) Drug maintenance strategies in schizophrenia. APA, Washington

Marder SR, Putten T van, Mintz J, Lebell M, McKenzie J, May PRA (1987) Low- and conventional-dose maintenance therapy with fluphenazine decanoate. Two-year outcome. Arch Gen Psychiatry 44:518–521

Möller HJ (1987) Indikation und Differentialindikation der neuroleptischen Langzeitmedika-
tion. In: Pichot P, Möller HJ (Hrsg) Neuroleptika. Rückschau 1952–1986. Künftige Entwick-
lungen. Springer, Berlin Heidelberg New York Tokyo
Möller HJ, Zerssen D von (1986) Der Verlauf schizophrener Psychosen unter den gegenwärtigen
Behandlungsbedingungen. Springer, Berlin Heidelberg New York Tokyo
Möller HJ, Kissling W, Kockott G, Wittmann D (1983) Depotneuroleptika in der Akut-
Psychiatrie: Möglichkeiten und Probleme. (Vortrag auf dem VII. Weltkongreß für Psychia-
trie, Wien)
Müller P (1982) Zur Rezidivprophylaxe schizophrener Psychosen. Enke, Stuttgart
Müller P (1983) Was sollen wir Schizophrenen raten: Medikamentöse Langzeitprophylaxe oder
Intervallbehandlung? Nervenarzt 54:477–485
Müller P, Steuber H (1980) Ambulante Behandlung akuter schizophrener Psychosen. Pharma-
kotherapie 3:97–100
Müller P, Günther U, Lohmeyer J (1986) Behandlung und Verlauf schizophrener Psychosen
über ein Jahrzehnt. Nervenarzt 57:332–341
Perris C (1976) Indications for long-term pharmacological treatment of schizophrenic
syndromes. Pharamcopsychiatry 9:146–159
Pietzcker A (1985) Eine deutsche multizentrische Studie zur ambulanten Langzeitbehandlung
schizophrener Patienten. Pharmacopsychiatry 18:333–338
Pietzcker A, Poppenberg A, Schley J, Müller-Oerlinghausen B (1981) Outcome and risks of
ultra-long-term treatment with an oral neuroleptic drug. Relationship between perazine
serum levels and clinical variables in schizophrenic outpatients. Arch Psychiatr Nervenkr
229:315–329
Pietzcker A, Gaebel W, Köpcke W, Linden M, Müller P, Müller-Spahn F, Tegeler J (1986) A
german multicenter study on the neuroleptic long-term therapy of schizophrenic patients.
Preliminary Report. Pharmacopsychiatry 19:161–166
Rifkin A, Quitkin F, Rabiner CJ, Klein DF (1977) Fluphenazine decanoate, fluphenazine
hydrochloride given orally, and placebo in remitted schizophrenics. Arch Gen Psychiatry
34:43–47
Schooler NR, Levine J, Severe JB (1980) Prevention of relapse in schizophrenia: an evaluation of
fluphenazine decanoate. Arch Gen Psychiatry 37:19–24
Schubart C, Krumm B, Biehl H, Maurer K, Jung E (1987) Factors influencing the course and
outcome of symptomatology and social adjustment in first-onset schizophrenics. In: Häfner
H, Gattaz WF, Janzarik W (eds) Search for the causes of schizophrenia. Springer, Berlin
Heidelberg New York Tokyo
Steiner S, Eichberger G (1980) Ergebnisse einer kontrollierten Studie über hochdosiertes Flu-
phenazin. In: Kryspin-Exner K, Hinterhuber H, Schubert H (Hrsg) Therapie akuter psychi-
atrischer Syndrome. Schattauer, Stuttgart
Strauss JS, Carpenter WT (1974) The prediction of outcome in schizophrenia. Arch Gen
Psychiatry 31:37–42
Strauss JS, Carpenter WT (1977) Prediction of outcome in schizophrenia. Arch Gen Psychiatry
34:159–163
Tegeler J (1987) Differentielle Dosierung von Depot-Neuroleptika. Wirkungsprofile und Be-
gleitwirkungen. In: Heinrich K, Klieser E (Hrsg) Probleme der neuroleptischen Dosierung.
Schattauer, Stuttgart
Tegeler J, Lehmann E, Stockschlaeder M (1980) Zur Wirksamkeit der langfristigen ambulanten
Behandlung Schizophrener mit Depot- und Langzeit-Neuroleptika. Nervenarzt 51:654–661
Wistedt B (1981) A depot neuroleptic withdrawal study. A controlled study of clinical effects of
the withdrawal of depot fluphenazine decanoate and flupenthixol decanoate in chronic
schizophrenic patients. Acta Psychiatr Scand 64:65–84
World Health Organization (1979) Schizophrenia. An international follow-up study. Wiley,
Chichester New York Brisbane Toronto

Diskussion

Bobon

In Belgien verabreicht man bei schwer psychotischen Patienten als Entlassungsmedikation am häufigsten Flupentixoldecanoat oder Haloperidoldecanoat. Haloperidoldecanoat ist offenbar eher indiziert bei aggressiven, agitierten, akut psychotischen Patienten. Flupentixoldecanoat geben wir dagegen sehr häufig bei re-
tardierten, autistischen, depressiven Schizophrenen.

Tegeler

Wir haben eine Doppelblindstudie mit Zuclopenthixoldecanoat versus Fluphenazindecanoat durchgeführt. Auf der BPRS-Skala zeigten sich praktisch keine
Unterschiede zwischen beiden Präparaten. Im AMDP-System schnitten nur das
Hostilitäts- und das maniforme Syndrom unter Zuclopenthixoldecanoat etwas
günstiger ab als unter Fluphenazindecanoat.

Bobon

Welche Unterschiede bestanden bei den Nebenwirkungen?

Tegeler

Das vegetative Syndrom, das ungefähr den anticholinergen Begleitwirkungen
entspricht, war unter Zuclopenthixoldecanoat tendenziell stärker ausgeprägt.
Das möchte ich aber nicht überbewerten. Im übrigen bestanden keine Unterschiede.

Bobon

Das entspricht auch unserer Erfahrung mit der oralen Form von Zuclopenthixol.

Müller-Spahn

Eine neuroleptische Langzeitbehandlung benötigt vermutlich ein größerer Anteil
der schizophrenen Patienten als ursprünglich angenommen. Faßt man die Ergebnisse epidemiologischer Untersuchungen zusammen, so zeigen mindestens 60%
der Patienten mehr oder weniger chronische Verläufe. Aber auch bei Patienten
mit nur wenigen psychotischen Manifestationen ist eine Langzeittherapie indiziert.

Das Problem ist, daß wir bis jetzt keine geeigneten Prädiktoren zur Identifizie-
rung der Zielgruppe haben. Wir können nicht immer klar entscheiden, welche Patienten unbedingt einer Langzeittherapie bedürfen, und welche eindeutig keine
brauchen. Aber man muß wohl davon ausgehen, daß ein sehr großer Prozentsatz
der schizophrenen Patienten eine Langzeittherapie benötigt. Hier bieten sich die
neuen Therapieverfahren an.

Das heißt, entweder wählt man Medikamente, die keine oder nur geringe extrapyramidal-motorische Störungen auslösen, wie zum Beispiel Clozapin. Wobei ich vermute, daß nicht nur die Wirkung auf D_1- und D_2-Rezeptoren, sondern auch die auf Serotoninrezeptoren von großer Bedeutung ist. Oder man versucht eine Intervallstrategie, um die Medikamente zu reduzieren. Diese Vorgehensweise verlangt aber eine sehr differenzierte Betrachtungsweise des Behandlers. Ich bin im Zweifel, inwieweit sich diese theoretisch sicher sinnvolle, aber komplizierte Therapieform in der Praxis umsetzen läßt. Wir haben die Erfahrung gemacht, daß niedergelassene Kollegen damit immer wieder große Probleme haben.

Ein anderer wesentlicher Aspekt ist der Zeitfaktor. Wie mehrere Untersuchungen zeigen, ist die Rezidivrate in den ersten 6–8 Monaten nach Absetzen des Neuroleptikums sehr hoch. Dann folgt eine Phase der Stabilisierung. Neben der Identifikation von Prodromi sind also auch der Zeitfaktor und die soziale Integration des Patienten von großer Bedeutung. Ich glaube, nur unter Wertung all dieser Gesichtspunkte ist eine effiziente Langzeittherapie möglich.

Sieberns

Erhöht die Intervalltherapie das Risiko von Spätdyskinesien? Es liegen Hinweise darauf vor von Casey und von Bellmaker, die im Zusammenhang mit den „Drug holidays" darauf aufmerksam machten.

Tegeler

Ich glaube nicht. Es gibt Anhaltspunkte dafür, daß das Risiko für das Auftreten von Spätdyskinesien dann erhöht ist, wenn das Neuroleptikum häufig abrupt abgesetzt wird, wie beispielsweise bei den Drug holidays. Bei der Intervalltherapie wird die Medikation dagegen ganz langsam über mindestens 4–8 Wochen reduziert. Erst dann macht man einen Absetzversuch.

Sieberns

Wann beginnt die Intervalltherapie? Wenn Anzeichen für ein Rezidiv auftreten?

Tegeler

Viele Patienten sind in der Lage, die Prodromi, die sehr unspezifisch und uncharakteristisch sein können, genau zu schildern. Gibt man in diesen Fällen frühzeitig wieder ein Neuroleptikum, so läßt sich dadurch ein Rezidiv nicht selten abfangen. Wenn man die Patienten regelmäßig sieht, kennt man meist auch ihre individuellen Prodromi, so daß der diagnostische Aufwand kaum höher ist als normalerweise. Erfahrene niedergelassene Kollegen wissen auch, daß sie nach Konzentrationsstörungen, Ängstlichkeit, Gespanntheit und Schlafstörungen als erste Anzeichen fahnden müssen.

Möller

Zur begrifflichen Klärung: Ist Intervalltherapie gleichbedeutend mit Frühintervention?

Tegeler

Ja. Es gibt Patienten, die nur Prodromi haben, bei denen wir sofort Neuroleptika geben. Dieses Vorgehen bezeichnen wir als Frühintervention. Bei anderen Patienten warten wir etwas zu, bis das Rezidiv klarer zu erkennen ist, und therapieren erst dann. Hierfür verwenden wir den Begriff der Krisenintervention.

Müller-Spahn

Die Unterscheidung zwischen diesen beiden Therapiearten ist deshalb notwendig, weil das Auftreten von Prodromi nicht bedeuten muß, daß es tatsächlich zu einem psychotischen Rezidiv kommt. Wenn man immer sofort behandelt, lassen sich diese beiden Patientengruppen nicht unterscheiden.

Möller

Ich finde den Begriff „Intervalltherapie" nicht sehr glücklich, weil man sich darunter zunächst wenig vorstellen kann. Der Terminus „Frühintervention" erscheint mir dagegen sehr klar, ebenso der Begriff „neuroleptische Krisenintervention". Ich ziehe allerdings dem Begriff „psychotische Krise" die Bezeichnung „Erkrankungsmanifestation" vor, weil dabei weniger sozialpsychiatrische Vorstellungen mit hineinspielen.

Dencker

Vielleicht noch wichtiger als der klinische Eindruck oder die Skalen ist die Compliance der Patienten. Sie kann sehr unterschiedlich sein und die Resultate erheblich beeinflussen. Dennoch wird sie in den meisten klinischen Studien außer acht gelassen. Wir brauchen meiner Meinung nach auch Skalen für die Compliance, um sie objektiv messen zu können.

Möller

In Deutschland gibt es eine solche Skala. Sie wurde von Linden in Berlin eigens für die Bestimmung der Compliance schizophrener Patienten entwickelt.

Dencker

Bei Depotneuroleptika haben wir eine sehr hohe Compliance von etwa 90% festgestellt und kommen damit zu ähnlichen Werten wie Wistedt.

Tegeler

Auch nach unserer Erfahrung kommt es bei Patienten, die schon lange Zeit regelmäßig in die Poliklinik kommen, unter Depotneuroleptika fast nie zu Rezidiven. Die Compliance ist bei diesen Patienten sehr hoch. Problematisch ist die Compliance dagegen bei jüngeren Patienten, vor allem bei jüngeren Männern, bei denen wir oft schwere Rezidive beobachten.

Kissling

Wenn man aber berücksichtigt, welcher Anteil der Patienten, für die eine Neuroleptikatherapie indiziert wäre, eine solche Therapie über den erforderlichen Zeitraum auch tatsächlich erhält, wenn also in den Compliancebegriff sozusagen
auch die Non-Compliance des ambulant behandelnden Arztes eingeht, dann
kommt man zu weitaus niedrigeren Zahlen. Wie eine über 5 Jahre durchgeführte
prospektive Studie von Maurer (1987) aufzeigt, erhalten mindestens 50% der Patienten nicht die Langzeitbehandlung, die sie eigentlich brauchten.

Wir versuchen, durch Informationsgruppen für Patienten und Angehörige die
Compliance unserer Patienten zu erhöhen, und haben dabei festgestellt, daß ein
wichtiger Faktor für Non-Compliance das Fehlen allgemein akzeptierter Indika-
tionsrichtlinien ist. Die Patienten merken durchaus, daß die Behandlungsweise
von Arzt zu Arzt sehr verschieden sein kann. Selbst in der gleichen Klinik kann es
vorkommen, daß vergleichbare Patienten im ersten Stock ½ Jahr, im zweiten
Stock 2 Jahre lang rezidiv-prophylaktisch behandelt werden. Wäre es 30 Jahre
nach Einführung der Neuroleptika nicht langsam an der Zeit, daß man in der
Psychiatrie versucht, sich zumindest auf einen groben Indikationsrichtlinienkata-
log zu einigen?

Tegeler

Ich kann diese Forderung nur unterstreichen. Katamnestische Untersuchungen
von Möller und von Zerssen haben ergeben, daß nur ein kleiner Teil der Patienten wirklich konsequent behandelt wird. Die therapeutischen Möglichkeiten werden im allgemeinen nicht voll ausgeschöpft. Das rührt auch daher, daß die Indikationen ganz unterschiedlich gestellt werden.

Kissling

Wir haben ausgerechnet, daß man durch eine Steigerung der Compliance von
derzeit etwa 40% auf 80% die Rate an Rezidiven nochmal um den gleichen Be-
trag senken könnte, wie durch die Einführung der Neuroleptika in die psychiatrische Therapie überhaupt. Das verdeutlicht, welchen Gewinn solche psychoedu-
kativen Maßnahmen dem Patienten bringen können.

Möller

Derlei Berechnungen bedürfen aber der empirischen Überprüfung. Wir alle wissen aus kontrollierten Studien, wie schwer es fällt, die Patienten längerfristig bei
der Stange zu halten. Mit zunehmender Behandlungsdauer fallen immer mehr
Patienten heraus, trotz aller edukativen Maßnahmen, die nichtsdestoweniger
sehr wichtig sind.

König

Ich stimme Herrn Kissling absolut zu, weil ich glaube, daß solche Therapieempfehlungen in der Zukunft eine immer größere forensische Bedeutung haben werden.

Möller

Ich frage mich, ob Sie die ANI-Studie nicht etwas zu optimistisch beurteilen, Herr Tegeler. Die Untersuchung von Kane ergab bei Patienten mit einer Erstmanifestation 40% Rezidive. In der ANI-Studie waren es 5 von 16 Patienten, also auch über 30% bei Frühintervention. Unter Berücksichtigung der doch ziemlich geringen Fallzahl sehe ich da keinen gravierenden Unterschied. Wenn man also die Untersuchung von Kane kritisch beurteilt, dann muß man fairerweise die ANI-Studie ebenso kritisch beurteilen, insbesondere unter dem Aspekt, daß es sich gerade bei der ANI-Studie um eine hochselektierte Patientengruppe handelt. Beide Studien zeigen meines Erachtens, daß das Behandlungsresultat unbefriedigend ist.

Tegeler

Dem stimme ich zum Teil zu. Nur etwa 10% der in die Klinik aufgenommenen Patienten gingen letztlich in die ANI-Studie ein. In anderen Studien liegen diese Zahlen aber ähnlich, auch in solchen von Kane.

Möller

In diesen Frühinterventionsstudien ist die Selektion prognostisch günstiger Patienten generell besonders streng, nicht nur in der ANI-Studie. Den Gesichtspunkt der hohen Selektion darf man nicht aus dem Auge verlieren, sonst gerät man in Gefahr, diese Studien falsch zu interpretieren. Man darf die Ergebnisse nur mit großen Vorbehalten verallgemeinern.

Tegeler

Sicher. Ich bin auch der Meinung, daß die kontinuierliche Langzeitmedikation in relativ niedriger Dosierung für die Mehrzahl der Patienten die richtige Therapiestrategie ist. Aber es gibt doch eine kleine Gruppe von Patienten, für die eine solche Intervallbehandlung möglich ist. Allerdings haben wir immer noch keine eindeutigen Prädiktoren.

Klinische Wirksamkeit und extrapyramidal-motorische Nebenwirkungen unter der Therapie mit Zuclopenthixol

A. Dreher

Einleitung

Übereinstimmend wird angenommen, daß die antipsychotischen Wirkungen der Neuroleptika, welche die Therapie der schizophrenen Psychosen revolutioniert haben, auf einer Blockade dopaminerger Neuronensysteme beruhen. Praktisch besonders bedeutsam sind die extrapyramidal-motorischen Nebenwirkungen durch dopaminerge postsynaptische Blockade vorwiegend im nigrostriatalen System mit der Folge einer Imbalance dopaminerger und cholinerger Aktivität, welche die klinische Anwendung behindern und zu irreversiblen Nebenwirkungen führen können.

Bisher ist es nicht gelungen, biologische Marker für die Wirksamkeit einer neuroleptischen Therapie als Indikatoren einer adäquaten individuellen Dosierung zu finden. Prolaktin erreicht sein Maximum schon bei geringen, nichtantipsychotisch ausreichend wirksamen Dosierungen. Die Hoffnungen in die Bestimmung der Plasmakonzentration der Neuroleptika und ihrer aktiven Metaboliten haben durchweg enttäuscht. Zusammenhänge zwischen antipsychotischem Effekt und extrapyramidalen Nebenwirkungen werden seit langem kontrovers diskutiert (Bishop et al. 1965; Chien u. Di Mascio 1967). Übereinstimmung herrscht heute darüber, daß grobmotorische extrapyramidale Wirkungen durch die Wahl niedriger Dosierungen vermieden werden sollten. Dagegen zeigen empfindliche Skalen wie die von Simpson und Angus, die extrapyramidale Nebenwirkungen prüft, schon bei niedrigen Dosierungen Veränderungen, die sich noch der üblichen klinischen Beobachtung entziehen. Ähnliches gilt für den Nachweis feinmotorischer Veränderungen in der Handschrift, die sich sowohl qualitativ wie quantitativ definieren lassen. In der Kontroverse um die Parallelität der feinmotorischen Veränderungen und antipsychotischen Wirkung der Neuroleptika hat eine neuere kontrollierte Studie mit Perphenazin widersprüchliche Ergebnisse gebracht (Dreher et al. 1986). Als Beleg eines fehlenden Zusammenhangs wurden neuere Neuroleptika wie Clozapin mit nahezu fehlender extrapyramidaler Symptomatik angeführt (Stille u. Hippius 1971). Für diese Substanz sind aber von Börner (1979) dosisabhängig typische Handschriftveränderungen nachgewiesen worden. Trotz mancher nicht definierbarer Einflußvariablen lassen sich mit der Handschrift feinmotorische Wirkungen im neuroleptischen Behandlungsverlauf qualitativ durch Größenmessung erfassen (Dreher 1984).

Von praktischer Bedeutung ist nach wie vor das Einteilungsprinzip der Neuroleptika nach der neuroleptischen Potenz von Haase (1965, 1972), das Chlorpromazin als Bezugsgröße verwendet. Die Neuroleptika werden dabei nach ihrer

Fähigkeit klassifiziert, typische Veränderungen in einem standardisierten Handschrifttest auszulösen (Haase 1972). Durchschnittliche klinische Dosierungen sind für ein derartiges Einteilungsprinzip wegen der großen Variabilität und mangelhaften Definierbarkeit kaum geeignet.

Nach dem Konzept von Haase ist die neuroleptische Potenz eines Neuroleptikums um so höher, je niedriger die Dosis ist, mit der sich spezifische Veränderungen im Handschrifttest nachweisen lassen (neuroleptische Schwelle). Wesentliche Kriterien sind dabei eine signifikante Schriftverkleinerung um mehr als 12% und ein Trend der Veränderungen über mindestens 3 Tage; nicht obligat ist die Verkleinerung der 3. im Vergleich zur 1. Strophe. Entsprechend wurden die Neuroleptika in hoch-, mittel- und schwachpotente Substanzen eingeteilt. Hochpotente Neuroleptika wirken dabei in niedrigen Dosierungen bereits antipsychotisch und lösen vorwiegend extrapyramidal-motorische Nebenwirkungen aus, während niedrigpotente Neuroleptika erst bei höheren Dosierungen parkinsonistische Nebenwirkungen verursachen, umgekehrt aber ausgeprägte vegetative Effekte auf das Herz-Kreislauf-System besitzen.

Die hier vorgestellte Studie hat das Ziel, Zuclopenthixol in diesem System einzuordnen und die neuroleptische Potenz der oralen Darreichungsform zu ermitteln. Zugleich sollten Wirkprofil, allgemeine Verträglichkeit im klinischen Einsatz und spezielle Begleitwirkungen erfaßt werden.

Methodik

Ausgewertet wurden 15 Fälle einer auf 30 Fälle angelegten Studie, welche die Untersuchungsdauer von 21 Tagen durchlaufen haben (Tabelle 1). In die Studie wurden Patienten beiderlei Geschlechts zwischen 18 und 65 Jahren mit der Diagnose einer endogenen Psychose aus dem schizophrenen Formenkreis und florider paranoid-halluzinatorischer Symptomatik aufgenommen. Ausgeschlossen waren dauerhospitalisierte oder chronisch-produktive Patienten, Patienten mit epileptischen Anfallsleiden, Suchtanamnese und schwerwiegenden körperlichen Begleiterkrankungen. Weitere Ausschlußkriterien waren regelmäßige neuroleptische Medikation in den letzten 4 Wochen vor stationärer Aufnahme, regelmäßige Einnahme von Anti-Parkinson-Mitteln in den letzten 14 Tagen und regelmäßige Verabreichung von Depotneuroleptika in den letzten 3 Monaten vor Prüfbeginn. Die zunächst gewählte Anfangsdosierung von 25 mg erwies sich als zu hoch und wurde später auf 5 mg reduziert. Veränderungen der Medikation wurden in 5-mg-Schritten je nach klinischem Bild vorgenommen. Als Begleitmedikation war lediglich Chloraldurat gestattet.

Die Dokumentation der psychopathologischen und neurologischen Befundänderungen unter Zuclopenthixoltherapie erfolgte anhand der psychopathometrischen Skalen BPRS und CGI

Tabelle 1. Bestimmung der "neuroleptischen Schwelle" von Zuclopenthixol

Patientenzahl	$n = 15$
Alter	23 bis 63 Jahre $\bar{x} = 41$ Jahre
Geschlecht	$\male = 9$ $\female = 6$

an den Tagen 1, 7, 14 und 21. Extrapyramidal-motorische Nebenwirkungen wurden mit dem täglich registrierten Handschrifttest nach Haase erfaßt, vegetativ-somatische Begleitwirkungen mittels DOTES. Zu Beginn und nach Abschluß der Studie wurden EKG und eine Reihe von Laborparametern untersucht. Die Prüfung war auf 21 Tage angelegt, wurde aber in den meisten Fällen über einen längeren Zeitraum fortgeführt.

Ergebnisse

Die Schwellendosierungen von Zuclopenthixol, die nach dem Auftreten der beschriebenen standardisierten Kriterien im Handschrifttest nach Haase ermittelt wurden, lagen zwischen 10 und 40 mg, 2 Fälle bei 60 bzw. 140 mg. Der Durchschnittswert beträgt ohne Berücksichtigung des Ausreißers von 140 mg 26,8 mg täglich (Abb. 1).

In der Psychopathologie zeigte sich in der BPRS-Skala eine Abnahme des Summenscores um 45% von 60 auf 33 Punkte (Abb. 2). Die besonders interessierende, nicht gesondert aufgeführte Wirkung auf paranoid-halluzinatorische Symptome war gut und mit den bewährten hochpotenten Standardneuroleptika vergleichbar. In der CGI-Skala wurden 4 Fälle als Non-Responder, 11 Fälle als

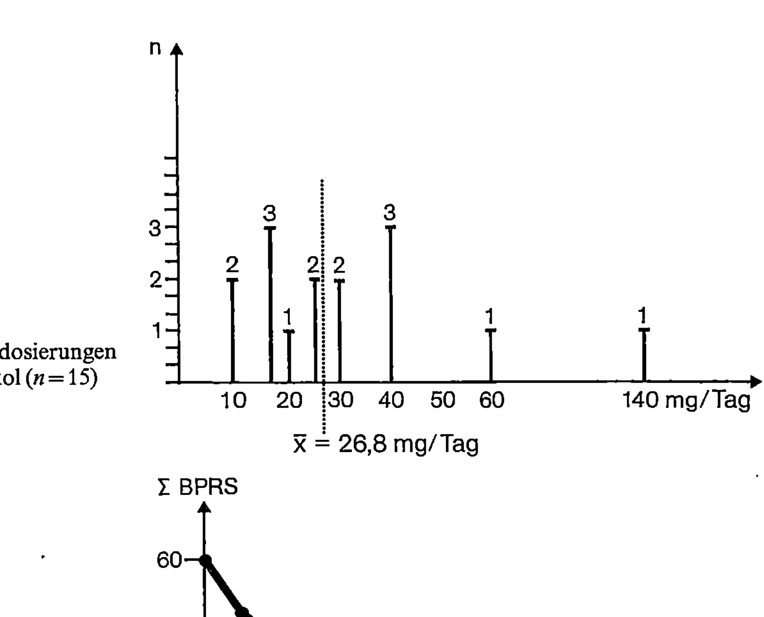

Abb. 1. Schwellendosierungen von Zuclopenthixol ($n = 15$)

Abb. 2. Verlauf der Summenscores in der BPRS-Skala ($n = 15$)

Tabelle 2. Nebenwirkungen und vegetative Begleiteffekte

Nebenwirkungen	$n=15$
Parkinsonsyndrom	6 Patienten
Vegetative Begleiteffekte	Schläfrigkeit 5 × Schwitzen 2 × Tachykardie Verstopfte Nase

Responder bewertet. In 3 dieser Fälle kam es innerhalb des Untersuchungszeitraumes zu einer Vollremission.

Besonderes Augenmerk wurde auf extrapyramidal-motorische Nebenwirkungen gerichtet (Tabelle 2). Alle Patienten hatten die neuroleptische Schwelle überschritten. Oberhalb der Schwellendosis kam es in 6 Fällen – zum Teil erst nach Abschluß der Prüfung – zum Auftreten parkinsonistischer Nebenwirkungen meist leichter Natur. In 2 der 6 Fälle verschwanden diese Nebenwirkungen bereits während der Studiendauer nach leichter Dosisreduktion völlig. Die Nebenwirkungen traten auffälligerweise mit zeitlicher Verzögerung von 2–5 Tagen nach Dosiserhöhung auf und äußerten sich meist als Akinesie, seltener als Rigor oder Tremor. Einmal wurde eine flüchtige dyskinetische Reaktion beobachtet. Aus Sicht der Patienten wurden die auftretenden Nebenwirkungen als wenig einschränkend empfunden, wenn eine gute Besserung der Zielsymptome eintrat.

An vegetativen Begleiteffekten war bei den angewandten Dosierungen lediglich eine leichte Schläfrigkeit von Bedeutung, die sich aber nur oberhalb einer Dosierung von 25–50 mg beobachten ließ (s. Tabelle 2). Orthostatische Kreislaufregulationsstörungen, wie wir sie früher gerade bei dem schon länger im Handel befindlichen Depotneuroleptikum cis-Clopenthixoldecanoat gesehen hatten, kamen nicht vor. Insgesamt war das Präparat sehr gut verträglich und wurde von den Patienten gut akzeptiert.

Diskussion

Mit Fortgang der Studie wurde zunehmend sichtbar, daß die durchschnittlichen Schwellendosierungen nach unten tendieren, so daß die genannten Zahlenangaben eher zu hoch liegen. Die neuroleptische Schwelle von Clopenthixol, des Isomerengemisches der cis- und trans-Form, wurde von Haase früher mit 75–150 mg angegeben. Im Gegensatz zu den Angaben von Gravem u. Bugge (1981), die ein Dosis-Wirkungs-Verhältnis von 1:2 fanden, ist die cis-Form des Clopenthixol offenbar deutlich stärker antipsychotisch wirksam, so daß ein Wirkverhältnis von Zuclopenthixol zu Clopenthixol von 1:3 (bis 5) anzunehmen ist. Für diese Bewertung sprechen auch klinische Erfahrungen. Zuclopenthixol ist deshalb als hochpotentes Neuroleptikum einzustufen mit guter antipsychotischer Wirkung auf Plussymptome und deutlicher Dämpfung von Antriebsüberschuß und Aggressivität. In den angewandten Dosierungen, die sich individuell durch die verfügbaren Darreichungsformen gut einstellen lassen, sind kaum vegetative Begleiterscheinungen und keine Beeinträchtigungen von Herz und Kreislauf zu erwarten. Die wichtigsten und zahlenmäßig bedeutsamsten unerwünschten Begleitwirkungen betreffen das extrapyramidal-motorische System mit Überwiegen von Akinesie und Tremor.

Literatur

Benkert O, Hippius M (1985) Psychiatrische Pharmakotherapie, 4. Aufl. Springer, Berlin Heidelberg New York Tokyo

Bishop MP, Gallant DM, Sykes TF (1965) Extrapyramidal side effects and therapeutic response. Arch Gen Psychiatry 13:155–162

Börner J (1979) Handschrift-Veränderungen unter Neuroleptikatherapie als Folge einer extrapyramidalen Hypokinese unter besonderer Berücksichtigung der Kombinationstherapie mit Parkopan. Dissertation, Universität Rostock

Chien CP, Di Mascio A (1967) Drug-induced extrapyramidal symptoms and their relations to clinical efficacy. Am J Psychiatry 123:1490–1498

Dreher A (1984) Neuroleptische Behandlung Schizophrener. Funktionsweise und klinische Anwendung des elektronischen neuroleptischen Schwellenindikators nach Haase. Eine neue Methode zur planimetrischen Analyse des Handschrift-Tests als Indikator der neuroleptischen Hypokinese. Dissertation, Universität Düsseldorf

Dreher A, Baer-Degitz M, Köchert R, Nagel L, Salzer W-W (1986) Clinical study of the correlation between the antipsychotic operative dose of perphenazine and fine motor extrapyramidal inhibition in Haase's handwriting test. Pharmacopsychiatry 19:206

Gravem A, Bugge A (1981) Cis (Z)-clopenthixol and clopenthixol in the treatment of acute psychoses and exacerbations of chronic psychoses. A double-blind clinical evaluation. Acta Psychiatr Scand 64 [Suppl 294]:13–19

Haase H-J (1965) The action of neuroleptic drugs. A psychiatric, neurologic and pharmacological investigation (Gemeinsam mit Janssen PAJ). North-Holland, Amsterdam

Haase H-J (1972) Therapie mit Psychopharmaka und anderen psychotropen Medikamenten. Schattauer, Stuttgart New York

Küstner U, Müller-Oerlinghausen B (1988) Beziehungen zwischen neuroleptischer Medikation, Handschriftfläche und Response. In: Nachbehandlung und Nachbetreuung psychotisch Kranker. (11. Psychiatriesymposion Pfalzklinik Landeck, Klingenmünster)

Richelson E (1984) Neuroleptic affinities for human brain receptors and their use in predicting adversive effects. J Clin Psychiatry 45:331–336

Stille G, Hippius H (1971) Kritische Stellungnahme zum Begriff der Neuroleptica (anhand von pharmakologischen und klinischen Befunden mit Clozapin). Pharmakopsychiatr Neuropsychopharmakol 4:182–191

Diskussion

Rüther

Wie ist es möglich, daß Patienten, die ja in Klingenmünster meines Wissens nach der neuroleptischen Schwelle behandelt werden, extrapyramidal-motorische Nebenwirkungen zeigen? Das widerspricht ja völlig den Vorstellungen von Herrn Haase.

Dreher

Veränderungen der Handschrift sind ein Nebenwirkungsindiz. Selbstverständlich können sich parallel dazu auch klinisch erkennbare, grobmotorische Störungen im Sinne parkinsonistischer Nebenwirkungen zeigen. Man kann also solche Nebenwirkungen durch die Prüfung der Handschrift nicht immer vermeiden. Man kann allerdings sagen, wo für einen Patienten das Risiko beginnt. Das ist der entscheidende Punkt. Man gewinnt also durch die Handschriftprobe eine zusätzliche Information, die vor allem dann wertvoll ist, wenn klinisch noch nichts zu erkennen ist.

Wir orientieren uns natürlich primär an der Psychopathologie, das ist der entscheidende Parameter. Insbesondere bei chronisch erkrankten und bei depotneuroleptisch behandelten Patienten können Nebenwirkungen große Schwierigkeiten bereiten, andererseits werden sie aber nicht selten auch übersehen. Deshalb ist jede Methode, die eine zusätzliche Information liefert, von Nutzen. Es gibt durchaus Patienten, die Monate, nachdem das Neuroleptikum abgesetzt worden ist, immer noch Veränderungen der Handschrift aufweisen. Hier bietet die Untersuchung der Handschrift eine Entscheidungshilfe für die Einstiegsdosierung entsprechend der individuellen Empfindlichkeit des Patienten.

Rüther

Glauben Sie, daß bei der klinischen Dosisfindung, die Sie betreiben, der Prozentsatz der Patienten, die oberhalb der neuroleptischen Schwelle behandelt werden, beim Zuclopenthixol anders liegt als bei Haloperidol? Der Anteil der Patienten mit EPMS scheint mir übrigens mit 35% sehr hoch zu liegen, jedenfalls höher, als klinisch normalerweise festzustellen ist.

Dreher

Der Anteil ist in der Tat ziemlich hoch. Ich habe aber den Verdacht, daß in vielen Untersuchungen Nebenwirkungen übersehen werden. Der klinische Blick ist individuell sehr unterschiedlich entwickelt. Wir haben in unsere Nebenwirkungsdefinition jede Nebenwirkung aufgenommen. Beispielsweise auch einen leichten Tremor, wenn ansonsten keine Nebenwirkungen zu erkennen waren.

Diese Patienten liegen alle oberhalb der neuroleptischen Schwelle. Alle Patienten, auch die unter Haloperidol, haben in der Handschrift Nebenwirkungszeichen aufgewiesen. Wenn man Nebenwirkungen in der Handschrift nachweisen kann, dann kann man davon ausgehen, daß sich bei ungefähr einem Viertel der Patienten auch grobmotorische Nebenwirkungen entwickeln.

Tegeler

Es gibt andererseits auch mehrere Arbeitsgruppen – zum Beispiel auch eine aus unserer Klinik, von Herrn Klieser und Herrn Lehmann –, die keinen Zusammenhang zwischen der Dosis und den Werten der Auswertung der Handschrift gefunden haben.

Die genannten Kollegen haben beispielsweise Patienten doppelblind mit fixen Dosen von Haloperidol behandelt. Eine Gruppe bekam 10 mg, die andere 20 mg. Die Patienten sollten jeden Tag eine Handschriftprobe abgeben. Wir haben festgestellt, daß unter konstanter Dosis innerhalb der ersten 10 Tage die Ergebnisse von einem zum anderen Tag erheblich variierten. Es bestand kein Zusammenhang zwischen Dosis und neuroleptischer Schwelle, auch nicht zu den EPS oder zum Simpson-Score. Zu ähnlichen Schlüssen gelangten auch Studien aus der Mainzer und der Berliner Klinik. Deshalb habe ich doch Zweifel, ob man das so generalisieren kann.

Dreher

Die Handschrift ist zweifellos geeignet, Nebenwirkungen nachzuweisen. Die Phänomene der Handschrift sind allerdings ungleich komplizierter, als es früher dargestellt wurde. Die intraindividuellen Variationen bestehen nur während der Initialbehandlung, nicht bei längerfristiger Behandlung. Es gibt sogar Befunde, die zeigen, daß nach 2 Wochen die Varianz der Handschrift wesentlich geringer ist als bei Gesunden.

Müller-Spahn

Wir haben eine Doppelblindstudie mit Haloperidol versus Zuclopenthixol durchgeführt und haben Akathisien unter Haloperidol ungleich häufiger gesehen. Bei den 18 mit Haloperidol behandelten Patienten traten in 6 Fällen Akathisien auf. Unter Zuclopenthixol dagegen war das von 20 Patienten nur bei einem einzigen der Fall. Das war der wesentliche Unterschied in bezug auf die EPMS-Syndrome. Parkinson-Symptome wie Rigor, Tremor usw. waren dagegen mit 5 Patienten in der Haloperidolgruppe und 4 Patienten in der Zuclopenthixolgruppe deutlich seltener.

Bobon

Welche klinische Bedeutung messen Sie der neuroleptischen Schwelle heute noch zu? Bei neueren Neuroleptika korreliert ja die antipsychotische Wirkung nur schlecht mit den extrapyramidalen Nebenwirkungen. Darüber hinaus sind letztere durch die anticholinergen Nebenwirkungen manchmal auch maskiert, wie vermutlich bei Clozapin. Besitzt die neuroleptische Schwelle einen prädiktiven Wert für das spätere Auftreten akuter oder tardiver Dyskinesien?

Dreher

Wie bereits gesagt, orientieren wir uns primär an der Klinik. Die Prüfung der
Handschrift besitzt für uns einen Stellenwert im Falle einer ausbleibenden Response. Erstens finden wir dadurch häufig die non-complianten Patienten heraus,
und zweitens zeigt uns die Handschrift, welcher Spielraum noch für eine Dosiserhöhung zur Verfügung steht.

In diesen Fällen haben wir mit der Untersuchung der Handschrift gute Erfahrungen gemacht. Es ist durchaus möglich, daß ein Patient mit 75 oder 100 mg Zuclopenthixol unterdosiert ist. Wenn die Handschrift in einem solchen Fall zeigt,
daß ein Dosierungsspielraum nach oben besteht, kann man die Dosis erhöhen,
ohne schwere Nebenwirkungen befürchten zu müssen. Allein vom klinischen Bild
her würde man das vielleicht nicht ohne weiteres tun. Man hat also dadurch eine
Möglichkeit, die Risiken besser abzuschätzen.

Möller

Was machen Sie bei solchen Patienten, wenn sie trotz Erreichen der neuroleptischen Schwelle klinisch immer noch nicht ansprechen? Erhöhen Sie die Dosis
weiter?

Dreher

Diesem Dilemma stehen wir ebenso wie andere gegenüber. Das ist die Crux der
Praxis.

Möller

Dann sehe ich aber nicht, worin der Spielraum besteht, von dem Sie sprachen.

Dreher

Der Spielraum besteht darin, daß der Schweregrad eines Parkinsonoids besser
abschätzbar ist bzw. überhaupt feststellbar ist, ob solche Nebenwirkungen überhaupt schon bestehen.

Möller

Aber selbst wenn wir klinisch grobmotorische EPS beobachten, behandeln wir
solche Patienten trotzdem weiter mit erheblichen Dosen von Neuroleptika, weil
sie diese Dosen für die angestrebte Wirkung offensichtlich benötigen. Welche
Konsequenzen hat es also, wenn man im Handschrifttest feinmotorische Veränderungen sieht?

Dreher

Besonders bei Depotneuroleptika ist es sehr schwierig, eine adäquate Dosis zu finden. Es mangelt einfach an Parametern, die eine verläßliche Entscheidungshilfe bieten. Hier ist die Handschriftprüfung eine Ergänzung.

Danielczyk

Haben Sie eine Beziehung der Nebenwirkungsrate zum Alter feststellen können?

Dreher

Nein, bei diesen Patienten besteht keine solche Beziehung. Allerdings waren unsere Patienten auch relativ jung und hatten keine hirnorganischen Veränderungen.

Dencker

In der antipsychotischen Therapie kommt es doch zunächst einmal auf die Reduktion der Symptome an. Nebenwirkungen sind eine andere Sache. Man muß sie im Zweifelsfalle notgedrungen in Kauf nehmen.

Möller

Bei hoher Dosierung steigt die Nebenwirkungsrate offenbar weniger, als man erwarten würde. Wenn es also klinisch erforderlich ist, dann kann man sehr wohl höher dosieren, ohne sich dadurch gleich deutlich mehr EPS einzuhandeln.

Dreher

Dies gilt nach unseren Erfahrungen nur für eine zeitlich befristete Behandlung von ca. 2–3 Wochen, danach steigt die Nebenwirkungsrate bei Hochdosierung deutlich an. Natürlich hat auch die Hochdosierung ihren Platz, sie wird bei uns genauso durchgeführt wie anderenorts. Letztlich sind die Therapiegewohnheiten auch bei unterschiedlichen Standpunkten doch ähnlich.

Wiesel

Ich glaube, ein Grund für die schlechte Compliance ist, daß wir die Nebenwirkungen nicht ernst genug nehmen, sondern die Symptomreduktion zu sehr in den Vordergrund stellen, selbst auf Kosten der Verträglichkeit. Man sollte daher schon bemüht sein, die niedrigste wirksame Dosis herauszufinden.

Möller

Selbstverständlich, darin sind wir uns wohl alle einig. Ich hätte aber gerne noch gewußt, Herr Dreher, aus welchem Grund Sie die Dosen von Fluphenazin als zu hoch ansehen? Erliegt man hier nicht ggf. einer Strategie des Herstellers, der das Odium einer schlechten Verträglichkeit loswerden will?

Dreher

Das ist möglich. Ich habe kürzlich eine Studie gesehen, in der Haloperidoldecanoat und Fluphenazindecanoat verglichen wurden, in Dosen von jeweils 50 mg alle 4 Wochen. Diese Dosierungen sind aber nicht äquivalent. Ich meine also solche Ungleichgewichte, die geeignet sind, die Ergebnisse in einer bestimmten Richtung zu verändern.

Möller

Trotzdem kann man gerade für Fluphenazin ausgesprochen schwer Dosisempfehlungen geben, einfach weil die Angaben in der Literatur extrem streuen. Und selbst Davis hat in seinen Untersuchungen über die Äquivalenzdosierung im Lauf der Zeit immer wieder andere Angaben gemacht.

Sieberns

Für Haloperidoldecanoat lassen sich nach der Literatur äquipotente Dosen zu anderen Depotneuroleptika nur schwer angeben, weil sie sehr hoch angesetzt sind. Es werden Dosen von Haloperidoldecanoat zwischen 100 und 300 mg in 4wöchentlichen Intervallen empfohlen. Chauinard et al. [Psychopharmacol Bull 20 (1984) 108–109] weisen in einer kontrollierten Untersuchung mit Fluphenazindecanoat gegen Haloperidoldecanoat darauf hin, daß die Wirkungsdauer von Haloperidoldecanoat wahrscheinlich kürzer als 4 Wochen ist, weil Symptome auftreten, die denen von Spätdyskinesien entsprechen. Sie sprechen von einem demaskierenden Effekt.

Für die Freisetzung der Depotneuroleptika ist die ölige Lösung ausschlaggebend. Beide Präparate verwenden Sesamöl als Träger, so daß die Situation von daher vergleichbar ist. Ein vielleicht entscheidender Unterschied besteht aber darin, daß Fluphenazin ein primärer und Haloperidol ein tertiärer Alkohol ist. Beim tertiären Alkohol sind möglicherweise die Zugriffsmöglichkeiten der Esterasen schlechter.

Haase ist davon ausgegangen, daß die neuroleptische Schwelle für einen Patienten und ein Neuroleptikum auf Lebenszeit gleich bleibt. Ist man heute immer noch dieser Auffassung?

Dreher

Nein, die neuroleptische Schwelle kann sich durchaus ändern. Die Empfindlichkeit gegenüber einem Neuroleptikum ist zum Beispiel gesteigert, wenn der Patient längere Zeit vorbehandelt war, diese Effekte aber noch nicht ganz abgeklungen sind. Der Bereich der Nachweisgrenze ist individuell sehr variabel und ändert sich im Laufe des Lebens.

Ich möchte aber noch einen Punkt klarstellen: Die neuroleptische Schwelle interessiert uns im Prinzip wenig. Uns interessieren vielmehr Nebenwirkungen, eindeutige Handschriftveränderungen. Dabei ist gar nicht so entscheidend, wann diese auftreten. Das ist ohnehin fließend und wechselt. Wir prüfen die Handschrift, um zu sehen, ob der Patient tatsächlich motorische EPS-Effekte aufweist. Und daraus gewinnen wir manchmal eine zusätzliche Information, die uns die Dosisfindung in manchen schwierigen und gerade in chronischen Fällen erleichtert.

Aspekte zur Therapie der akuten Schizophrenie
unter besonderer Berücksichtigung von Zuclopenthixol

S. J. Dencker

Einleitung

Die heutige antipsychotische Therapie ist gekennzeichnet durch eine vergleichs-
weise kurze stationäre Behandlung, gefolgt von einer ambulanten Nachsorge.
Die chronische Schizophrenie ist im allgemeinen eine rezidivierende Erkrankung,
doch dauert in vielen Fällen auch die akut psychotische Phase relativ lange an.
Daraus ergibt sich das Risiko, daß solche Patienten nach der Entlassung einen
Rückfall erleiden, wenn sie ihre antipsychotische Medikation nicht fortführen.
Dies wiederum macht den Wunsch verständlich, auch in der akuten oder subaku-
ten Phase der Psychose die Einhaltung der medikamentösen Therapie sicherzu-
stellen, etwa durch Injektion einer Depotform.

Insgesamt geht aus diesen Gesichtspunkten zur medikamentösen antipsychotischen Therapie hervor, daß ein ideales Neuroleptikum den unterschiedlichen Anforderungen während des gesamten Krankheitsverlaufes genügen sollte: der oft
hochakuten Einweisungsphase, gefolgt von der überaus kritischen, weil für den
Patienten vulnerablen, initialen poststationären Phase und schließlich der Phase
der Erhaltungstherapie. Letztere ist jedoch keineswegs immer stabil; Rezidive
sind nicht ungewöhnlich. Dabei handelt es sich um dramatische psychotische Zustände, die es als gefährliche akute Situationen zu behandeln gilt.

Diese Gegebenheiten der antipsychotischen Therapie machen auf lange Sicht
den Wunsch nach einem Neuroleptikum verständlich, das folgende Ansprüche
erfüllt:
1. Es sollte in der akuten psychotischen Phase wirksam und in verschiedenen
   Applikationsformen verfügbar sein, um den unterschiedlichen therapeutischen Erfordernissen zu genügen, d. h., es sollte für verschiedene orale Anwen-
   dungen sowie in kurzwirksamer parenteraler Form zur Verfügung stehen.
2. Zusätzlich sollte auch eine langwirksame Depotform existieren.

Hinsichtlich der Wirkungsdauer klaffte bisher eine Lücke zwischen kurz- und
langwirksamen Formen. Die Anwendungsform, über die hier berichtet werden
soll, besitzt zwar ebenfalls eine Retardwirkung mit einer Dauer von 2–3 Tagen,
sie ist aber keine Depotsubstanz. Dieser Wirkstoff wie auch seine Anwendungsform sind bereits in mehreren europäischen Ländern registriert, allerdings noch
nicht in Deutschland. Die Rede ist von Zuclopenthixolacetat, gelöst in Viscoleo.
Im folgenden möchte ich dazu kurz einige Daten vorstellen.

In unserer Abhandlung *Die Therapie der akuten Psychose* (Dencker u. May
1986) haben wir die möglichen Kriterien für die Auswahl eines Neuroleptikums

diskutiert. Prinzipiell kann man dasjenige Medikament einsetzen, a. auf das der
Patient bei einer früheren Episode schon einmal angesprochen hat, oder b. das
man persönlich am besten kennt, oder c. das in allen für die Praxis wichtigen Anwendungsformen zur Verfügung steht. Ich rate im allgemeinen dazu, die Substanz mit den reichhaltigen Anwendungsformen zu bevorzugen. Heute gibt es in
dieser Beziehung nur ein Neuroleptikum: Zuclopenthixol. Da sich Neuroleptika
in ihrer antipsychotischen Wirksamkeit nicht grundsätzlich unterscheiden, ist es
zweifellos von Vorteil, eine Substanz zur Verfügung zu haben, die in allen Phasen
der Psychose angewendet werden kann.

Daten zu Zuclopenthixolacetat

Pharmakologische Grundlagendaten

Zuclopenthixol ist das aktive cis(Z)-Isomer des Thioxanthenderivates Clopenthixol, einer Mischung von cis(Z)- und trans(E)-Clopenthixol. Lediglich das cis(Z)-
Isomer besitzt antidopaminerge Eigenschaften und ist überwiegend, möglicherweise auch ausschließlich verantwortlich für den antipsychotischen Effekt von
Clopenthixol.

Die chemische Struktur ist der Abbildung 1 zu entnehmen. Zuclopenthixol ist
ein mittelhochdosiertes Neuroleptikum mit einer empfohlenen oralen Tagesdosis von 20–40 mg bei chronischer Schizophrenie, mit starker antipsychotischer Wirksamkeit, leichten bis mäßigen unspezifisch sedativen Eigenschaften
und einer geringen Nebenwirkungsfrequenz einschließlich parkinsonoider
Symptome.

Durch Veresterung von Zuclopenthixol mit der kurzkettigen Essigsäure steigt
seine Lipophilie, was eine rasch einsetzende und lang anhaltende Freisetzung der

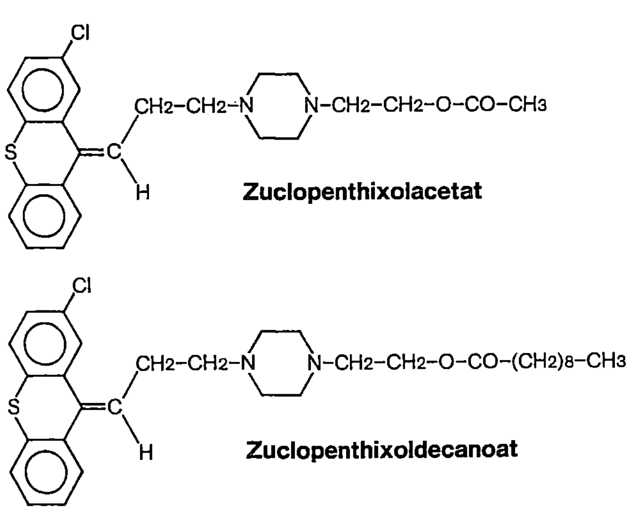

Abb. 1. Strukturformeln von Zuclopenthixolacetat und Zuclopenthixoldecanoat

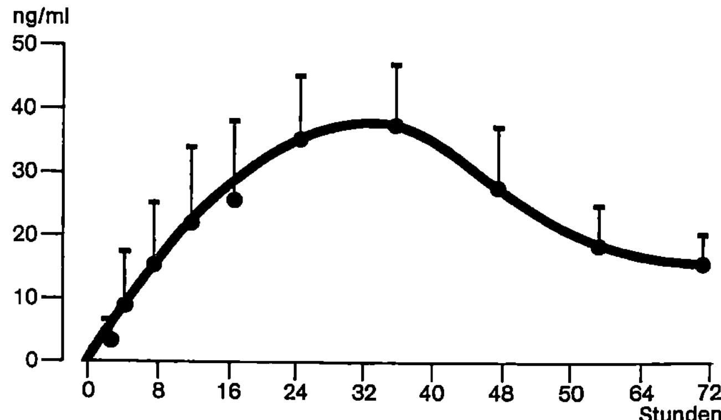

Abb. 2. Zuclopenthixolserumkonzentrationen, adjustiert auf eine Dosis von 100 mg Zuclopenthixolacetat (18 Patienten)

aktiven Wirksubstanz aus dem verwendeten öligen Vehikel (Viscoleo) mit sich bringt.

Abbildung 2 zeigt den Verlauf der durchschnittlichen Serumkonzentrationen über einen Zeitraum von 3 Tagen bei Patienten, die eine auf 100 mg adjustierte Dosis von Zuclopenthixolacetat erhalten haben. Wie ersichtlich, hält die Freisetzung aus dieser Anwendungsform mindestens 48–72 h an. Nach ungefähr 32 h erreicht der Serumspiegel ein Maximum, um im weiteren Verlauf langsam abzunehmen und nach 72 h eine Höhe von etwa $^1/_3$ des Maximalwertes zu erreichen (Amdisen et al. 1986).

Abbildung 3 gibt die Verläufe der mittleren Serumspiegel bei gesunden Freiwilligen und bei Patienten wieder, und zwar für Zuclopenthixol in Kochsalzlösung, Zuclpenthixolacetat in Öl und die Depotform. Es fällt auf, daß sich das pharmakokinetische Profil von Zuclopenthixolacetat deutlich von dem der Depotform unterscheidet; es entspricht eher dem der kurzwirksamen Kochsalzlösung (Dencker 1986).

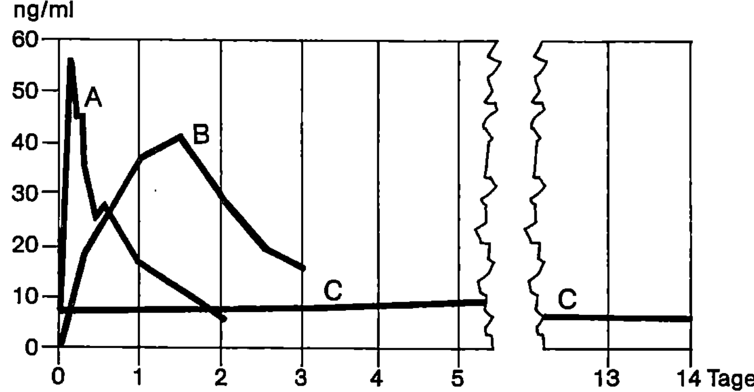

Abb. 3. Zuclopenthixolserumkonzentrationen nach verschiedenen injizierbaren Anwendungsformen (*A* Zuclopenthixol in Kochsalzlösung, 50 mg i. m., $n=9$ Probanden; *B* Zuclopenthixolacetat in Viscoleo, 100 mg i. m., $n=18$ Patienten; *C* Zuclopenthixoldecanoat in Viscoleo, 100 mg i. m., $n=6$ Patienten)

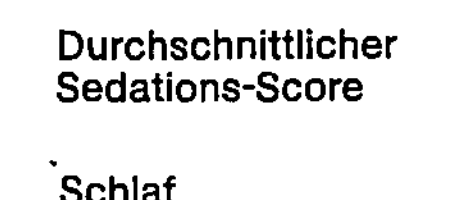

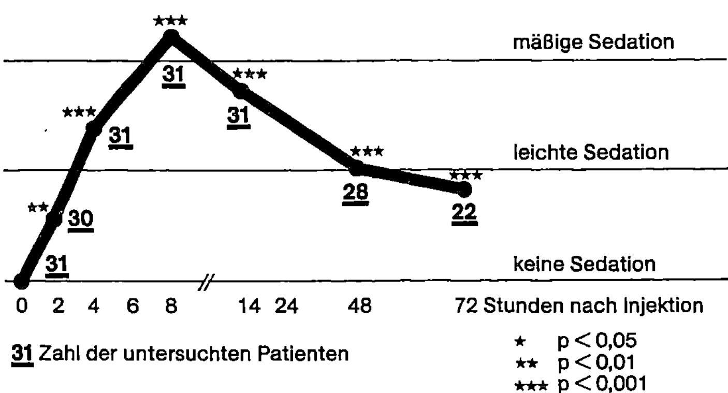

Abb. 4. Unspezifisch sedativer Effekt nach der 1. Injektion bei Patienten mit exazerbierter chronischer Psychose

Unspezifische Sedierung

Der unspezifisch sedative Effekt von Zuclopenthixolacetat läßt sich bereits 2 h nach der Injektion nachweisen, erreicht sein Maximum nach 8 h und nimmt danach allmählich ab.

Es ist zu beachten, daß die Maxima von Sedierung und Serumkonzentration nicht zusammenfallen; vielmehr hat die Sedierung zum Zeitpunkt der maximalen Serumkonzentration (32 h nach der Injektion) ihr Maximum bereits überschritten (Abb. 4). Auch zeigten Patienten, die 2 aufeinanderfolgende Injektionen der gleichen Dosis erhielten, nach der zweiten Injektion eine statistisch signifikant geringere Sedierung als nach der ersten (Abb. 5).

Nebenwirkungen

In den empfohlenen Dosen sind Nebenwirkungen im allgemeinen selten und mild. Gemessen an der UKU-Nebenwirkungsskala (Lingjaerde et al. 1987) und dem globalen Eindruck der nebenwirkungsbedingten Verminderung der allgemeinen Leistungsfähigkeit empfanden 43% der Patienten nach 1 Tag keine oder nur eine geringfügige Beeinträchtigung ihrer normalen Tagesaktivitäten. Bei 17% der Patienten war eine ausgeprägtere Dämpfung dieser Funktionen zu beobachten. Nach dem 1. Tag gingen Häufigkeit und Schwere der Begleiterscheinungen jedoch rasch zurück. Die meisten Patienten waren entweder nebenwirkungsfrei oder spürten nur unwesentliche Nebeneffekte, die ihre üblichen Tagesaktivitäten nur minimal beeinflußten.

Bisher liegt lediglich eine kontrollierte, noch unveröffentlichte Untersuchung vor, in der Zuclopenthixol einschließlich seines Acetats mit äquipotenten Dosen

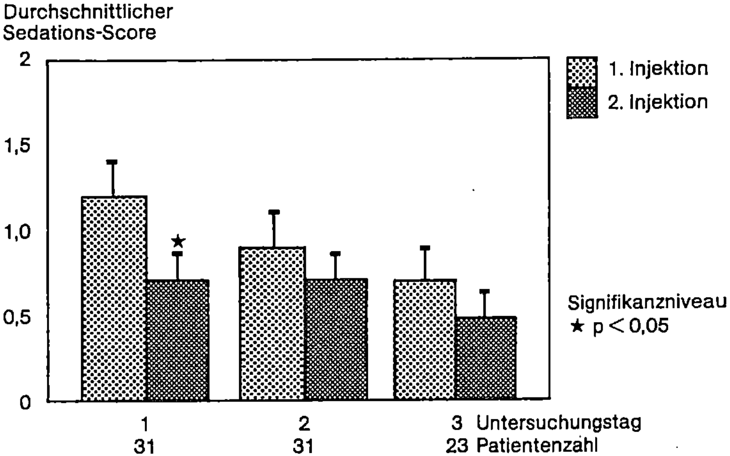

Abb. 5. Unspezifisch sedativer Effekt nach 2 aufeinanderfolgenden Injektionen gleicher Dosen von Zuclopenthixolacetat

von Haloperidol verglichen wurde. In dieser Studie wurden bei den mit Zuclopenthixol behandelten Patienten weniger zahlreiche und schwächer ausgeprägte Nebenwirkungen beobachtet. Dies galt sowohl für parkinsonoide Symptome als auch für vegetative Begleiterscheinungen.

Diagnosen und Dosierung

Im folgenden möchte ich die Ergebnisse einer offenen multizentrischen skandinavischen Studie zur antipsychotischen Wirksamkeit von Zuclopenthixolacetat vorstellen (Amdisen et al. 1987). Insgesamt beteiligten sich an der 6 Tage dauernden Untersuchung 83 Patienten (39 Frauen, 44 Männer; Alter 18–64 Jahre) mit einer akuten Psychose. Die Verteilung der Diagnosen geht aus Tabelle 1 hervor.

Das Zeitintervall zwischen 1. und 2. Injektion ist der Tabelle 2 zu entnehmen. Nicht alle Patienten erhielten eine 2. Injektion. In den meisten Fällen (bei 75% der Patienten) konnte das empfohlene Dosierungsintervall von 72 h eingehalten werden.

Die durchschnittlichen Dosen in Milligramm sowie der Dosierungsbereich sind in Tabelle 3 aufgeführt. Die niedrigste verabreichte Dosis betrug 25 mg, die höchste 200 mg. Patienten mit einer Exazerbation oder einem Rezidiv erhielten

Tabelle 1. Verteilung der Hauptdiagnosen

Diagnose	Patienten
Akute Psychose	30
Exazerbierte chronische Psychose	40
Manie	13

Tabelle 2. Zeitintervall zwischen 1. und 2. Injektion

Zeitintervall [h]	Patienten [n]
24	3
48	11
72	50
96	3

Tabelle 3. Durchschnittliche Dosis und Dosierungsbereich von Zuclopenthixolacetat innerhalb der 3 Diagnosegruppen

	Akute Psychose [mg]	Exazerbierte chronische Psychose [mg]	Manie [mg]
1. Injektion	85 (25–150)	102 (50–200)	92 (50–200)
2. Injektion	76 (25–150)	88 (50–200)	63 (25–150)
Gesamtdosis	142 (50–300)	193 (75–350)	142 (50–300)

die höchsten Dosen. Vor Beginn der Untersuchung war festgelegt worden, daß die Dosierung individuell der klinischen Verfassung des Patienten angepaßt werden sollte, doch wurde empfohlen, Dosen zwischen 50 und 200 mg pro Injektion zu verwenden.

Antipsychotische Wirksamkeit

Die Besserung der Symptomatik bei akut psychotisch erkrankten Patienten geht aus Abb. 6 hervor, die Besserung bei exazerbierten chronischen Psychosen ist in

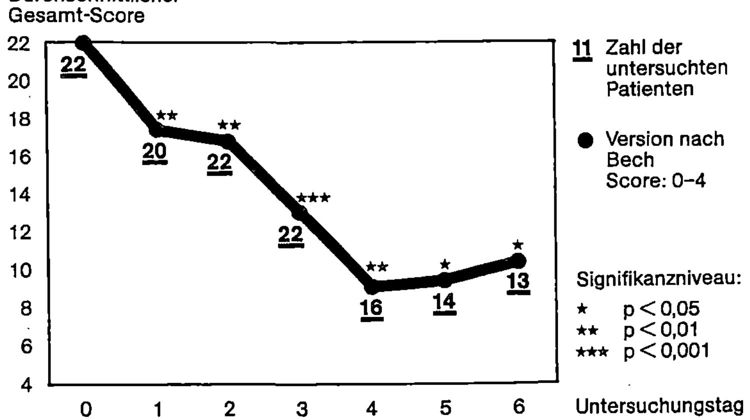

Abb. 6. BPRS-Scores bei Patienten mit akuten Psychosen während einer 6tägigen Untersuchung

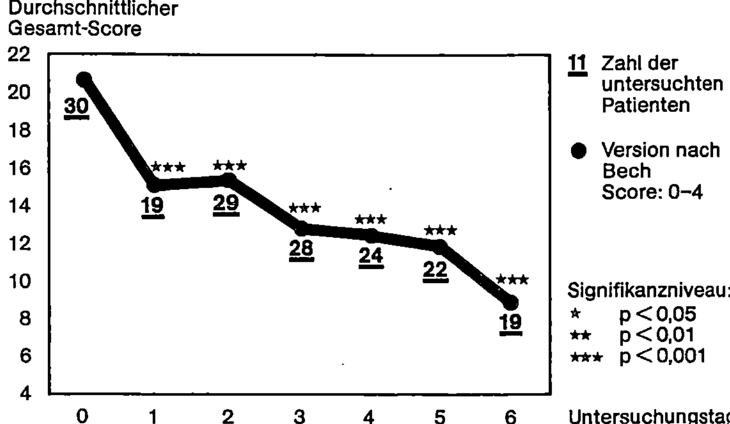

Abb. 7. BPRS-Scores bei Patienten mit exazerbierten chronischen Psychosen während einer 6tägigen Untersuchung

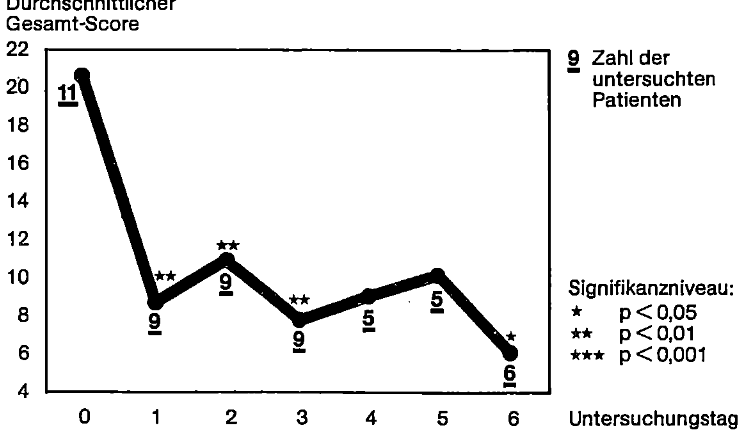

Abb. 8. Scores auf der Manie-Rating-Skala nach Bech und Rafaelsen bei Patienten mit Manie während einer 6tägigen Untersuchung

Abbildung 7 dargestellt. In beiden Gruppen ermittelte man die Scores unter Verwendung einer modifizierten BPRS (Bech et al. 1986).

Der Zustand manischer Patienten wurde nach der Manie-Rating-Skala von Bech und Rafaelsen beurteilt (Bech et al. 1979) (Abb. 8). Alle Patienten wurden mit diesen Skalen vor Therapiebeginn und anschließend täglich 6 Tage lang untersucht.

In allen 3 Gruppen zeigte sich bereits 24 h nach der 1. Injektion eine statistisch signifikante Reduktion der Symptomatik. Am 6. Tag, dem letzten Untersuchungszeitpunkt der Studie, waren die durchschnittlichen BPRS-Gesamtscores bei den akut psychotischen bzw. exazerbierten Patienten um 55 bzw. 54% zurückgegangen. Bei den manischen Patienten waren die Gesamtscores am 6. Tag um 42% gesunken. Alle 5 BPRS-Faktoren wie auch die meisten der Einzelkriterien zeigten in beiden untersuchten Kollektiven ebenfalls einen signifikanten Rückgang.

Auch die globale Beurteilung nach der *Clinical Global Impressions Scale* (Guy 1976) ließ in allen 3 Patientengruppen eine statistisch signifikante Besserung erkennen. Am 6. Tag lagen die mittleren Scores im Bereich zwischen knapp 2 und knapp 3, entsprechend einem leichten bis mäßig schweren Erkrankungsstadium.

Zu den gleichen Resultaten hinsichtlich antipsychotischer Wirksamkeit und Verträglichkeit gelangten 7 weitere Studien. Die mit Zuclopenthixolacetat erzielten Ergebnisse entsprechen anscheinend denjenigen zweier Studien mit relativ hohen Dosen von Haloperidol (Neborsky et al. 1981; Tuason 1986). Wir beobachteten mit Zuclopenthixolacetat die gleiche antipsychotische Wirkung wie Neborsky et al. (1981) und Tuason (1986) bei wiederholter Injektion, jedoch ohne wie diese eine beträchtliche Zahl extrapyramidaler Nebenwirkungen in Kauf nehmen zu müssen. Darüber hinaus ist zu berücksichtigen, daß unsere Patienten – im Gegensatz zu denen der Haloperidol-Studien – nicht mehrfach wiederholte Gaben, sondern lediglich 1 oder 2 Injektionen erhielten.

Bemerkungen zu Zuclopenthixolacetat

In den zuvor erwähnten Therapieempfehlungen (Dencker u. May 1986) haben wir vorgeschlagen, die Behandlung mit einer niedrigen neuroleptischen Dosis zu beginnen und allmählich zu steigern, bis die optimale Dosierung erreicht ist. In der bereits referierten Untersuchung von Amdisen et al. (1987) wurde Zuclopenthixol initial relativ hoch dosiert. Die Therapie folgte also in diesem Falle einem Schema, das durch verhältnismäßig rasch ansteigende Serumkonzentrationen gekennzeichnet ist.

Die Studie hatte das Ziel, schwer psychotische Zustände zu untersuchen, die einer parenteralen neuroleptischen Therapie bedurften. Die Patienten waren trotz ihrer Erkrankung in der Lage, ihr Einverständnis zu erklären. Hervorzuheben ist, daß sich Zuclopenthixol besonders für solche schwer psychotisch erkrankten Patienten eignet, die entspannende Sedierung und Schlaf benötigen. Als Initialdosis empfehle ich heute 50–150 mg.

Umstellung von akuter auf subakute Behandlung

Eine Reduktion der Symptomatik um 50% wie in der erwähnten Studie (Amdisen et al. 1987) genügt normalerweise für die Entlassung des Patienten aus der stationären Behandlung. Allerdings sind immer noch psychotische Symptome vorhanden, häufig treten mangelnde Krankheitseinsicht und unzureichende Compliance hinzu. Es ist daher nicht überraschend, daß 1 Jahr nach der Entlassung die Rückfallquote bei akuten wie auch bei chronischen Psychosen oftmals zwischen 25 und 40% liegt. Dies verdeutlicht die Notwendigkeit einer wirksamen und reibungslosen Umstellung der Neuroleptikadosierung zwischen akuter sta-

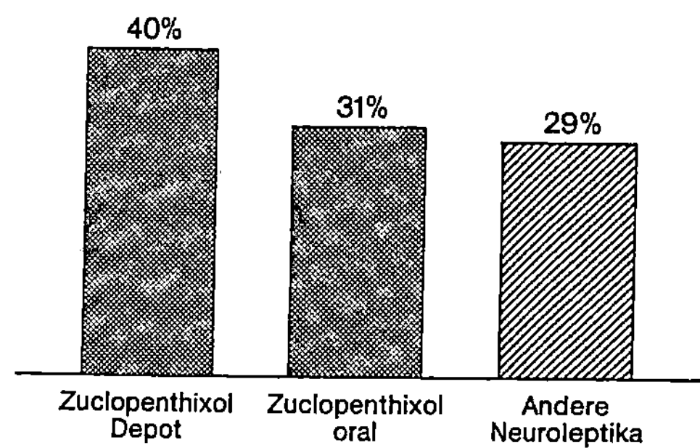

Abb. 9. Medikation während der Erhaltungstherapie (% der Patienten) nach Akutbehandlung mit Zuclopenthixolacetat (holländische Studie, unveröffentlicht)

tionärer und ambulanter Therapiephase. Ein besonderes Problem dabei ist die Sicherstellung der medikamentösen Therapie bei Patienten mit unzureichender Compliance.

Eine Studie, in der nach der 1. Injektion von Zuclopenthixolacetat eine zusätzliche Verabreichung von Zuclopenthixol gestattet war, zeigte, daß lediglich 10% der Patienten eine solche Zusatzmedikation benötigten. 7% dieser Patienten erhielten zusätzlich 200 mg Zuclopenthixoldecanoat, die verbleibenden 3% nahmen täglich zusätzlich 60–300 mg Zuclopenthixol in Tabellenform. Eine Kombination von Zuclopenthixolacetat und Zuclopenthixoldepot steht in der Entwicklung. Die Therapie mit einer derartigen Kombination erfordert stets das Einverständnis des Patienten. Dagegen ist mit Zuclopenthixolacetat (nach seiner Zulassung) eine Zwangsbehandlung möglich: Es ist zwar ein retardierter Wirkstoff, jedoch kein Depot. Eine Behandlung mit Zuclopenthixoldecanoat ist nur mit Einverständnis des Patienten möglich.

Eine bisher unveröffentlichte holländische Untersuchung (Pedersen et al. 1987) ging der Erhaltungstherapie im Anschluß an eine Akutbehandlung mit Zuclopenthixolacetat nach. 40% der Patienten setzten die Therapie mit Zuclopenthixoldecanoat fort, 31% mit oralem Zuclopenthixol und 29% mit verschiedenen anderen Neuroleptika (Abb. 9).

In einer weiteren, ebenfalls noch nicht publizierten Studie aus der Schweiz (Balant et al. 1989) führten nach einer einleitenden Behandlungsphase mit Zuclopenthixolacetat 71% der Patienten die Therapie mit Zuclopenthixol fort, 18% wechselten auf ein anderes Neuroleptikum, und 11% stellten die medikamentöse Behandlung ein (Abb. 10). Von den mit Zuclopenthixol behandelten Patienten

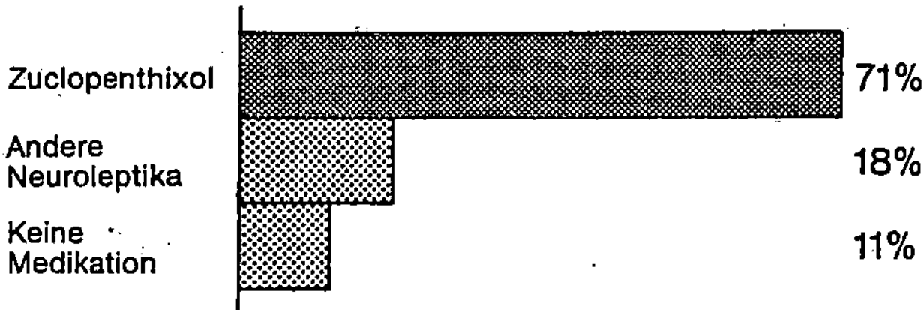

Abb. 10. Medikation während der Erhaltungstherapie (% der Patienten) nach Akutbehandlung mit Zuclopenthixolacetat (Schweizerische Studie, unveröffentlicht)

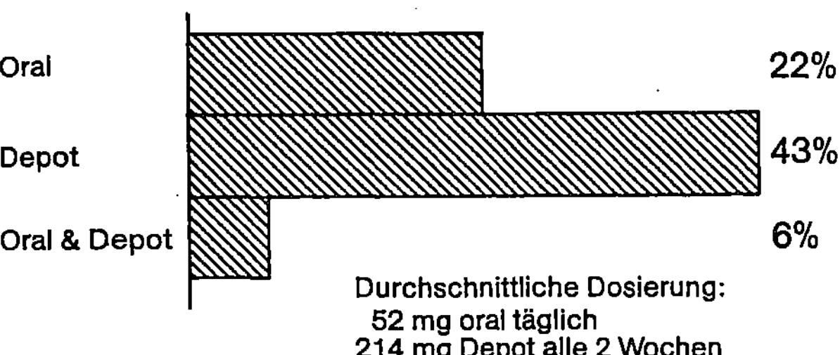

Abb. 11. Anwendungsform von Zuclopenthixol (% der Patienten) während der Erhaltungstherapie nach Akutbehandlung mit Zuclopenthixolacetat (Schweizerische Studie, unveröffentlicht)

dieser Untersuchung erhielten 43% die Depotform, 22% eine orale Form und 6% beide Formen zugleich (Abb. 11).

Für die Umstellung von mit Zuclopenthixolacetat behandelten Patienten auf eine Erhaltungstherapie werden folgende Richtlinien vorgeschlagen:

1. Umstellung auf orales Zuclopenthixol 2–3 Tage nach der letzten Injektion von Zuclopenthixolacetat: Wurde der Patient mit 100 mg Zuclopenthixolacetat behandelt, sollte die orale Therapie mit einer Tagesdosis von etwa 40 mg beginnen. Wenn nötig, kann die Dosis alle 2–3 Tage um weitere 10–20 mg gesteigert werden, bis zu einer Tagesdosis von 75 mg oder mehr.
2. Übergang auf die Erhaltungstherapie mit Zuclopenthixoldecanoat: Zugleich mit der letzten Injektion von Zuclopenthixolacetat sollten alle 2 Wochen 200–400 mg Zuclopenthixoldecanoat intramuskulär appliziert werden. Höhere Dosen oder kürzere Intervalle können erforderlich sein.

Bei einer Umstellung auf andere Neuroleptika ist es darüber hinaus ratsam, die äquipotenten Dosen der verschiedenen antipsychotischen Substanzen zu berücksichtigen. Für diesen Zweck werden Äquivalenztabellen für orale Neuroleptika (Tabelle 4) und für Depotneuroleptika (Tabelle 5) bereitgestellt.

Tabelle 4. Äquivalenzdosen für einige orale Neuroleptika

Neuroleptikum	Tagesdosen äquivalent zu 25 mg Zuclopenthixol [mg]
Fluphenazin	5 – 7
Haloperidol	5 – 7
Flupentixol	8 – 10
Perphenazin	15 – 20
Chlorpromazin	100 –125
Thioridazin	125 –150
Chlorprothixen	125 –150
Levomepromazin	125 –150
Melperon	150 –200

Tabelle 5. Äquivalenzdosen für einige Depotneuroleptika

Neuroleptikum	2-Wochen-Dosen äquivalent zu 200 mg Zuclopenthixoldecanoat [mg]
Fluphenazindecanoat	25
Flupentixoldecanoat	40
Haloperidoldecanoat	50
Perphenazindecanoat	70
Perphenazinönanthat	100

Erhaltungstherapie

Für die Erhaltungsphase bevorzugen wir die Depotform. Das Problem liegt beim Patienten: Akzeptiert er die Injektionen oder nicht? Noch immer herrscht keine Übereinkunft über die Existenz eines therapeutischen Fensters für die Serumkonzentrationen von Neuroleptika im Steady state der Erhaltungstherapie. In einer Kohortenstudie an schizophrenen Patienten während einer stabilen Erhaltungsphase konnten wir jedoch eine lineare Korrelation zwischen der Dosis von Zuclopenthixoldepot und der Serumkonzentration nachweisen (Jørgensen u. Fredricson Overø 1980; Dencker et al. 1980).

Auch in der Erhaltungsphase gibt es aber verschiedene Gründe, sein Augenmerk auf die Dosierung des Depots zu richten. So konnten wir in unserer Klinik feststellen, daß die applizierten Dosen von Zuclopenthixoldecanoat innerhalb eines Bereiches von 25–400 mg pro Injektion erheblich variieren, ebenso die Intervalle, die zwischen 1 und 6 Wochen schwanken können. Das sorgfältige Herantasten an die optimale Einzeldosis und das günstigste Dosierungsintervall gehört zu den wesentlichsten Aufgaben der antipsychotischen Therapie.

Je chronischer und schwerer die psychische Störung, desto intensiver sind unsere Bemühungen um zusätzliche nichtpharmakologische Therapiekomponenten sowie eine nachsorgende Betreuung des Patienten in seinem sozialen Umfeld. Die medikamentöse antipsychotische Therapie ist in der Tat der wichtigste Teil des gesamten Therapiekonzeptes. Ungeachtet dessen können jedoch zusätzliche therapeutische Strategien wie Verhaltenstherapie, Psychotherapie und Berufsausbildung die Wirksamkeit des verabreichten Neuroleptikums oftmals erheblich verstärken (Dencker u. Malm 1984).

Zusammenfassung

Weltweit besteht eine nicht zu übersehende Tendenz, die Dauer der stationären Behandlung zu verkürzen, selbst bei akut psychotischen Zuständen. Dies wiederum lenkt die Aufmerksamkeit auf den wichtigsten Teil des Gesamtkonzeptes der antipsychotischen Therapie, die Pharmakotherapie. Der hier vorgestellte neue Wirkstoff Zuclopenthixolacetat markiert einen beachtlichen Fortschritt in der

Behandlung gerade der akut psychotischen Phase, insbesondere für solche Patienten, die eine abschirmende Sedierung oder Schlaf benötigen. Wird die Behandlung mehr als 1 Woche fortgeführt, so besteht allerdings das Risiko einer Substanzkumulation.

Eine rasche Besserung der psychotischen Symptome – in der referierten Untersuchung (Amdisen et al. 1987) etwa 50% nach 1 Woche – gestattet zwar eine baldige Entlassung, birgt aber andererseits auch ein hohes Risiko für den Patienten und seine soziale Umgebung, sofern die frühe poststationäre Phase nicht aufmerksam und engmaschig genug überwacht wird. Aus diesem Grunde empfehlen sich folgende Behandlungsstrategien:

1. Die optimale Neuroleptikadosierung für die frühe poststationäre Therapiephase sollte bereits während des stationären Aufenthaltes stabil eingestellt werden. Gleichzeitig ist sorgfältig zu prüfen, ob es sich empfiehlt, die Medikation durch eine Depottherapie sicherzustellen.
2. Während der verschiedenen Psychosestadien, angefangen von der hochakuten Phase bis hin zur gegebenenfalls durchzuführenden Erhaltungstherapie, sollte man möglichst immer das gleiche Neuroleptikum verwenden.

Im Rahmen der Erhaltungstherapie ist es sinnvoll, sorgfältig den gleichzeitigen Einsatz ergänzender, nichtmedikamentöser Maßnahmen zu erwägen: individuelle Psychotherapie und Familientherapie während der akuten Psychose sowie ein Rehabilitationsprogramm in den mehr chronischen Fällen.

Literatur

Amdisen A, Aaes-Jørgensen T, Thomsen NJ, Madsen VT, Nielsen MS (1986) Serum concentrations and clinical effect of zuclopenthixol in acutely disturbed, psychotic patients treated with zuclopenthixol acetate in Viscoleo. Psychopharmacology 90:412–416

Amdisen A, Nielsen MS, Dencker SJ et al. (1987) Zuclopenthixol acetate in Viscoleo – a new drug formulation. Acta Psychiatr Scand 75:99–107

Balant LP, Balant-Gorgea AE, Eisele R, Reith B, Gex-Fabry M, Garone G (submitted for publication) Clinical and pharmacokinetic evaluation of zuclopenthixol acetate in Viscoleo. Pharmacopsychiatry

Bech P, Bolwig TG, Kramp P, Rafaelsen OJ (1979) The Bech-Rafaelsen mania scale and the Hamilton depression scale. Acta Psychiatr Scand 59:420–430

Bech P, Kastrùp M, Rafaelsen OJ (1986) Mini-compendium of rating scales for status of anxiety, depression, mania, schizophrenia with corresponding DSM-III syndromes. Acta Psychiatr Scand 73 [Suppl 326]:32–37

Dencker SJ (1986) Clinical experience with zuclopenthixol acetate. In: Rafaelsen OJ, Christensen AV (eds) What can basic biological psychiatry do for the treatment of acute psychosis? (Regional symposium, World Psychiatric Association, Copenhagen, Denmark, pp 77–92)

Dencker SJ, Malm U (1984) Combination of neuroleptics and psychosocial therapies in schizophrenia. Nord J Psychiatry 38:27–30

Dencker SJ, May PRA (1986) The treatment of acute psychosis. Lundbeck, Kopenhagen

Dencker SJ, Malm U, Jørgensen A, Fredricson Overø K (1980) Clopenthixol and flupentixol depot preparations in outpatient schizophrenics. IV. Serum levels and clinical outcome. Acta Psychiatr Scand 61 [Suppl 279]:55–63

Guy W (1976) ECDEU assessment manual for psychopharmacology. DHEW Publication No
  (ADM), National Institute of Mental Health, Rocheville, MD, pp 76–338
Jørgensen A, Fredricsen Overø K (1980) Clopenthixol and flupentixol depot preparations in
  outpatient schizophrenics. III. Serum levels. Acta Psychiatr Scand 61 [Suppl 279]·41–54
Lingjaerde O, Ahlfors UG, Bech P, Dencker SJ, Elgen K (1987) The UKU side effet rating scale.
  Acta Psychiatr Scand 76 [Suppl 334]:81–95
Neborsky R, Janowsky D, Munson E, Depry D (1981) Rapid treatment of acute psychotic sym-
  ptoms with high and low doses haloperidol. Arch Gen Psychiatry 38:195–199
Pedersen V, Sleth Nielsen M et al. (1987) An open multicentre study of zuclopenthixol acetate 5
  per cent in Viscoleo in acute psychoses including mania. Lundbeck, Kopenhagen (intern re-
  port)·
Tuason VB (1986) A comparison of parenteral loxapine and haloperidol in hostile and aggressive acutely schizophrenic patients. J Clin Psychiatry 47:126–129

Diskussion

Rüther

An einem Präparat wie Zuclopenthixolacetat wäre uns in der Klinik sehr gelegen,
und zwar aus folgendem Grund: Häufig erhalten Patienten, die mit einer exazerbierten Psychose zur Aufnahme kommen, initial sehr hohe Dosen, um sie zunächst einmal zu sedieren. Daraufhin sind die Patienten am nächsten Tag nicht
selten noch so sediert, daß man nicht schon wieder etwas geben möchte und lie-
ber abwartet. Meist verlassen die Patienten dann die Station und werden prompt
wieder psychotisch. Sofort ein Depotneuroleptikum zu spritzen ist wegen der
möglichen Nebenwirkungen auch nicht ganz unproblematisch.

In dieser Situation bietet ein solcher Mittelweg, wie ihn Zuclopenthixolacetat
darstellt, möglicherweise Vorteile. Aber auch hier ergeben sich Fragen: Was machen Sie, wenn der Patient am ersten Tag noch weiter unruhig ist? Spritzen Sie
nach? Und wenn ja – am gleichen oder am nächsten Tag? Wie sind dann die Do-
sisverläufe? Auf der anderen Seite besteht ja doch ein gewisser Depoteffekt. Wie
gehen Sie vor, wenn Sie zu hoch dosiert haben und Blutdruckabfälle auftreten?
Bestimmen Sie in den ersten Tagen die Leukozyten?

Dencker

Gewöhnlich reicht eine einmalige Injektion von 100 mg, auch bei sehr aggressiven Patienten. Ich glaube, dieses Präparat ist eine sinnvolle Alternative zu den
üblichen wiederholten Injektionen, die zudem auch schmerzhaft sind. Die Injektion von Zuclopenthixolacetat schmerzt dagegen nicht.

Rüther

Die Sedation tritt, wie Sie gezeigt haben, erst nach 8 h ein. Wie überbrücken Sie
diese Zeit?

Dencker

Die Wirkung beginnt bereits nach 2 h. Nach 8 h ist die Sedierung maximal. Im allgemeinen kommen wir damit gut zurecht. Es ist sehr wichtig, gleich die richtige Dosis zu geben. Das erfordert allerdings eine gewisse Erfahrung.

Rüther

Haben Sie Blutdruckabfälle beobachtet?

Dencker

Nein. Somatische Komplikationen sind unter Zuclopenthixolacetat sehr selten.

König

Wir haben Zuclopenthixolacetat an 30 Patienten untersucht. Unsere Ergebnisse stimmen sinngemäß mit Ihren Daten überein. Ein deutlicher Wirkungseintritt wird nach 2–3 h sichtbar. Die klinische Wirksamkeit ändert sich nicht erkennbar, wenn man das Dosierungsintervall von 24 h auf 12 h verkürzt. Es ergeben sich keine Anzeichen für eine Kumulation. Auch die wiederholte Dosierung über längere Zeiträume ändert an der klinischen Wirksamkeit kaum etwas. Leukozyten und Leberenzyme zeigen in den ersten Tagen keine Veränderungen.

Wir haben versucht, die ersten Stunden durch die gleichzeitige Gabe von Zuclopenthixol und Zuclopenthixolacetat zu überbrücken, und haben damit gute Erfahrungen gemacht. Leider ist es nicht möglich, beide Medikamente in einer Spritze aufzuziehen, weil die ölige und die wäßrige Lösung sich nicht mischen. Dadurch wird die Verteilung im Gewebe ungleichmäßig und die Resorption problematisch.

Wiesel

Meiner Erfahrung nach spielt bei der Sedation auch ein psychologischer Effekt eine Rolle. Wenn der Patient den Rat des Arztes annimmt und sich zur Spritze entschließt, wird er ruhiger und kooperativer, das ist zumindest bei schizophrenen Patienten der Fall. Im übrigen beurteilte man die Sedierung in dieser Untersuchung daran, ob die Patienten schliefen oder nicht. Eine Sedation im Sinne einer Beruhigung ist aber objektiv bereits nach 2 oder 3 h vorhanden.

König

Der sedierende Effekt ist relativ leicht. Wir haben in unseren beiden Untersuchungen mit Zuclopenthixol und Zuclopenthixolacetat bei etwa 50% der Patienten abends Diazepam als schlafanstoßende Substanz dazugegeben. Wenn die Patienten nach Zuclopenthixol schlafen, dann sind sie sehr leicht weckbar und klar. Sie sind nicht narkotisiert.

Dencker

Neuroleptika eignen sich generell gut als Schlafmittel für Psychotiker, weil sie leicht weckbar bleiben, auch bei sehr hoher Dosierung.

Sieberns

Welche Zusatztherapie erhielten diese Patienten am 1. Tag? Wurden gleichzeitig andere Neuroleptika parenteral in Form wäßriger Lösungen oder oral gegeben? Wie schnell tritt die sedierende Wirkung von Zuclopenthixolacetat im Vergleich zu wäßrigen Lösungen anderer Neuroleptika ein, wie z. B. Haloperidol oder Benperidol?

Dencker

Wir haben das englische Haloperidoldosierungsschema verwendet, also wiederholte Injektionen, wobei die Patienten schließlich einschlafen. Zuclopenthixolacetat zeigte die gleiche Wirkung bei nur einer Injektion alle 3 Tage und führte überdies zu erheblich geringeren Nebenwirkungen als beispielsweise Haloperidol in höherer Dosierung.

Rüther

Haben Sie gleichzeitig Benzodiazepine verabreicht?

Dencker

Nein, das brauchen wir bei Zuclopenthixolacetat im allgemeinen nicht. Bei anderen Neuroleptika geben wir allerdings abends Benzodiazepine dazu, wenn die Patienten nicht schlafen können.

Bjørndal

Bei Manikern besteht das Problem, daß sie nach 6 Tagen immer noch manisch sind, selbst nach weiteren 14 Tagen sind sie noch erkennbar submanisch. Wir haben den Eindruck, daß man Biperiden zusammen mit Depotneuroleptika geben muß. Wie ist Ihre Erfahrung dazu? Innerhalb welcher Zeit nach der Injektion sehen Sie akute Dystonien?

Dencker

Wir haben in vereinzelten Fällen extrapyramidal-motorische Nebenwirkungen beobachtet. Ich verwende Anti-Parkinson-Mittel recht freizügig. Bei Langzeitbehandlung liegt die Situation anders. Man muß sehr wachsam sein und bei Auftreten der ersten Symptome dem Patienten sofort ein Anti-Parkinson-Mittel geben. Die weitere Compliance kann erheblich darunter leiden, wenn extrapyramidale

Nebenwirkungen nicht unverzüglich adäquat behandelt werden, weil sie den Patienten doch sehr erschrecken.

Rüther

Geben Sie die Anti-Parkinson-Mittel prophylaktisch?

Dencker

Nein, aber sofort bei Auftreten der ersten Symptome.

Rüther

Kommt es innerhalb der ersten 3 Tage dazu?

Dencker

Es kann dazu kommen, aber selten. Wir haben 1 oder 2 Patienten mit extrapyramidal-motorischen Nebenwirkungen unter Zuclopenthixolacetat gesehen.

Vergleichende Anwendung von cis(Z)-Clopenthixol und Haloperidol bei Patienten mit akuten schizophrenen Psychosen

F. MÜLLER-SPAHN, D. DIETERLE, G. KURTZ und E. RÜTHER

Einleitung

Clopenthixol, ein Isomerengemisch mit mittlerer neuroleptischer Potenz aus der Gruppe der Thioxanthene und mit stärker psychomotorisch dämpfender Wirkung, findet seit ca. 20 Jahren Verwendung in der Therapie akuter und chronisch schizophrener Psychosen. Von Clopenthixol liegen 2 Isomere vor, wobei im Gegensatz zum trans-Isomer lediglich das cis-Isomer antipsychotisch wirksam ist. Das bisher übliche Clopenthixol weist lediglich einen Anteil des cis-Isomers von ca. 35% auf.

In einem Doppelblindversuch an 43 Patienten konnte die Tagesdosis bei Umstellung von Clopenthixol auf cis(Z)-Clopenthixol um die Hälfte bei gleicher Wirksamkeit reduziert werden (Gravem et al. 1978).

In der nun vorliegenden Doppelblindstudie wurden cis(Z)-Clopenthixol und Haloperidol bezüglich ihrer Wirksamkeit und Verträglichkeit miteinander verglichen.

Methodik

Im Rahmen einer Doppelblindprüfung über 28 Tage mit einem Double-dummy-Design wurde die klinische Wirkung von cis(Z)-Clopenthixol im Vergleich zu Haloperidol bei 38 Patienten (23 Frauen, 15 Männer) im Alter zwischen 19 und 58 Jahren mit einer produktiv-psychotischen Symptomatik bei schizophrener oder schizoaffektiver Psychose untersucht.

Die Tabellen 1 und 2 sowie die Abb. 1 geben einen Überblick über die Zusammensetzung der jeweiligen Stichproben.

In die Haloperidolgruppe wurden 18 Patienten mit einem Durchschnittsalter von 32,0 Jahren (Standardabweichung. ±9,5 Jahre; Maximum 58 Jahre, Minimum 20 Jahre) aufgenommen. Bei 9 Patienten handelte es sich um die erste stationäre Aufnahme; 12 Patienten waren neuroleptisch nicht vorbehandelt.

In die cis(Z)-Clopenthixolgruppe wurden 20 Patienten mit einem Durchschnittsalter von 32,6 Jahren (Standardabweichung ±10,3 Jahre; Maximum 57 Jahre, Minimum 19 Jahre) aufgenommen. Bei 8 Patienten handelte es sich um die erste stationär-psychiatrische Aufnahme; 12 Patienten waren neuroleptisch nicht vorbehandelt.

Die diagnostische Zuordnung erfolgte nach ICD 9 (Degkwitz et al. 1980); ein informiertes Einverständnis nach den für klinische Prüfungen üblichen Kriterien war Voraussetzung für die Aufnahme in die Untersuchung. Trotz randomisierter Zuteilung zu beiden Substanzgruppen zeigte sich in der Haloperidolgruppe ein Übergewicht der Patienten mit einer schizoaffektiven Psychose, in der cis(Z)-Clopenthixolgruppe ein Übergewicht von Patienten mit einer hebephrenen bzw. paranoiden Schizophrenie.

Tabelle 1. Cis-Clopenthixol vs. Haloperidol bei akut schizophrenen Patienten (Haloperidol). (*Ta* Taxilan, *Ne* Neurocil, *Fl* Fluanxol)

Pat. Nr.	ICD Nr.	Zahl der stat. Aufn.	Neurolept. Vor- behandlung	Unter- suchungs- dauer [Tage]	Durchschn. Medikation [mg]	Biperiden [mg]
4. D. M.	295.3	3	Ta/Ne/Fl	28	13,75	–
7. S. R.	295.7	1	–	28	19,82	143
8. R. M.	295.7	1	–	24	18,95	–
9. K. B.	295.7	1	–	20	11,57	118
10. K. B.	295.3	2	–	26	17,69	97
11. B. E.	295.2	1	–	6	14,16	–
12. H. P.	295.1	3	–	19	10,0	9,5
17. K. A.	295.4	1	–	27	9,44	52
18. R. S.	295.4 295.7	1	–	28	15,71	10
20. K. M.	295.7	1	–	27	16,48	92
21. S. E.	295.6	1	–	18	28,42	–
22. G. E.	295.3	3	Fl	28	21,96	–
26. M. M.	295.1	1	Imap	7	18,57	–
27. K. H.	295.7	2	Ta	28	23,39	–
30. K. G.	295.7	3	Decentan	20	9,75	–
31. G.-M. A.	295.7	2	–	27	14,81	89
33. S. W.	295.3	4	Dapotum	14	19,64	4
34. F. G.	295.7 317.0	2	–	28	25,53	136

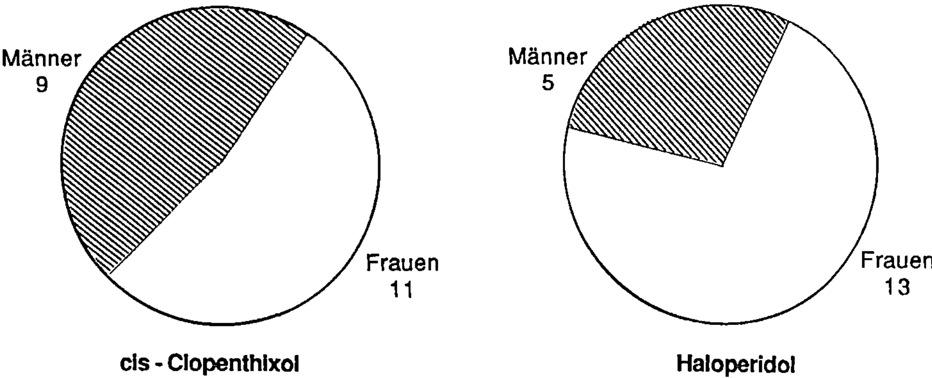

Abb. 1. cis-Clopenthixol vs. Haloperidol bei akut schizophrenen Patienten. Demographie: Geschlecht

Haloperidol lag in Kapseln à 5 mg vor, cis(Z)-Clopenthixol in Kapseln à 25 mg. 5 mg Haloperidol entsprachen einer Referenzdosis von 25 mg cis(Z)-Clopenthixol. Die Dosierung erfolgte in den Tagen 1–7 nach klinischem Bedarf, ab Tag 8 wurde eine fixe Dosis (verabreicht als einmalige Abenddosis) bis Tag 28 angestrebt, wobei am Tag 21 eine Dosiskorrektur erfolgen konnte. Begonnen wurde mit einer Initialdosis von 10 mg Haloperidol bzw. 50 mg cis(Z)-Clopenthixol, die nach klinischen Erfordernissen tageszeitlich verteilt oder als Einmaldosis verabreicht werden konnte.

Die Maximaldosierung pro Tag lag bei 150 mg cis(Z)-Clopenthixol bzw. 50 mg Haloperidol. Im allgemeinen wurden in der vorliegenden Studie ausreichende Wash-out-Perioden vorgeschal-

Tabelle 2. Cis-Clopenthixol vs. Haloperidol bei akut schizophrenen Patienten (cis-Clopenthixol). *Ta* Taxilan, *Ha* Haldol, *Sa* Saroten, *De* Decentan)

Pat. Nr.	ICD Nr.	Zahl der stat. Aufn.	Neurolept. Vor-behandlung	Unter-suchungs-dauer [Tage]	Durchschn. Medikation [mg]	Biperiden [mg]
1. F. T.	295.3 305.2	1	Ha/Ta Fluanxol	28	87,5	101
2. A. H.	295.7	3	Sa/Ta	28	55,0	116
3. H. R.	295.1	4	–	28	80,3	–
5. M. C.	295.3	3	Orap/Ha	28	65,7	48
6. O. J.	295.3	1	–	1	50,0	–
13. S. S.	295.3	1	–	14	89,2	42
14. M. W.	295.1	4	–	28	87,5	–
15. E. M.	295.3	1	–	28	68,5	60
16. S. C.	295.4	1	–	33	45,5	136
19. L. T.	295.7	2	Ha	27	50,0	–
23. D. W.	295.3	3	–	6	66,6	–
24. H. H.	297.1	4	Melleril	20	28,7	–
25. K. A.	295.3	2	Lyogen	29	98,2	17
28. G. M.	295.6	5	Ha-Decan.	28	74,1	–
29. B. A.	295.1	1	–	28	69,6	114
32. T. M.	295.6	7	–	27	68,0	72
35. W. M.	295.7	1	–	28	93,9	58
36. H. H.	295.6	5	Ta/Orap/De	28	50,0	34
37. G. H.	295.3	3	–	14	82,1	42
38. V. G.	295.1	1	–	3	50,0	5

tet; dies war lediglich in Einzelfällen nicht möglich. Bei 2 Patienten in beiden Gruppen lag eine klinisch nicht anders vertretbare, lediglich 2tägige Auswaschphase vor (perorale Neuroleptikaeinnahme).

Die Psychopathologie wurde mit dem AMDP-System (1979) der BPRS- (Overall u. Gorham 1976) und der CGI-Skala an den Tagen 0, 3, 5, 7, 14, 21 und 28 sowie bei Abbruch der Untersuchung dokumentiert, Störungen der Extrapyramidalmotorik mit den Untersuchungsskalen nach Webster (1968), Simpson u. Angus (1970) bzw. durch hausinterne Skalen zur Erfassung von Frühdyskinesien und der Akathisie registriert.

EKG, EEG, Laboruntersuchungen (u. a. Differentialblutbild sowie Leber- und Nierenstatus) und die Bestimmung von Prolaktin im Serum wurden an den Tagen 0, 7, 14, 21 und 28 durchgeführt.

Ergebnisse

Untersuchungsdauer

Haloperidolgruppe: 9 Patienten wurden über die für die orale Behandlung geplante Untersuchungsdauer von 27 bzw. 28 Tagen behandelt, bei 9 Patienten wurde die Untersuchung zwischen dem 6. und 26. Untersuchungstag vorzeitig abgebrochen. Abbruchgründe waren neben guter klinischer Besserung in 2 Fällen fehlende Krankheitseinsicht mit vorzeitiger Entlassung, internistische Erkrankungen bzw. das Auftreten von ausgeprägten extrapyramidal-motorischen Störungen bei 1 Patienten.

cis(Z)-Clopenthixolgruppe: 14 Patienten wurden während der gesamten Untersuchungsdauer von 27 bzw. 28 Tagen behandelt, bei 6 Patienten wurde die Untersuchung vorzeitig abgebrochen. Als Abbruchgründe wurden in 2 Fällen orthostatische Dysregulationen sowie mangelnde Compliance seitens der Patienten bzw. eine klinische Verschlechterung der Symptomatik benannt.

Dosierungen (Tabelle 1 A und B): Die mittlere Tagesdosis von Haloperidol lag zwischen 9,44 und 28,42 mg, von cis(Z)-Clopenthixol zwischen 28,7 mg und 98,2 mg. Die Gesamtmenge von Biperiden als Anticholinergikum betrug während der jeweiligen Behandlungsdauer in der Haloperidolgruppe zwischen 9,5 und 143 mg, in der cis(Z)-Clopenthixolgruppe zwischen 5 und 136 mg.

In der Haloperidolgruppe wurden 8 von 18 Patienten ohne sedierende Zusatzmedikation behandelt (Ausnahme: Schlafmittel). 2 Patienten erhielten über den gesamten Zeitraum von 28 Tagen durchgehend Promethazin bzw. Diazepam.

In der cis(Z)-Clopenthixolgruppe wurden 7 von 20 Patienten ohne sedierende Zusatzmedikation (Ausnahme: Schlafmittel) therapiert. Weitere 5 Patienten wurden bis zu 3 Tage lang mit sedierenden Zusatzmedikamenten behandelt bei einer Behandlungsdauer mit cis(Z)-Clopenthixol zwischen 20 und 30 Tagen. Zwei Patienten erhielten über den gesamten Untersuchungszeitraum von 27 bzw. 28 Tagen durchgehend Promethazin.

Psychopathologie: Die statistische Berechnung wurde mit dem Greenhouse-Geisser-Test durchgeführt. Es wurden über alle Patienten Varianzanalysen zur Ermittlung signifikanter Unterschiede zwischen den jeweiligen AMDP- und BPRS-Syndromen bzw. den beiden Behandlungsgruppen erstellt. Am Tag 0 betrug der mittlere BPRS-Gesamtscore in der cis(Z)-Clopenthixolgruppe 52,2 in der Haloperidolgruppe 51,9. Bereits ab dem 3. Tag zeigte sich bei beiden Medikamenten eine statistisch nachweisbare Besserung im BPRS-Gesamtscore ohne substanzspezifische Gruppenunterschiede (Abb. 2). Auch bei Berechnung der Differenzwerte im Vergleich zu Tag 0 des BPRS-Gesamtscores bzw. der BPRS-Subscores (Overall u. Gorham 1976) sowie der AMDP-Syndrome (Gebhardt et al. 1983) mit der jeweils maximalen Zahl von Patienten in den unterschiedlichen Behandlungsgruppen an den jeweiligen Untersuchungstagen ließen sich keine substanzspezifisch signifikanten Unterschiede ermitteln. Insbesondere zeigten sich in den BPRS-Syndromen Denkstörungen, Aktivität, Anergie sowie den AMDP-Syndromen Apathie und paranoid-halluzinatorisches Syndrom keine substanzspezifischen Unterschiede.

Auch die Beurteilung der CGI-Skala (Gesamtbeurteilung der Zustandsänderung sowie des Schweregrades der Erkrankung) zeigte in beiden Substanzgruppen eine vergleichbare, statistisch signifikante Besserung im Therapieverlauf.

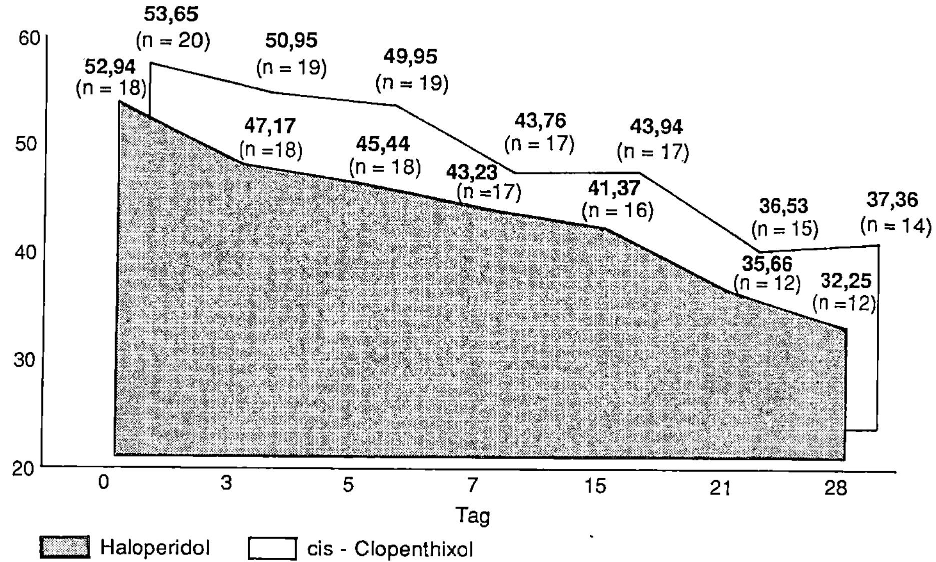

Abb. 2. cis-Clopenthixol vs. Haloperidol. BPRS-Gesamtscore. Vergleich der Mittelwerte. An keinem Untersuchungstag signifikante Unterschiede zwischen beiden Substanzen

Unerwünschte Wirkungen

Extrapyramidal-motorische Störungen: Die Auswertung der Rating-Skalen nach Simpson u. Webster ergab für beide Präparate ab Tag 3 eine statistisch nachweisbare Zunahme extrapyramidal-motorischer Störungen, jedoch ohne substanzspezifische Unterschiede (Abb. 3). In der Haloperidolgruppe waren bei 7 von 18 Patienten Frühdyskinesien, bei 6 Patienten eine Akathisie bzw. eine Akathisieähnliche Unruhe sowie bei 5 Patienten Symptome eines Parkinsonoids zu beobachten.

In der cis(Z)-Clopenthixolgruppe entwickelten sich Frühdyskinesien bei 6 von 20 untersuchten Patienten, eine Akathisie bei 1 Patienten sowie Symptome eines pharmakogenen Parkinsonoids bei 4 Patienten.

EEG- und EKG-Veränderungen: Pathologische EEG-Veränderungen waren in der cis(Z)-Clopenthixolgruppe nicht, in der Haloperidolgruppe bei 1 Patienten zu beobachten.

EKG-Veränderungen im Sinne grenzwertiger Erregungsrückbildungsstörungen ohne sicher pathologisches Ausmaß ließen sich in beiden Behandlungsgruppen bei einigen Patienten nachweisen; diese Störungen bildeten sich bei gleichbleibender Medikation im Laufe der Therapie vollständig zurück.

Laborchemische Untersuchungen: Ein vorzeitiger Therapieabbruch, bedingt durch wesentliche pathologische Veränderungen, war bei beiden Präparaten nicht erforderlich.

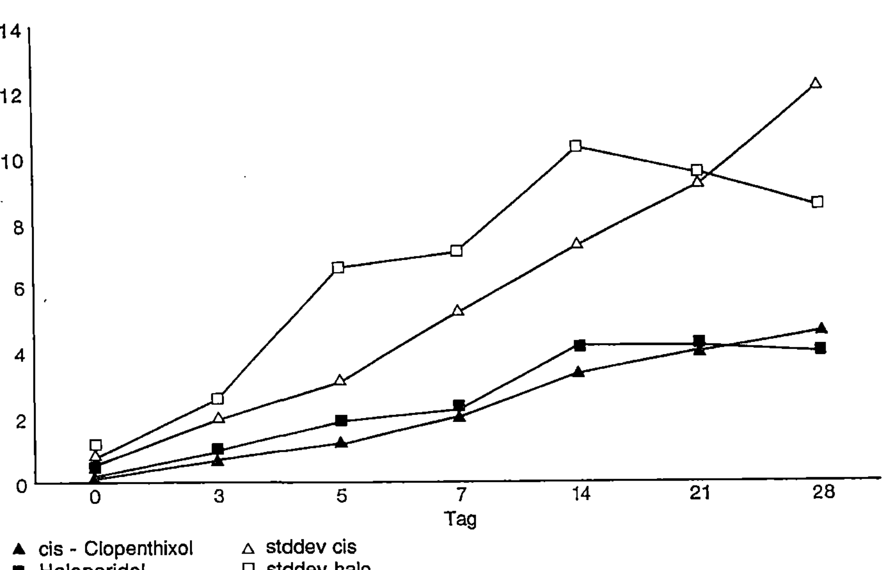

Abb. 3. cis-Clopenthixol vs. Haloperidol. Vergleich für Simpson-Skala. Mittelwerte für Untersuchungstage (*stddev* Standardabweichung). An keinem Untersuchungstag signifikante Unterschiede zwischen beiden Substanzen

Serumprolaktin: Sowohl in der Haloperidol- als auch in der cis(Z)-Clopenthixolgruppe zeigten sich in der Höhe vergleichbare signifikante Anstiege des Serumprolaktins.

Diskussion

Im Rahmen der vorliegenden Studie wurde die klinische Wirkung von cis(Z)-Clopenthixol im Vergleich zu Haloperidol bei 38 Patienten mit einer produktiv-psychotischen Symptomatik bei einer zugrundeliegenden schizophrenen oder schizoaffektiven Psychose über 28 Tage doppelblind mit einem Double-dummy-Design untersucht.

Der Vergleich der Dosierungen zwischen den beiden Substanzen zeigt, daß das ursprüngliche Verhältnis zwischen der Haloperidol- und der cis(Z)-Clopenthixoldosis von 1:5 während der Studie verändert wurde. Haloperidol wurde in Relation zu cis(Z)-Clopenthixol höher dosiert (ca. 1:3). Eine sedierende Zusatzmedikation am Tage war in der cis(Z)-Clopenthixolgruppe bei mehr Patienten erforderlich als in der Haloperidolbehandlungsgruppe, wobei allerdings der statistische Vergleich der BPRS-Syndrome Aktivität bzw. Anergie sowie des AMDP-Syndroms Apathie keine substanzspezifischen Unterschiede zeigte.

Ein anderes Problem liegt in der unterschiedlichen Verteilung der diagnostischen Subgruppen in den beiden Therapiearmen. Die Patienten wurden randomisiert beiden Substanzgruppen zugeordnet; damit ist dieses Phänomen zufallsabhängig und unseres Erachtens deshalb von geringerer Relevanz, da Neuroleptika im allgemeinen auf psychotische Syndrome unabhängig von der jeweiligen Diagnose wirken. Die dominierenden psychopathologischen Syndrome einer akuten Psychose waren in beiden Behandlungsgruppen vergleichbar ausgeprägt.

In der BPRS-Skala lag der mittlere Gesamtscore in der cis(Z)-Clopenthixolgruppe bei 52,2 und in der Haloperidolgruppe bei 51,9. Bereits ab dem 3. Behandlungstag ließen sich für beide Präparate statistisch nachweisbare Besserungen der klinischen Symptomatik, ohne syndrom- bzw. substanzspezifische Gruppenunterschiede, nachweisen.

Zusammenfassend zeigte cis(Z)-Clopenthixol eine dem Haloperidol vergleichbare gute antipsychotische Wirksamkeit.

Die extrapyramidal-motorischen Störungen im Sinne von Frühdyskinesien bzw. von pharmakogenetisch induzierten Parkinson-Syndromen waren in beiden Behandlungsgruppen vergleichbar. Auffällig war dagegen das geringe Auftreten einer Akathisie, nämlich bei nur 1 Patienten in der cis(Z)-Clopenthixolgruppe im Vergleich zu 6 Patienten in der Haloperidolgruppe. Unter cis(Z)-Clopenthixolbehandlung waren insgesamt keine pathologischen EEG-Veränderungen nachweisbar, ebensowenig pathologisch relevante EKG-Veränderungen bzw. laborchemische Veränderungen, die einen Therapieabbruch erfordert hätten.

Beide Substanzen führten zu vergleichbaren Anstiegen des Serumprolaktins im Verlaufe der Behandlung. Die gemessenen Prolaktinwerte deuten insgesamt nicht auf ein im Vergleich zu Haloperidol erhöhtes Risiko unter Behandlung mit cis(Z)-Clopenthixol hin.

Zusammenfassend bestätigen diese Ergebnisse im wesentlichen die Befunde von Woggon und Kuny aus dem Jahre 1983, die ebenfalls in einer Doppelblindstudie die klinische Wirkung bzw. Verträglichkeit von cis(Z)-Clopenthixol im Vergleich zu Haloperidol überprüften.

Literatur

Arbeitsgemeinschaft für Methodik und Dokumentation in der Psychiatrie AMDP (Hrsg) (1979) Das AMDP-System. Manual zur Dokumentation psychiatrischer Befunde. Springer, Berlin Heidelberg New York
Gebhardt R, Pietzcker A, Strauss A, Stoeckel M, Langer C, Freudenthal K (1983) Skalenbildung im AMDP-System. Arch Psychiatr Nervenkr 233:223–245
Gravem A, Engstrand E, Guleng RJ (1978) Cis(Z)-Clopenthixol and clopenthixol (Sordinol) in chronic psychotic patients. Acta Psychiatr Scand 58:384–388
Degkwitz R, Helmchen H, Kockott G, Mombour W (Hrsg) (1980) Internationale Klassifikation der Krankheiten der WHO (ICD, 9. Revision). Springer, Berlin Heidelberg New York
Overall JE, Gorham DR (1976) Brief psychiatric rating scale. In: Guy W (ed) ECDEU Assessment manual for psychopathology, Rev. Ed. Rockville, Maryland, pp 157–169
Simpson GM, Angus JWS (1970) A ratingscale for extrapyramidal side effects. Acta Psychiatr Scand 212 [Suppl]:11–19
Webster DD (1968) Critical analysis of disability in Parkinson's disease. Mo Treat 5:257–282
Woggon B, Juny S (1983) Cis(Z)-Clopenthixol in der Behandlung der akuten Schizophrenien. (Sonderdruck aus: Clopixol-Symposium, Kopenhagen, 8.–9. Sept. 1983)

Diskussion

Rüther

Sie sagten, daß cis-Clopenthixol weniger stark sedierte als Haloperidol. Ist nicht gerade die Sedation ein großer Vorteil von cis-Clopenthixol?

Müller-Spahn

Unter cis-Clopenthixol war bei etwa $^2/_3$ der Patienten eine sedierende Zusatzmedikation erforderlich, um einen ausreichenden klinischen Effekt zu erzielen. Bei Haloperidol war das nur bei etwa der Hälfte der Patienten nötig. Allerdings schränkt die relativ geringe Stichprobe die Aussagekraft dieser Zahlen ein.

Rüther

Zur Frage orthostatischer Begleiterscheinungen: Haben Sie signifikante Unterschiede hinsichtlich der Beeinflussung des Blutdrucks festgestellt? Wurden vielleicht durch die orale Medikation initial zu schnell hohe Spiegel erreicht?

Müller-Spahn

Wir haben unter Haloperidol bei 1 Patienten Orthostasen beobachtet. Insgesamt waren es 3 von 20 Patienten unter cis-Clopenthixol. Bei diesem Patienten war deswegen ein Therapieabbruch notwendig. Es war ein Patient, der um 17 Uhr und um 21 Uhr jeweils 25 mg erhalten hatte. Nachts um 3 Uhr war dann eine massive orthostatische Dysregulation zu beobachten. Bei diesem Patienten bestand keine Zusatzmedikation. Der zweite Patient hatte dagegen initial zusätzlich Valium erhalten.

Insgesamt zeigte sich unter Zuclopenthixol ein kaum nennenswerter Effekt auf den Blutdruck bei einschleichender Dosierung während der ersten 7 Tage. Im Vergleich zu Haloperidol bestand dabei kein wesentlicher Unterschied. Man muß allerdings diese Möglichkeit im Auge behalten, gerade bei der 1. Dosis. Anscheinend besteht aber kein wesentliches Risiko.

Sieberns

Aus der Klinik kommen Hinweise, daß bei oraler Verabreichung von Zuclopenthixol nach einer Dosiserhöhung etwa 2–3 Tage gewartet werden sollte, bevor erneut die Dosis gesteigert wird, weil die Wirkung offenbar verzögert einsetzt. Eine vorzeitige Erhöhung der Dosis geht daher zu Lasten der Verträglichkeit. Unter Umständen ist das eine Ursache für diese orthostatischen Begleiterscheinungen. Sie haben die Dosis in verhältnismäßig kurzen Abständen, zum Teil täglich, jeweils verdoppelt.

Rüther

Besitzt Zuclopenthixol eine antihistaminerge Wirkung?

Sieberns

Ja, sie ist aber sehr schwach, schwächer als die von Haloperidol.

Möller

Wie drückte sich denn die Sedierung auf der Anergieskala aus?

Müller-Spahn

Auf der Anergieskala bzw. der Aktivierungsskala bestand kein signifikanter Unterschied zu Haloperidol. Ich möchte auch nicht so verstanden werden, daß cis-Clopenthixol weniger sediert als Haloperidol. Wir haben eben nur beobachtet, daß sich die erforderliche Zusatzmedikation in beiden Fällen unterschied. Es ist allerdings möglich, daß beide Patientenstichproben im Grad der Erregtheit nicht identisch sind. Wir können allerdings auch nicht den Schluß ziehen, daß cis-Clopenthixol stärker sediert als Haloperidol.

Danielczyk

Unter Dopa-Behandlung sieht man ja anfänglich auch sehr häufig Dyskinesien. Je älter die Patienten sind und je länger sie mit Dopa behandelt werden, desto weniger häufig treten diese Dyskinesien auf. Bei der Schizophrenie ist das anscheinend anders. Hier gibt es Hinweise, daß Dyskinesien mit zunehmendem Alter häufiger auftreten.

Im übrigen sehen wir bei älteren Patienten auch schwere Denkstörungen, die durch die Neuroleptikatherapie hervorgerufen werden. Bei dementen Patienten mit delirantem, psychotischem Zustandsbild und aggressivem Verhalten sind wir äußerst zurückhaltend mit Neuroleptika, weil die Denkfähigkeit dadurch sehr stark abnimmt. Wir haben sogar den Eindruck, als bliebe die Denkstörung manchmal lange bestehen, nachdem das Präparat bereits abgesetzt wurde. Wir halten daher höherdosierte Neuroleptika als Langzeittherapie bei Alzheimer-Patienten nahezu für kontraindiziert.

Müller-Spahn

In unserer Untersuchung ging es allerdings um die produktiv-psychotische Symptomatik, die in der BPRS-Subskala „Denkstörungen" zum Ausdruck kommt, nicht um rein kognitive Störungen, sondern um Wahn und Halluzinationen.

Danielczyk

Treten unter einer Neuroleptikatherapie bei Schizophrenen kognitive Störungen auf?

Müller-Spahn

Wahrscheinlich, aber die waren in unserem Studiendesign nicht als Therapieziel vorgesehen.

Möller

Das Problem ist, daß sie meßtechnisch nur schwer zu erfassen sind, weil der akut Schizophrene so denkgestört ist, daß seine sonstigen kognitiven Behinderungen, die unter Neuroleptika induziert werden, dagegen nicht ins Gewicht fallen. Die Besserung, die durch die Neuroleptika eintritt, wiegt in der Nettobilanz sicher viel stärker.

Wiesel

Wie waren die Einschlußkriterien der Studie definiert? Habe ich Sie richtig verstanden, daß ungefähr die Hälfte der Patienten bereits Neuroleptika erhielt?

Müller-Spahn

Nein. Die Zuclopenthixolgruppe enthielt 12 Patienten, die mindestens ein ½ Jahr lang keine Neuroleptika erhalten hatten. Die übrigen 8 Patienten waren zwar vorbehandelt, doch war eine Wash-out-Periode vorgeschaltet, deren Dauer von der Art der Vorbehandlung – Depot oder oral – abhing. Es handelte sich also bis auf 2 Fälle, bei denen es einfach nicht möglich war, eine entsprechend lange Wash-out-Periode einzuhalten, um unbehandelte oder nicht ausreichend vorbehandelte Patienten.

Die Einschlußkriterien lauteten: Akute produktiv-psychotische Symptomatik, entweder im Rahmen eines erneuten Schubes bei vorhergehender Remission einer Schizophrenie oder einer Exazerbation einer chronischen Schizophrenie.

Wiesel

Sie haben keine festen Dosierungen verwendet. Welches waren die Kriterien für eine Dosiserhöhung?

Müller-Spahn

Zwischen Tag 1 und Tag 7 war die Dosis flexibel. Ab Tag 8 war eine Fixdosis bis Tag 28 angestrebt mit der Möglichkeit, am Tag 21 die Dosis den klinischen Erfordernissen anzupassen. Wir hatten also in aller Regel ab Tag 8 eine konstante Dosis bis Tag 28, die bei durchschnittlich 75–100 mg/Tag lag und als einmalige Dosis am Abend verabreicht wurde. Mit diesem Double-dummy-Design war gewährleistet, daß die Patienten gleich viele Kapseln von Placebo und Verum erhielten.

Wiesel

Wie verfuhren Sie mit Schlafmitteln?

Müller-Spahn

Eine Reihe von Patienten in beiden Gruppen erhielt eine Schlafmedikation. Ich habe Schlafmittel nicht unter der primär sedierenden Medikation aufgeführt, denn die sedierende Medikation während des Tages war üblicherweise Promethazin. Die Patienten mit Schlafstörungen erhielten in der Regel ein Benzodiazepin. In beiden Gruppen waren dies jeweils 6–7 Patienten.

Bobon

Zur Niedrigdosierung von Neuroleptika möchte ich anmerken, daß in Belgien die Behörden ebenso wie die fachärztlichen Kollegen befürchten, daß dadurch bei nichtpsychotischen Patienten tardive Dyskinesien induziert werden. Wir brauchen daher dringend Doppelblindstudien mit einem typischen D_2-Antagonisten, wie zum Beispiel Pimozid, und D_2/D_1-Antagonisten wie Zuclopenthixol, um diese wichtige Frage so schnell wie möglich beantworten zu können.

Sieberns

Solche Untersuchungen sind schwierig. Derzeit laufen Doppelblindstudien mit Flupentixoldecanoat gegen Fluspirilen, wobei natürlich die Behandlungsdauer entscheidend ist. Die gegenwärtig empfohlenen Behandlungszeiten liegen bei 6 Wochen, in jedem Fall aber unter 3 Monaten.

Rüther

Ich bin der Meinung, daß man solche Studien nicht durchführen darf. Die Behandlungsdauer sollte nämlich bei der niedrigdosierten Neuroleptikatherapie auf jeden Fall so kurz sein, daß keine Dyskinesie auftreten kann. Insofern halte ich es für ethisch nicht vertretbar, eine solche Studie durchzuführen.

Allerdings sollte man alle Patienten, die außerhalb von Studien längerfristig niedrigdosierte Neuroleptika erhalten, genau beobachten, um tardive Dyskinesien nicht zu übersehen.

Es existieren eindeutige Befunde, wonach bei bestimmten Präparaten nach längerer Gabe auch sehr niedriger Dosen tardive Dyskinesien auftreten können. Wir können allerdings keine genauen Angaben zur Häufigkeit machen. Risikopatienten dürfen auf keinen Fall niedrigdosierte Neuroleptika bekommen.

Tegeler

In der Praxis erhalten manche Patienten Fluspirilen 1,5 mg nicht selten bis zu 1 Jahr oder länger. Wir haben bisher retrospektiv 155 Patienten erfaßt, die Fluspirilen 1,5 mg mindestens 26 Wochen lang innerhalb der letzten 3 Jahre bekommen haben. Als Vergleichsgruppe haben wir 120 Patienten untersucht, die entsprechend lange Benzodiazepine erhalten haben. Diese Patienten sind übrigens viel seltener. Eine Zwischenauswertung hat ergeben, daß sich die Häufigkeit extrapyramidaler Begleitwirkungen in beiden Gruppen nicht unterscheidet.

Zuclopenthixol – Klinische Erfahrungen bei agitierten und expansiven Psychosen

P. König

Einleitung

Thioxanthene werden seit etwa 30 Jahren in der Psychosebehandlung verwendet. Clopenthixol (Sordinol) ist durch eine Reihe von Studien als deutlich sedierendes, antipsychotisch wirksames Neuroleptikum mit den typischen anticholinergen und extrapyramidalen Nebenwirkungen dieser Substanzklasse bekannt geworden (Zusammenfassungen bei Angst u. Dinkelkamp 1974; Langer u. Heimann 1983).

Petersen et al. berichteten 1977 erstmals über die pharmakologische Potenz des cis(Z)-Stereoisomers, welches durch eine Auftrennung des Isomerengemisches Clopenthixol als aktive Form im Gegensatz zur pharmakologisch weitestgehend inaktiven trans(E)-Form dargestellt werden konnte. Nach den Erfahrungen, insbesondere skandinavischer Arbeitsgruppen (z. B. Dencker u. Elgen 1980), wurde auf eine höhere pharmakologische Potenz des cis(Z)-Clopenthixol (Zuclopenthixol) hingewiesen und eine gute klinische Wirkung dokumentiert.

Im klinischen Alltag waren die deutlichen anticholinergen Nebenwirkungen wie auch die stark sedierende Potenz von Clopenthixol im Behandlungsprinzip öfter objektiv nachteilig und wurden auch vom Patienten als störend empfunden. Die nach den o. a. Ergebnissen diesbezüglich wesentlich günstigeren ersten Erfahrungen mit Zuclopenthixol veranlaßten uns, eine offene Studie an akuten agitierten und expansiven Psychosen durchzuführen.

Methodik

Zuclopenthixol wurde, als 1%ige, wäßrige Lösung in Ampullen, 2%ige Tropflösung sowie Tablette zu 10 und 25 mg zur Verfügung gestellt (Lundbeck, Österreich).

Im Sinne eines „dose-finding" wurde nach einem „fixed-flexible dose-regimen" vorgegangen, welches erlaubte, 10 mg pro dosi mehrmals täglich über 3 Tage i.v. zu verabreichen. Unter gleichen Voraussetzungen wurde die Applikation per infusionem (Lävulose 5%, 250 cm^3) durchgeführt. Im weiteren erfolgte in jedem Fall die Umstellung auf orale Medikation.

In die Studie inkludiert wurden stationär aufgenommene Patienten beiderlei Geschlechts zwischen 20 und 60 Jahren. Diagnostisches Kriterium stellte die akute (Exazerbation einer) Psychose nach ICD 295.1–295.4, 295.7 (antriebsgesteigerte Form) sowie 296.0, 296.2 dar. Die Patienten wurden entweder medikamentenfrei oder nach einem 3tägigen Wash-out in die 6wöchige Untersuchung aufgenommen, welche als Kontrollinstrumente die CGI (McGlasham 1973), die BPRS (Overall u. Gorham 1962) oder die IMPS in der Form von Zerssen u. Cordin (1978) verwendete. Nebenwirkungen und Sedierungseffekte wurden auf jeweils 4stufigen Skalen berücksichtigt und damit nicht erfaßte, besondere Einzelsymptome gesondert registriert. Die Untersuchungen wurden am Tag 0, 1, 3 und 7 sowie weiters einmal wöchentlich für die Studiendauer vorgenommen. Der somatische Status und die Laborparameter wurden zu Beginn und am Ende der Studie kontrolliert, Dosis und Dosisänderungen laufend dokumentiert. Zur Feststellung möglicher Vigilanzänderungen wurde nach der 1. und 6. Behandlungswoche die Flimmerverschmelzungsfrequenz gemessen. Die Studiendauer betrug 6 Wochen.

Von insgesamt 18 Patienten vollendeten 14 die Untersuchung, wobei als diesbezügliche Ausschlußkriterien die ungenügende antipsychotische Wirkung, stark behindernde Nebenwirkungen oder vorzeitige Entlassung galten. Allgemeine Ausschlußkriterien lagen in verschiedenen Formen der Suchtkrankheiten, Nieren- und Leberfunktionsstörungen, kardialen und anderen schweren organischen Erkrankungen bzw. Schwangerschaft. Biperiden und Diazepam galten als mögliche Zusatzmedikation.

Ergebnisse

Demographische bzw. krankheitsbezogene Angaben der Studienpatienten sind Tabelle 1 zu entnehmen; es waren 6 schizophrene und 8 manische Erkrankungen inkludiert. Tabellen 2 und 3 weisen die Diagnosen, Ausfallgründe, Krankheits-

Tabelle 1. Demographische Daten der in die Studie inkludierten Patienten (Diagnosen s. Text)

Geschlecht	Alter (Range: 19–49 Jahre)				Total	$\varnothing$	SD
	<20	20–29	30–39	40–49			
M	1	3	1	3	8	32,5	10,6
F	–	4	1	1	6	29,7	7,6
Total	1	7	2	4	14	31,3	9,5
Erkrankungsdauer $\varnothing$	67,4 Monate (0–228)						
KH-Aufenthalt $\varnothing$	5,1 Monate (0– 21)						

Tabelle 2. Daten zu den Drop-outs und Ausfallgründe

Geschlecht	Alter	Diagnosen	Ausfallgrund
F	34	Primitivreaktion auf exogene Belastung	Diagnoserevision
M	29	Manisches Syndrom	Verschlechterung
F	31	Akuter Schub eines M. Bleuler	Verschlechterung
F	19	Maniformes Bild bei M. Bleuler	Verschlechterung

Tabelle 3. CGI-Überblick über die Drop-outs, Schweregrad der Erkrankung

CGI	Pat. No.	Status					
		0	1. Tag	3. Tag	7. Tag	2. Woche	3. Woche
Schwere-	3	2	2	2	–	–	–
grad	5	6	6	6	6	7	–
	10	6	6	6	6	5	7
	11	6	6	6	7	–	–

Tabelle 4. IMPS-, BPRS-Veränderungen bei den Drop-outs im Gesamtscore

	Pat. No.	Status					
		0	1. Tag	3. Tag	7. Tag	2. Woche	3. Woche
IMPS	3	58	60	83	–	–	–
Total	5	126	138	133	124	251	–
BPRS	10	56	58	61	55	54	53
Total	11	31	34	32	35	–	–

Tabelle 5. Durchschnittliche Tagesdosen cis(Z)-Clopenthixol (mg), Grenzen und Applikationsart und -häufigkeit derselben. Standardisierte Begleitmedikation

cis(Z)-Clopenthixol $\varnothing$ Dosis/Tag [mg]	Grenze/Tag [mg]		Frequenz/Tag
21,6	10– 30		2 Injektionen i. v.
22,8	20– 30		2,1 Infusionen
77,5	30– 60		4 p. o.
90,8	40–160		4 p. o.
Diazepam 10 mg (abends)	<3 Mo.	5 Pat.	
	>5 Mo.	4 Pat.	
Biperiden $\leqq$ 3 dd		8 Pat.	
	>2 Wo.	1 Pat.	

ausmaß und Zeitpunkt des Ausfalles für die Drop-outs aus. Mit Ausnahme von Patient 3 (Diagnoserevision) wurde eine Zuclopenthixolbehandlung über mindestens 7 Tage versucht, jedoch wegen ungenügender Wirkung abgebrochen. [Die Patienten wurden im weiteren auf hohe Dosen Clozapin (450 mg) und Diazepam eingestellt.] Tabelle 4 zeigt die IMPS- bzw. BPRS-Veränderungen dieser Patienten.

Wie aus Tabelle 5 hervorgeht, wurde Zuclopenthixol über ca. 4 Tage parenteral in Dosen zwischen 10 und 30 mg/Tag allen Patienten 2mal täglich verabreicht und im weiteren auf orale Medikation mit Tagesdosen zwischen 30 und 160 mg, verteilt auf 4 Einzelgaben, umgestellt. Diazepam mußte an 9, Biperiden ebenfalls an 9 Patienten verabreicht werden.

Tabelle 6 weist die durchschnittlichen Veränderungen der Gesamtscores der Patienten, als Baseline und in der 6. Woche geratet, aus. Die Veränderungen im CGI sind signifikant, ebenso wie jene der für die einzelnen Krankheitsverläufe „charakteristischen Symptome", die in der 2. Behandlungswoche bereits eine Signifikanz auf dem 5%-Niveau erreichen. Die Beurteilungen über BPRS und IMPS erreichen wegen der geringen Fallzahl keine Signifikanz, zeigen jedoch den Besserungstrend sehr deutlich auf. Nebenwirkungen sind nicht in signifikantem Maß zu messen.

Tabelle 7 vergleicht Therapieeffekt und Nebenwirkungen: 50% zeigen einen optimalen Therapieeffekt ohne jegliche Nebenwirkungen, je 1 Patient ist bei im-

Tabelle 6. Durchschnittswerte der Beurteilung durch CGI, BPRS, IMPS, Nebenwirkungserfassung *(NW)* und „charakteristische Symptome" am Tag 0 und am Ende der Studie, Verhältnis der manischen *(m)* zu schizophrenen *(s)* Probanden

	CGI $(n=14)$	Σ BPRS $(n=7)$	Σ IMPS $(n=7)$	Σ 26 NW $(n=14)$	Σ Symptome $(n=14)$
$\varnothing$ Score 0	4,357	29,429	62,000	0,500	9,714
$\varnothing$ Score 6. Woche	2,143[b] (SD 1,657)	9,000 (SD 10,165)	29,714 (SD 32,286) (4. Wo.[a])	0,857 (SD 1,351)	2,786[c] (SD 2,966) (2. Wo.[a])
Verhältnis m/s	8/6	5/2	3/4	8/6	8/6

(paired *t*-test, Wilcoxon matched-pairs signed ranks test)
[a] <5%,   [b] <1%,   [c] <0,1%.

Tabelle 7. Therapieeffekt im CGI-Rating und Nebenwirkungen nach 6 Wochen

Status 6. Woche	Nebenwirkungen				Total
	0	1	2	3	
Ther.-Effekt 0	7	1	0	0	8
1	0	1	0	0	1
2	1	1	1	1	3
3	1	0	0	0	1
4	1	0	0	0	1
5	0	0	0	0	0
6	0	0	0	0	0
Total	10	3	1	0	14

Tabelle 8. Einzelsymptome bzw. Faktoren aus BPRS bzw. IMPS bei manischen *(m)* und schizophrenen *(s)* Probanden vor Beginn und bei Ende der Studie

	BPRS $(n=7)$		IMPS $(n=7)$ Formale Denkstörungen (F 10)
	Denkzerfall	Spannung	
$\varnothing$ Score 0	3,000	4,857	10,857
$\varnothing$ Score 6. Woche	0,429[a] (ab 1. Wo.)	0,714[c] ([b] 2. Wo.)	1,286[a]
Verhältnis m/s	5/2	3/4	

(paired *t*-test, Wilcoxon matched-pairs signed ranks test)
[a] <5%,   [b] <1%,   [c] <0,1%.

mer noch gutem therapeutischen Effekt von mäßigen bis stärkeren Nebenwirkungen beeinträchtigt.

Die schon in Tabelle 6 gesamthaft ausgewiesenen „charakteristischen Symptome" sind in Tabelle 8 für die 6 schizophrenen bzw. 8 manischen Patienten dargestellt, sie erreichen eine Signifikanz auf dem 1%-Niveau ab der 3. Woche, welche auf dem 0,1%-Niveau von der 4. bis zur 6. Woche konstant bleibt.

Der Sedierungseffekt erreicht am 1. Behandlungstag eine 5%-Signifikanz und liegt ab der 2. Behandlungswoche unter den Ausgangsscores. Die Analyse der Gesamtheit der Nebenwirkungen ergibt nach 6wöchiger Behandlungsdauer je 1 Patienten mit Schlafstörungen, Müdigkeit und Speichelfluß geringen Ausmaßes sowie 2 Patienten mit geringem EPS, je 1 hypotonen und seborrhoischen Patienten (geringgradig) und eine Hypotonie stärkeren Ausmaßes. Von den 26 gerateten Nebenwirkungen traten maximal 4 gemeinsam bei 1 Patienten am Ende der 1. Behandlungswoche auf. Der Verlauf der Laborparameter ist im wesentlichen unauffällig.

Die bei allen Patienten durchgeführte Flimmerverschmelzungsfrequenzanalyse zeigte nach der 6wöchigen Behandlung in keinem Fall eine statistisch signifikante Veränderung im Vergleich zum Ausgangswert (König et al. 1986).

Diskussion

Die in Österreich schon 1962 von Gross u. Kaltenbäck dokumentierte differentielle Indikation für Clopenthixol war durch Tagesdosen von 25–300 mg (Angst u. Dinkelkamp 1974; Langer u. Heimann 1983) charakterisiert. Die eingangs erwähnten, deutlich ausgeprägten anticholinergen und extrapyramidalen Nebenwirkungen wie auch der relativ stark sedierende Begleiteffekt setzten der breiten Anwendung in ausreichender Dosierung manchmal jedoch Grenzen.

Für Zuclopenthixol zeigten Gravem u. Brugge (1981) den deutlichen Dosisunterschied in der Anwendung des rein dargestellten Isomers auf.

Wir konnten bei beiden Applikationsformen im wesentlichen die Resultate von Gravem u. Elgen (1981) in der Bandbreite replizieren, liegen jedoch am Ende der 6. Behandlungswoche im Durchschnitt der Dosen etwas höher als die genannten Autoren; anhand des Skalierungsinstrumentes stellen sich bei unseren Patienten jedoch relativ schwerere Verläufe dar.

Die Gegenüberstellung der CGI-Skala mit den Nebeneffekten gibt eine Übersicht über die Veränderung des Schweregrades der Erkrankung, somit den Therapieeffekt. Dabei stellen sich ebenfalls vergleichbare Resultate mit der vorgenannten Arbeit dar.

Ähnliches gilt für die BPRS. Signifikante Werte werden bei den Faktoren 1 (Denkstörungen) und 3 (Feindseligkeit, Mißtrauen) erst relativ spät erreicht, was wohl durch die Fallzahl erklärt wird. Wie zu erwarten, ändert sich der Faktor 4 (Ängstlichkeit, Depressivität) nicht – was mit dem zu erwartenden Profil der Substanz übereinstimmt –, der Faktor 3 (emotionale Zurückgezogenheit) verändert sich jedoch von 0,86 auf 1,4 in der 2. Behandlungswoche, um dann auf 0,5 zurückzugehen. Am ehesten könnte dies Ausdruck der in den ersten beiden Behandlungswochen am deutlichsten in Erscheinung tretenden Sedierung sein. Auch das in dieser Form sich abzeichnende Auftreten eines EPS ist zu diskutieren, da das Symptom motorische Hemmung diesem Ablauf eben wie das Auftreten von extrapyramidalen Nebenerscheinungen parallel geht.

An Einzelsymptomen ändern sich Mißtrauen und ungewöhnliche Denkinhalte bereits nach der 1. Woche, die Symptome Körperbezogenheit, Angst, emotionale

Zurückgezogenheit, Feindseligkeit, mangelnde Kooperation sind nach der 3. Behandlungswoche deutlich rückläufig, Halluzinationen wurden nicht oft genug registriert, um Aussagen machen zu können. Bei den beiden schizophrenen Patienten dieser Gruppe kam es innerhalb der 6wöchigen Behandlungsdauer zu einer Abnahme der BPRS-Werte von 35 auf 5 bzw. 0 Punkte.

In der Veränderung der Werte der IMPS-Skala zeichnet sich eine Parallelität zu den BPRS-Ergebnissen ab. Formale Denkstörungen (Faktor 10) werden am deutlichsten beeinflußt, davon besonders deutlich das Symptom Vorbeireden.

Für Symptome, die beim manischen Syndrom häufig sind (euphorische und dysphorische Stimmungslage, Angetriebenheit und Aggressivität, Logorrhö und Gespanntheit), zeigt sich ein deutlicher symptomspezifischer Effekt des Zuclopenthixol. Bereits in der 2. Woche kommt es zu einer deutlichen, in der 4. Woche zu einer weiteren Abnahme der Werte bis auf das 0,1%-Niveau. Angetriebenheit, Logorrhö und Spannung zeigen die höchste Besserungsrate. Die Werte sinken insgesamt von 89 bzw. 60 auf 20 bzw. 3 ab. Bei schizophrenen Patienten zeigt sich eine Verminderung der Symptome Unkontrolliertheit, Spannung, Dramatisierung, Stereotypien, Verdacht auf akustische Halluzinationen, zum Teil schon nach 1 Woche.

Werden für beide Diagnosegruppen die jeweiligen Werte aus dem gesamten Datenmaterial extrahiert, so findet sich für die manischen Patienten eine signifikante Abnahme der Werte nach der 3. Behandlungswoche, die bis zum Behandlungsende bestehen bleibt. Bei den schizophrenen Patienten ist die Abnahme ab der 3. Behandlungswoche deutlich, aber erst in der 6. Behandlungswoche statistisch signifikant.

Die Nebenwirkungen von Zuclopenthixol traten in den ersten Behandlungstagen geringfügig auf und verloren erst nach 1 Woche die statistische Signifikanz. Die zusätzlich anzugebenden Begleitwirkungen erreichten zu keinem Untersuchungszeitpunkt statistische Aussagekraft. Insbesondere wurden keine klinisch bedeutenden Nebenwirkungen beobachtet; am häufigsten wurden Müdigkeit und Mattigkeit sowie EPS angegeben, Speichelfluß, Hypotonie und Seborrhö geringen bis mäßigen Ausmaßes wurden beobachtet. Biperiden als standardisierte Anti-Parkinson-Medikation wurde unsererseits in gleichem Ausmaß wie bei Gravem u. Bugge eingesetzt.

Abgesehen von der differentiellen Indikation haben sedierende Begleiteffekte bei einem Neuroleptikum einen durchaus unterschiedlichen Stellenwert im Behandlungsverlauf. So wurde ein gering signifikanter Sedierungseffekt am 1. Behandlungstag bei allen unseren Patienten registriert, wobei nach der 2. Behandlungswoche die Werte unter dem Ausgangswert liegen und bei Ende der Studie 6 Patienten als leicht sediert beschrieben werden. 9 unserer Patienten erhielten jedoch standardisiert 10 mg Diazepam (5 Patienten unter 3, 4 über 5 Wochen) als Einschlafmedikation. Dies scheint aus verschiedenen Gesichtspunkten interpretierbar: Einerseits sollte versucht werden, mit der klinisch möglichen niedrigsten Zuclopenthixoldosis zu arbeiten, andererseits drückt die Tatsache die relativ geringe sedierende Begleitwirkung von Zuclopenthixol aus.

Diese relativ geringe sedierende Potenz bietet nach unserer Ansicht einen nicht zu unterschätzenden Vorteil in der Therapieplanung: sie gestattet aufgrund der kaum veränderten Vigilanz nicht nur eine differenzierte Therapieplanung, sondern aus der erwünschten Initialsedierung ist der Patient auch leichter weckbar, orientiert und handlungsfähig. Diese Tatsache ist auch durch die Werte der Flimmerverschmelzungsfrequenzanalyse (die über die Behandlungsdauer praktisch keine Veränderung zeigen); (König et al. 1986) dokumentiert.

Weitere Behandlungsvorteile durch Zuclopenthixol ergeben sich u. E. aus der gegenüber der Muttersubstanz um 30–50% niedrigeren Dosis, was ein geringeres Drug-loading bedeutet und eine verringerte metabolische Belastung bedingen kann.

Zudem sind die anticholinergen und extrapyramidalen Nebenwirkungen bei Zuclopenthixol weniger deutlich, und die Substanz ist in bezug auf den Leberstoffwechsel (s. dazu auch Linnet et al. 1983), die Nierenfunktion, das Blutbild und die Elektrolyte sowie auch Herz-Kreislauf-Funktion gut verträglich.

Anzufügen bleibt eine wichtige Ergänzung des Behandlungsprinzips Zuclopenthixol, nämlich Zuclopenthixolacetat in Viscoleo, das als ein „ultrakurzwirksames Depotpräparat" gesehen werden kann (Fend et al. 1988). Ohne diese Befunde hier in extenso diskutieren zu wollen, weisen wir auf die Ergebnisse des CGI an 21 Patienten und des BPRS an 7 Patienten in einer offenen klinischen Studie hin (Abb. 1, 2), aus welchen eine hochsignifikante Abnahme der jeweiligen Symptomatik ersichtlich ist. Die parenterale Applikation des Zuclopenthixolacetats in Viscoleo in einer Durchschnittsdosis von 75–100 mg alle 48 h erlaubt ebenfalls eine ausgezeichnete Akutbehandlung agitierter und expansiver Psychosen. Bei dieser galenischen Zubereitung von Zuclopenthixol werden zusätzliche Behandlungsvorteile durch die relativ seltene parenterale Applikation (i. m.) erreicht. Initial ist eine Sedierung mit Zuclopenthixol in wäßriger Lösung, i. v. oder i. m. verabreicht, bei gleichzeitiger Gabe des nach ca. 3 h wirksamen Zuclopenthi-

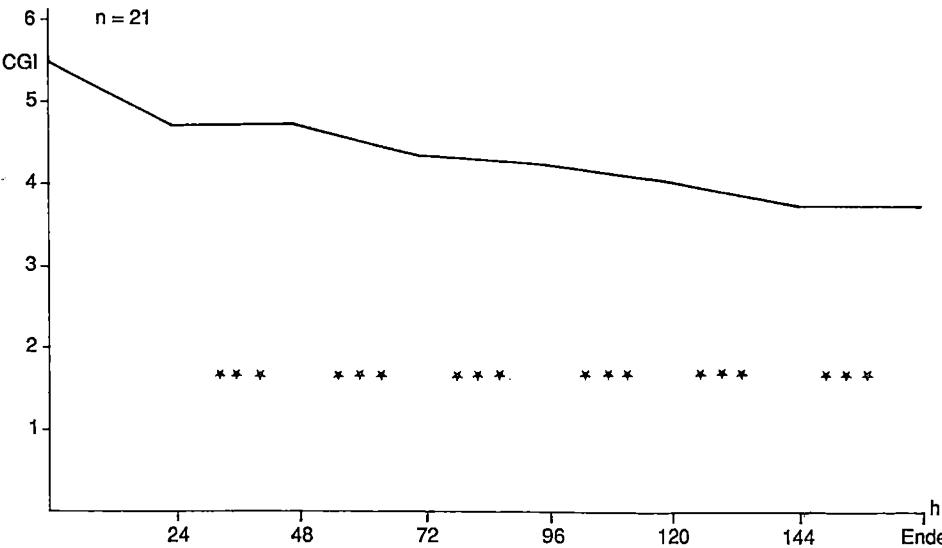

Abb. 1. Veränderung des Schweregrades der Erkrankung bei manischen Patienten im CGI. Paired t-Test: *** $p < 0{,}001$

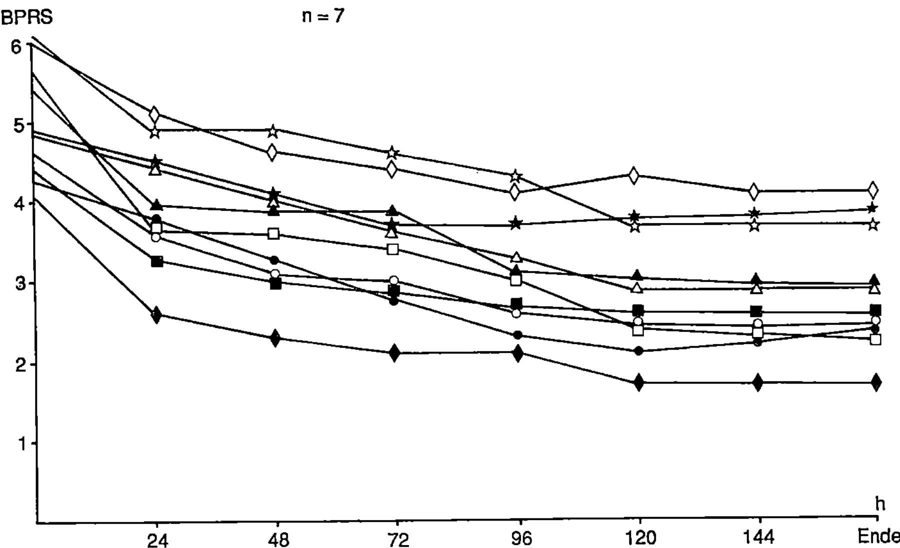

Abb. 2. Durchschnittliche BPRS-Werte in Einzelitems für schizophrene Patienten (Übersicht). Paired t-Test: $* p < 0{,}005$, $** p < 0{,}01$, $*** p < 0{,}001$

xolacetats i. m. zur Erzielung des längerfristigen Effektes möglich. Durch die Gabe des „Ultrakurzdepots" ist die Überleitung zu einer Depotbehandlung (Zuclopenthixoldecanoat) psychologisch leicht möglich.

Literatur

Angst J, Dinkelkamp T (1974) Die somatische Therapie der Schizophrenie. Thieme, Stuttgart

Dencker S, Elgen K (eds) (1980) Depot neuroleptic treatment in schizophrenia. Acta Psychiatr Scand 61 [Suppl 279]

Fend I, Jochum W, Eberhardt G, König P (1988) An open study of zuclopenthixol acetate in Viscoleo in patients with acute psychoses. Schizophr Res Bull 1:359–361

McGlasham T (ed) (1973) The documentation of clinical psychotropic drug trials. DHEW Publications (HSM), Rockville

Gravem A, Bugge A (1981) Cis(Z)-clopenthixol and clopenthixol in the treatment of acute psychoses and exacerbations of chronic psychoses. Acta Psychiatr Scand 64 [Suppl 294]:13–19

Gravem A, Elgen K (eds) (1981) Cis(Z)-Clopenthixol, the neuroleptically active isomer of Clopenthixol. Acta Psychiatr Scand 64 [Suppl 294]

Gross H, Kaltenbäck E (1962) Sordinol, ein neues Neuroleptikum der Thiaxanthenreihe. Wien Klin Wochenschr 74:549–553

König P, Seifert T, Eberhardt G (1986) Findings with Cis-Z-Clopenthixol in the treatment of acute mania and schizophrenia. Pharmacopsychiatr 19:424–428

Langer G, Heimann H (Hrsg) (1983) Psychopharmaka, Grundlagen und Therapie. Springer, Wien New York

Linnet K, Andersen JR, Morup L (1983) Liver function under long term treatment with neuroleptic drugs etc. Acta Psychiatr Scand 67:315–318

Overall JE, Gorham DR (1962) The brief psychiatric rating scale. Psychol Rep 10:799–812

Petersen PV, Moller Nielsen I, Pedersen V, Jorgensen A, Lasser N (1977) Thioxanthenes. In: Usdin E, Forest IS (eds) Psychotherapeutic drugs, II. Marcel Dekker, New York, pp 827–867 (Psychopharmacology Series, vol 2)
Zerssen O von, Cording C (1978) The measurement of change in endogenous affective disorders. Arch Psychiatr Nervenkr 226:95–112

Diskussion

Rüther

Sind bei denjenigen Patienten, bei denen man nach 24 h nachspritzen mußte, häufiger unerwünschte Wirkungen aufgetreten?

König

Nein, da bestand kein Unterschied.

Neuroleptische Therapie bei Morbus Parkinson

W. Danielczyk und P. Fischer

Der Morbus Parkinson ist ähnlich wie die senile Demenz vom Alzheimer-Typ (SDAT) eng verbunden mit dem Älterwerden des Gehirns. Diese chronischen Erkrankungen betreffen einen immer größer werdenden Bevölkerungsanteil, denn die Zunahme der durchschnittlichen Lebenserwartung zeigte in den letzten Jahrzehnten einen dramatischen Verlauf. So nahm der Anteil der 70- bis 95jährigen in der BRD von 1950–1982 mit steigender Altersgruppe um 90–1590% zu (Rückert 1984). Die größte Prävalenz des Morbus Parkinson liegt derzeit bereits über dem 75. Lebensjahr (Schoenberg 1986). Psychiatrische Komplikationen bei Morbus Parkinson werden aufgrund übereinstimmender internationaler und eigener Erfahrungen mit zunehmendem Alter häufiger.

Das Sterbealter und damit auch das Alter, in dem die Patienten vor ihrem Tode an unserer Abteilung stationär behandelt wurden, erhöhten sich in den letzten 3 Jahrzehnten signifikant. In der Zeit von 1950–1987 kam es bei Frauen zu einem Anstieg von 65 auf 79 Jahre und bei den Männern von 66 auf 78 Jahre. Es waren insgesamt 604 Patienten mit neuropathologisch nachgewiesenem Morbus Parkinson (Tabelle 1) (Danielczyk u. Fischer 1988). Je höher das Sterbealter lag, desto häufiger wurden bei der Obduktion neben dem Morbus Parkinson zerebrale Zweit- oder Drittkrankheiten, wie SDAT und Multiinfarktdemenz (MID), festgestellt. Die klinische Diagnose erfolgte durch 3 Neurologen. Im Rahmen einer Längsschnittstudie wurden in den letzten Jahren regelmäßige Kontrollen der Columbia Rating Scale und der Einteilung nach Hoehn u. Yahr durchgeführt; keiner der Patienten befand sich noch im Stadium I oder II. Bei allen Patienten waren neben Routinelaboruntersuchungen mehrfache EEG-Kontrollen, mindestens ein CT des Schädels und bisher in einer geringen Anzahl kernspinresonanztomographische Untersuchungen durchgeführt worden.

Schilddrüsenfunktionstests, Bestimmung der Folsäure und des Vitamin B_{12}, Lues- und AIDS-Serologie lagen bei jedem Patienten der letzten 3 Jahre vor. Zur

Tabelle 1. Mittleres Sterbealter bei Morbus Parkinson seit 1950 (411 Frauen und 93 Männer)

Zeitraum	Mittleres Sterbealter	t-Test	Patienten
1950–1959	65,8 ± 9,3	Erwartet	130
1960–1969	68,5 ± 8,6	p < 0,05	116
1970–1979	74,2 ± 8,2	p < 0,001	214
1980–1987	78,2 ± 6,3	p < 0,001	144

Bestimmung einer eventuellen Demenz oder eines akuten organischen Psychosyndroms (Delirium) im Sinne von DSM III (1980) wurde neben dem Mini Mental State (MMS) und der Hachinski-Skala eine Reihe von psychologischen Tests und Rating-Scales zur Messung der verbalen und spatialen Intelligenz, des Gedächtnisses, der Sprache, der Aufmerksamkeit und der Konzentrationsfähigkeit sowie der Persönlichkeit durchgeführt.

Psychische Verhaltensstörungen bei Parkinson-Patienten können hervorgerufen werden durch:

1. pharmakotoxische Psychosen infolge der Anti-Parkinson-Therapie;
2. Depressionen;
3. isolierte kognitive Störungen;
4. Kombination mit seniler Demenz vom Alzheimer-Typ (SDAT);
5. Kombination mit Multiinfarktdemenz (MID);
6. Kombination mit SDAT und MID.

Spontan auftretende Psychosen waren schon vor Beginn der Dopa-Therapie bekannt, allerdings traten diese nur selten auf und erreichten weniger als $^1/_{10}$ der Frequenz der heute zu beobachtenden pharmakotoxisch ausgelösten Psychosen.

Pharmakotoxische Psychosen

Die Anti-Parkinson-Therapie ist in den letzten Jahren effizienter, aber auch risikoreicher bezüglich ihrer zentralen Nebenwirkungen geworden. Die Basismedikation, die aus Dopa-Kombinationspräparaten und/oder Amantadinsulfat p. o. besteht, wirkt nach jahrelanger Krankheit oder im höheren Alter immer psychotoxischer, und eine drastische Dosisreduktion wird notwendig. Auch werden in zunehmendem Maße bei Nachlassen der Therapiewirksamkeit der Basismedikamente in fortgeschrittenen und daher besonders sensiblen Krankheitsstadien dem LSD nahestehende dopaminerge Agonisten zusätzlich verwendet. Diese Präparate (Bromocriptin, Lisurid) zeigen oft auch noch in Spätstadien einen guten motorischen Effekt, jedoch fördern auch sie das Auftreten von akuten organischen Psychosyndromen. Weniger häufig kommt es nach Transdihydrolisurid (Tergurid), MAO B-Hemmern und nach Anticholinergika zum Auftreten von Halluzinationen und Verwirrtheitszuständen. Bei den pharmakotoxischen Psychosen handelt es sich um zeitlich an die Medikamenteneinnahme gekoppelte, dosisabhängige, optische Halluzinationen mit Störungen der Orientiertheit. Manchmal bestehen paranoide Reaktionen. Anfangs erkennen die Patienten die Irrealität ihrer Eindrücke. Es gelingt ihnen jedoch meist nicht selbst, eine Beziehung zwischen der Medikamenteneinnahme und ihren Verwirrtheitszuständen herzustellen. Im Vorstadium dominieren Angst, Unruhe sowie Schlafstörungen. Das Fortschreiten des Krankheitsprozesses und die zunehmende Therapieresistenz verleiten zunächst zur Dosissteigerung der Anti-Parkinson-Präparate. Dies wird vom gestörten Transmitterrezeptorsystem nicht mehr toleriert. Ohne rasche Reaktion des Therapeuten kann sich ein delirantes Zustandsbild im Sinne von DSM III mit Bewußtseinsstörungen und EEG-Veränderungen entwickeln (Danielczyk

1979). Es werden eine Transmitterbalancestörung (Birkmayer et al. 1974; Birkmayer u. Riederer 1985) und/oder eine Hypersensitivität der postsynaptischen dopaminergen Rezeptoren (Moskovitz et al. 1978; DeSmet et al. 1982) angenommen. Auch eine dopaminerg bedingte Hyperarousal über afferente Bahnen von der Retikularformation mit Durchlässigwerden des thalamischen Filters und Beeinflussung der dopaminergen Bahnen vom Striatum zum Mesencephalon wird in letzter Zeit für möglich gehalten (Carlsson 1988).

Medikamentös ausgelöste Psychosen kommen häufiger bei Parkinson-Patienten mit zerebraler Zweit- oder Drittkrankheit vor, aber sie sind auch bei nicht dementen Parkinson-Patienten ohne zusätzliche Zerebropathie beobachtbar (Danielczyk 1979; Schneider et al. 1984). Wir fanden keine statistisch signifikante Differenz zwischen den Mini-Mental-Punktewerten von nichtdementen Parkinson-Patienten mit Psychosen im Intervall gegenüber den Mini-Mental-Punktewerten der nichtdementen Parkinson-Patienten ohne reversible Psychosen. Daraus kann man schließen, daß die Demenz für das Ausklinken einer pharmakotoxischen Psychose nicht entscheidend ist (Fischer et al. 1988).

Das Auftreten von pharmakotoxischen Psychosen wird in der Literatur mit einer sehr unterschiedlichen Frequenz angegeben. Dies ist dadurch erklärbar, daß Berichte über Patientengruppen mit verschiedenstem Alter und unterschiedlicher Krankheitsdauer vorliegen. Bei ambulanten und auch gut gehfähigen Patienten liegt das Risiko des Auftretens einer pharmakotoxischen Psychose bei nicht allzu hohem Alter sicherlich kaum über 20%. Bei bereits pflegebedürftigen Patienten ist jedoch mit dem Auftreten dieser Psychosen in $^2/_3$ der Fälle zu rechnen. Bei keiner anderen Erkrankung im Alter lösen Medikamente so häufig Psychosen aus wie bei Morbus Parkinson. Bei 20 Patienten mit Neigung zu pharmakotoxischen Psychosen wurden die Folgen von 93 Änderungen der Anti-Parkinson-Therapie (L-Dopa, Amantadin, Lisurid) über den Zeitraum von insgesamt 1054 Krankheitsmonaten beobachtet. Bei der Hälfte der Dosissteigerungen kam es zum neuerlichen Auftreten von psychotischen Symptomen, die zur Dosisreduktion und in manchen Fällen auch zur Verabreichung von Neuroleptika zwangen. Lediglich bei Dosiserhöhungen des noch in Erprobung befindlichen partiellen Dopaminagonisten und -antagonisten Tergurid konnte das Auftreten dieser Psychosen weitgehend vermieden werden. Dieses Präparat hat eine teilweise neuroleptische Wirkung (Danielczyk et al. 1988).

Neuroleptikatherapie

Seit Einführung der Dopa-Therapie bei Morbus Parkinson durch Birkmayer Anfang der 60er Jahre an unserer Abteilung (Birkmayer u. Hornykiewicz 1961) wurden pharmakotoxische Psychosen immer wieder mit den verschiedensten Neuroleptika behandelt. Beginnend mit Chlorpromazin wurden alle in Österreich zugelassenen Neuroleptika versucht. Die antipsychotische Potenz der verwendeten Präparate erwies sich meist als ausreichend. Obwohl wir jedoch bald lernten, mit niedrigen Dosen zu arbeiten, war das entscheidende Kriterium für die Verwendung eines Neuroleptikums beim Parkinson-Kranken die neuroleptisch bedingte

Verstärkung der Akinesie. Die bei Parkinson-Patienten auch bei niedrigster Dosierung der meisten Neuroleptika zu starke und ungenügend steuerbare dopaminerge Blockade führte dazu, daß an unserer Abteilung bei akutem Ausbruch einer pharmakotoxischen Psychose neben der Dosisreduktion der Anti-Parkinson-Therapie bzw. vorübergehender Umstellung auf Amantadinsulfatinfusionen i. v. jahrelang zunächst Clopenthixol gegeben wurde. Zuletzt verwendeten wir ausschließlich Zuclopenthixol in einer mittleren Tagesdosis von 9 mg. Unter dem Schutz der neuroleptischen Therapie kann die lebensnotwendige, dauernde Anti-Parkinson-Behandlung in nur gering verminderter Dosierung fortgesetzt werden. Das Neuroleptikum kann dann nach 1–2 Wochen abgesetzt werden. In jenen Fällen, bei denen es jedoch immer wieder zum Auftreten von Psychosen kommt, ist eine Therapie mit Zuclopenthixol in durchschnittlichen Dosen von 5 mg/Tag auch über Monate zu empfehlen. Bei Patienten, die dieses Präparat in der angegebenen Dosierung über 4 Monate erhielten zeigte sich keine auf die Neuroleptikatherapie hinweisende Verschlechterung der Parkinson-Symptomatik. Dyskinesien nach Zuclopenthixol wurden nicht beobachtet. Bei Verwendung von Butyrophenonen, aber auch Depotneuroleptika kam es selbst bei vorsichtiger Dosierung in allen Fällen zu einer ausgeprägten Zunahme von Akinesie und Rigor.

Von derzeit 15 Parkinson-Patienten mit rezidivierenden pharmakotoxischen Psychosen benötigten in den letzten 4 Monaten (123 Tage) 6 zeitweise oder ständig neuroleptische Medikation. Bei den übrigen 9 Patienten konnten auftretende psychotische Reaktionen durch Änderung der Anti-Parkinson-Therapie beherrscht werden. Bei den 6 Patienten mit Neuroleptikamedikation wurde fast ausschließlich Zuclopenthixol verwendet. Dieses wurde an $^2/_3$ der Tage verabreicht. Die mittlere Tagesdosis lag hier bei 8 mg, in Tropfen oder seltener in Tablettenform. Nur bei einem Patienten wurde zusätzlich durch 16 Tage ein anderes sedierendes Neuroleptikum (Dixyrazin) verabreicht.

Diskussion

Die unterschiedliche Wirkungsweise von Butyrophenonen und Thioxanthenderivaten bei der Behandlung des Parkinson-Kranken, die wir seit vielen Jahren immer wieder in der Praxis beobachten (Danielczyk 1984), wird durch die biochemisch nachweisbare unterschiedliche Affinität zu den dopaminergen Rezeptoren unterstützt. Wie nun allgemein bekannt, sind Butyrophenone selektive D_2-Rezeptor-Antagonisten, während Thioxanthene eine gleichermaßen hohe Affinität sowohl zu D_1- als auch zu D_2-Rezeptoren zeigen. Phenothiazine haben eine viel größere Affinität zu den D_2- als zu den D_1-Rezeptoren (Christensen u. Hyttel 1982; Hyttel et al. 1985). Im Alter sinkt die D_1-Rezeptor-Dichte etwas stärker als die der D2-Rezeptoren ab. Bei Morbus Parkinson wird bei unbehandelten Fällen eine erhöhte Dichte sowohl der D_1- als auch der D_2-Rezeptoren beschrieben, während bei behandelten Patienten die D_1-Rezeptor-Dichte erhöht blieb, aber die der D_2-Rezeptoren den Kontrollfällen entsprach (Seeman et al. 1987). Andererseits wird eine funktionelle Koppelung der postsynaptischen D_1- und D_2-Rezeptoren angenommen, die möglicherweise durch einen Denervierungsprozeß gestört werden kann (Riederer 1988). Es besteht eine kompensatorische Überaktivität der verbliebenen präsynaptischen dopaminergen Neuronen und eine Supersensitivität der postsynaptischen dopaminergen Rezeptoren (Hornykiewicz u. Kish 1986). Eine zu hoch dosierte langdauernde L-Dopa-Therapie hat wahrscheinlich Auswirkungen sowohl auf die präsynaptischen dopaminergen Neurone als auch auf dopaminerge Rezeptoren. In diesem Falle ist ein günstiger Effekt im Sinne einer Stabilisierung durch eine sehr niedrig dosierte Zuclopenthixoltherapie auf den Verlauf des Morbus Parkinson möglich, wie wir es in Einzelfällen beobachten konnten. Akute delirante Zustandsbilder, die durch eine Überstimulierung mesolimbischer und mesokortikaler Dopaminbahnen hervorgerufen werden (Horowski 1986), werden prompt durch die gleichzeitige D_1- und D_2-Blockade normalisiert.

Zusammenfassung

Pharmakotoxische Pychosen treten in den letzten Krankheitsjahren in bis zu $^2/_3$ der alten Parkinson-Patienten auf. Das Sterbealter dieser Patienten hat sich in den letzten 30 Jahren um 12–14 Jahre erhöht. Bei ungenügender Steuerungsmöglichkeit der Anti-Parkinson-Therapie können immer wieder aufflackernde Psychosen derzeit am besten durch niedrigdosierte perorale Zuclopenthixoltherapie beherrscht werden. Die Anti-Parkinson-Behandlung braucht dann nicht unterbrochen werden. Bei niedriger Dosierung von Zuclopenthixol und bei Vermeidung von Depotpräparaten kommt es weder zu einer Verschlechterung der Parkinson-Symptomatik noch zu Dyskinesien.

Literatur

Birkmayer W, Hornykiewicz O (1961) Der L-Dioxyphenylalanin (L-DOPA)-Effekt bei der Parkinson-Akinesie. Wien Klin Wochenschr 73
Birkmayer W, Riederer P (Hrsg) (1985) Die Parkinson-Krankheit. Biochemie, Klinik, Therapie, 2. Aufl. Springer, Wien New York
Birkmayer W, Danielczyk W, Neumayer W, Riederer P (1974) Nucleus ruber and L-Dopa psychosis. Biochemical postmortem findings. J Neural Transm 35
Carlsson A (1988) Speculations on the control of mental and motor function by dopamine-modulated cortico-striato-thalamo-cortical feedback loops. Mt Sinai J Med (NY) 55:1
Christensen AV, Hyttel J (1982) Neuroleptics and the clinical implications of adaptation of dopamine neurons. Pharmacy Int 3:10
Danielczyk W (1979) Akute pharmakotoxische Psychosen bei chronischen zerebralen Erkrankungen. Wien Med Wochenschr 55 [Suppl]
Danielczyk W (1981) Die Behandlung von pharmakotoxischen Psychosen bei Parkinson-Patienten mit Clopenthixol. Wien Klin Wochenschr 93
Danielczyk W, Fischer P (1982) Psychiatric complications and shift of death age in Parkinson's disease. 9th International Symposium on Parkinson's Disease, Jerusalem, June 1988. Raven, New York
Danielczyk W, Fischer P, Laussegger C (1988) Antiparkinsontherapie, Psychopharmaka und psychotische Reaktionen beim Morbus Parkinson. In: Fischer PA (Hrsg) 6. Frankfurter Parkinson Symposium, Februar 1988. Editiones Roche, Basel

DeSmet Y, Ruberg M, Serdaru M, Dubois B, Lhermitte F, Agid Y (1982) Confusion, dementia and anticholinergics in Parkinson's disease. J Neurol Neurosurg Psychiatry 45

Fischer P, Danielczyk W, Simanyi M, Streifler MB (1988) Dopaminergic psychosis in advanced Parkinson's disease. 9th International Symposium on Parkinson's Disease, Jerusalem, June 1988. Raven, New York

Horowski R (1986) Psychiatric side effects of high-dose lisuride therapy in parkinsonism. Lancet 510 (letter)

Hyttel J, Larsen JJ, Christensen AV, Arnt J (1985) Receptor-binding profiles of neuroleptics. Psychopharmacology (Berlin) [Suppl 2]

Moskovitz C, Moses H III, Klawans HL (1978) Levodopa-induced psychosis: A kindling phenomenon. Am J Psychiatry 135

Riederer P (1988) Biochemie dopaminger Systeme. In: Fischer PA, Frieling B (Hrsg) Morbus Parkinson – neue Möglichkeiten mit Lisurid. de Gruyter, Berlin New York

Rückert W (1984) Bevölkerungsentwicklung und Altenhilfe von der Kaiserzeit bis zum Jahre 2000. Kuratorium Deutsche Altenhilfe, Köln

Schneider E, Fischer PA, Jacobi P, Grotz A (1984) Exogene Psychosen beim Parkinsonsyndrom, Häufigkeit und Entstehungsbedingungen. Fortschr Neurol Psychiatr 52

Schoenberg BS (1986) Descriptive epidemiology of Parkinson's disease: disease distribution and hypothesis formulation. Adv Neurol 45

Seeman P, Bzowej NH, Guan HC, Bergeron C, Reynolds GP, Bird ED, Riederer P, Jellinger K, Tourtellotte WW (1987) Human brain D_1 and D_2 dopamine receptors in schizophrenia, Alzheimer's, Parkinson's and Huntington's diseases. Neuropsychopharmacology 1:1

Maniebehandlung mit Zuclopenthixol –
Besteht ein therapeutisches Fenster?*

F. Bjørndal

Nein, ich bin der Auffassung, daß es in der Therapie der Manie für Neuroleptika kein therapeutisches Fenster gibt. Ich bin eher der Ansicht, daß eine therapeutische „Leiter" existiert, auf der die jeweils optimale, nebenwirkungsfreie Dosis durch Hinauf- oder Hinabsteigen um eine Stufe zu finden ist. Je psychotischer der Patient ist, um so höhere Dosen benötigt und toleriert er, ohne daß Nebenwirkungen auftreten. Gewöhnlich machen sich diese erst mit Besserung des Krankheitsbildes bemerkbar; man kann dann die Dosis ohne Gefahr eines Rezidivs allmählich reduzieren.

Zuclopenthixol eignet sich aus mehreren Gründen besonders für die Untersuchung des Zusammenhanges zwischen Dosis und Wirkung: Es besitzt einen zuverlässigen und wohlbekannten klinischen Effekt, keine aktiven Metaboliten, eine Eliminationshalbwertszeit von 20 h und eine lineare Beziehung zwischen Dosis und Plasmakonzentration, die interindividuell nur um den Faktor 2–4 variiert.

Clopenthixol wird seit 1959 in überwiegend nichtkontrollierten Untersuchungen zur Behandlung der Manie und der Schizophrenie eingesetzt. Die erste Veröffentlichung zur Therapie der Manie mit Clopenthixol stammt von Gross u. Kaltenbäck (1962). Sie dosierten ebenso hoch wie bei der Schizophrenie und stellten eine hohe Ansprechquote fest. Clopenthixol eroberte sich einen festen Platz in der Therapie der Schizophrenie, während sich Haloperidol auch ohne Vorliegen von Doppelblindstudien als Mittel der Wahl in der Therapie der Manie etablierte.

Die allgemeine Besorgnis über die Begleiterscheinungen der hochdosierten Neuroleptikatherapie führte zur Senkung der empfohlenen Dosen und einem wachsenden Interesse an Serumspiegelbestimmungen. Die Einführung der Serumspiegelbestimmung als Forschungsinstrument für die Schizophrenietherapie war ein wichtiger·Schritt auf dem Weg zu einem neuen Konzept in der biologischen Psychiatrie.

Verschiedene Untersucher vertraten 1980 die Theorie eines „therapeutischen Fensters" für die wirksame Plasmakonzentration eines Neuroleptikums, die auf der Annahme eines U-förmigen Verlaufes der Konzentrations-Wirkungs-Kurve basierte. Die zugrundeliegende Vorstellung eines einzigen „therapeutischen Fensters" für das Pharmakon, unabhängig von Schweregrad oder der Art der Psychose, ist nach wie vor Gegenstand der Diskussion.

---

* Übersetzung aus dem Englischen

Die Auftrennung von Clopenthixol in cis- und trans-Clopenthixol sowie die Möglichkeit der Serumspiegelbestimmung veranlaßten Bjørndal u. Aaes-Jørgensen (1982) zu neuen Untersuchungen zur Therapie der Manie mit Zuclopenthixol. Seither folgten 6 weitere Publikationen anderer Autoren (Tabelle 1). Um die Frage nach der Existenz eines therapeutischen Fensters für Zuclopenthixol besser beantworten zu können, möchte ich auf diese Arbeiten kurz eingehen.

Nolen (1983) verglich die beiden Clopenthixolisomeren in einer sich über 6 Tage erstreckenden Doppelblindstudie. Während er mit trans-Clopenthixol keine antimanische Wirkung feststellen konnte, beobachtete er für cis-Clopenthixol einen ausgeprägten antimanischen Effekt bei 3 von 5 Patienten. Die durchschnittliche Dosis lag bei 170 mg/Tag.

König et al. (1986) stellte bei akuter Manie und Schizophrenie eine gute antimanische Wirksamkeit bei 8 von 9 Patienten fest. Die Therapie wurde parenteral eingeleitet mit einer durchschnittlichen Tagesdosis von 22 mg während der ersten 3 Tage und anschließend über einen Zeitraum von 6 Wochen oral fortgesetzt. Die Dosierung betrug im Durchschnitt 90 mg/Tag, ähnlich wie in der Therapie der Schizophrenie.

Bobon et al. (1986) verzeichneten in einer offenen multizentrischen Untersuchung bei Manie und Schizophrenie nach 4 Behandlungswochen ein gutes Ansprechen bei 20 von 23 Patienten. In 6 schweren Erkrankungsfällen wurden zunächst 3–6 Tage lang 35 mg/Tag injiziert, danach setzte man die Behandlung mit Tabletten in einer täglichen Dosis von 100 mg fort. Die 17 weniger schwer erkrankten Patienten erhielten während der 1. Woche lediglich eine orale Dosis von täglich 29 mg, die in der 2. Woche auf 20 mg täglich reduziert wurde. Eine der beteiligten Kliniken setzte sehr hohe Dosen ein: In der 1. Woche lag die mittlere Tagesdosis hier bei 133 mg, in der 2. bei 150 mg. Manische Patienten erhielten im Durchschnitt niedrigere Dosen als schizophrene.

In einer weiteren offenen Multizenterstudie beobachteten Bhattacharyya et al. (1987) bei 9 von 13 akut manischen und schizophrenen Patienten nach 4 Wochen eine gute therapeutische Wirkung. Die anfängliche Dosierung betrug 30 mg/Tag

Tabelle 1. Publikationen zur Therapie der Manie

Jahr	Autor	Land	Patienten-zahl	Gute klinische Wirkung	Mittlere Tagesdosis in der 1. Woche	Behandlungstage
1966	Gross u. Kaltenbach	Österreich				
1983	Nolen	Holland	5	3	170 mg	4
1986	König	Österreich	9	8	90 mg	42
1986	Bobon et al.	Belgien	23	20	29 mg	28
1987	Bhattacharyya et al.	England	13	9	30 mg	28
1987	Amdisen	Dänemark	13	11	23 mg i. m.	6
1986	Behnke	Dänemark	6	4	30 mg	10
1982, 1989	Bjørndal	Dänemark	27	21	22 mg	28
Gesamt-Patienten			96	76		

und wurde nach dem klinischen Ansprechen auf 20–55 mg/Tag eingestellt. Bei Respondern reduzierte man die Tagesdosis auf 20–25 mg, bei Non-Respondern erhöhte man sie. Bei Manie kamen niedrigere Dosen zur Anwendung als bei Schizophrenie.

Amdisen et al. (1987) berichtete über eine gute antimanische Wirkung bei 11 von 13 akut manischen und schizophrenen Patienten, die im Rahmen einer 6tägigen offenen Multizenterstudie intramuskuläre Injektionen einer öligen Lösung von Zuclopenthixolacetat erhalten hatten. Die durchschnittliche Dosis von Zuclopenthixolacetat betrug 140 mg, entsprechend 23 mg/Tag. Die Mehrzahl der Patienten führte die Zuclopenthixoltherapie oral fort.

In einer 10tägigen Doppelblindstudie verglich Behnke et al. (1986) bei 11 Patienten Tagesdosen von 30 mg Zuclopenthixol und 10 mg Haloperidol. Von 6 mit Zuclopenthixol behandelten Patienten zeigten 4 ein gutes Ansprechen, worauf die Dosis nach 5 Tagen auf 15 mg/Tag reduziert wurde. Die beiden Non-Responder erhielten weiterhin 30 mg/Tag. Die durchschnittliche Serumkonzentration von Zuclopenthixol lag bei 13 ng/ml, wobei zwischen Respondern und Non-Respondern kein Unterschied festzustellen war. Die therapeutische Wirkung von Haloperidol und Zuclopenthixol war gleich.

Bjørndal u. Aaes-Jørgensen (1982, 1989) suchten in einer offenen, 4wöchigen Therapiestudie in wöchentlichen Abständen die minimal wirksame Dosis sowie einen möglichen Zusammenhang zwischen Serumspiegel und therapeutischer Wirkung. Die Beurteilung orientierte sich dabei am klinischen Erfolg; hinsichtlich der Serumkonzentrationen wurde die Untersuchung blind geführt. Bei 21 von 27 Patienten zeigte sich nach 4 Wochen eine gute antimanische Wirkung. Die Behandlung begann mit 20 mg/Tag. Stellte sich im Verlauf von 3 Tagen keine

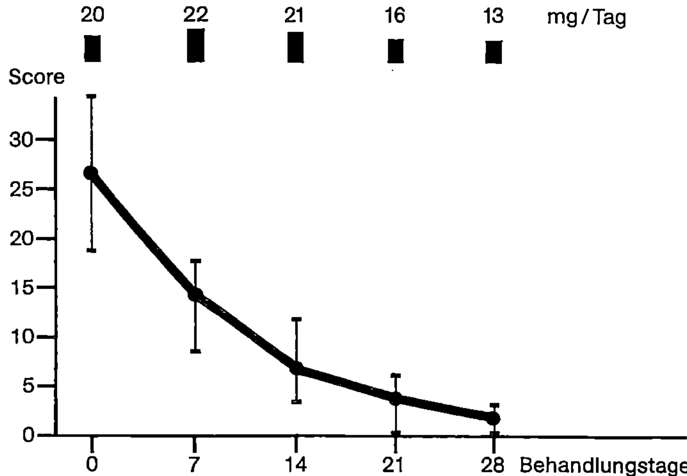

Abb. 1. Scores von 21 Zuclopenthixolrespondern auf der Bech-Rafaelsen-Manieskala, gemessen in wöchentlichen Intervallen von Tag 0 bis Tag 28 (Mittelwerte und Streubereiche) sowie Darstellung der durchschnittlichen Tagesdosen; Applikationszeitpunkte 8.00 Uhr und 20.00 Uhr

Besserung ein, so wurde die Dosis auf 30 oder 50 mg/Tag gesteigert. 14 Tage nach Einsetzen einer deutlichen Wirkung wurde die Dosis entsprechend dem Auftreten von Nebenwirkungen reduziert. 21 Patienten sprachen gut auf die Therapie an, 3 Patienten brachen die Behandlung wegen Unwirksamkeit ab. Bei 3 weiteren Patienten stellte sich ein therapeutischer Effekt erst nach Ablauf der 4 Wochen und Dosiserhöhung ein.

In der Respondergruppe (21 Patienten) betrug die mittlere Tagesdosis in der 1. und 2. Woche 22 mg. Bis zur 4. Woche fiel sie allmählich auf 13 mg. Der durchschnittliche Maniescore auf der Manieskala nach Bech-Rafaelsen lag zu Beginn bei 26 und ging nach einer Woche auf 13 zurück (Abb. 1). Danach reduzierte sich der Maniescore weiterhin wöchentlich um jeweils 50%. Mit Eintreten der klinischen Besserung traten Nebenwirkungen auf, die nach zeitweiliger Dosisreduktion jedoch wieder verschwanden.

Es hatte den Anschein, als stiege die Nebenwirkungsempfänglichkeit mit Abklingen der Maniesymptomatik, so daß sich das Auftreten von Begleiterscheinungen als Anzeichen einer Überdosierung interpretieren läßt, die eine Dosisreduktion erfordert.

Die minimalen wirksamen Serumkonzentrationen unterschieden sich nach 7 Tagen zwischen den 12 leichter und den 9 schwer manisch erkrankten Respondern um 50%. Die leichter erkrankten Patienten wiesen einen mittleren Wirkstoffspiegel von 8,2 ng/ml auf, in der Gruppe der schwer Erkrankten betrug er dagegen 13,3 ng/ml. Alle 5 Patienten, die unter Lithiumgabe eine Manie entwickelten, befanden sich in dieser letztgenannten Gruppe (Tabelle 2).

Von den Non-Respondern wiesen 3 mäßig schwer erkrankte Maniker niedrige Serumspiegel zwischen 3 und 4 ng/ml auf. Einer dieser Patienten schied aus der Studie aus, während die beiden übrigen später nach Erhöhung der Dosis ebenfalls auf die Therapie ansprachen.

Tabelle 2. Maniebehandlung mit Zuclopenthixol: Serumspiegel und klinische Wirkung

Lithium	Responder	Non-Responder
Nein	16 Patienten 5,1–9,7 ng/ml	3 Patienten 3,1–3,6 ng/ml
Ja	5 Patienten 10–15 und 43 ng/ml	3 Patienten 11,2 und 137 ng/ml

Diskussion

Die 7 referierten klinischen Studien mit insgesamt 97 Patienten zeigen, daß Zuclopenthixol bei 80% der Patienten gut antimanisch wirksam ist, wenn man dem klinischen Schweregrad entsprechend die Therapie mit 30–50 mg/Tag einleitet. Tagesdosen von mehr als 50 mg bewirken kein besseres Ansprechen, vielleicht vermindern sie die Wirksamkeit sogar. Nach 2 Wochen oder mit dem Auftreten unerwünschter Begleiterscheinungen kann die Dosis reduziert werden. Bei Respondern ist es ohne Rezidivrisiko möglich, die Dosis auf 15–20 mg/Tag zu senken; möglicherweise verhütet dies auch die Entwicklung einer postmanischen Depression.

Beide Untersuchungen, in denen die Serumkonzentrationen bestimmt wurden, stützen nicht die Hypothese von der Existenz eines einzigen therapeutischen Fensters. Sie weisen vielmehr darauf hin, daß es für die antimanische Wirkung eine untere Grenze von 5 ng/ml gibt und daß mehrere Fenster bestehen, je nach Schweregrad der Krankheit und Zeitpunkt der Therapie. Auch die mit der Entwicklung von Begleiterscheinungen einhergehenden Serumspiegel gehen im Verlauf der Behandlung offenbar so weit zurück, bis die Nebenwirkungsempfänglichkeit der gesunder Personen entspricht.

Für eine erfolgreiche und nebenwirkungsfreie Therapie der Manie sind keine Serumspiegelbestimmungen erforderlich, sondern lediglich eine sorgfältige klinische Beobachtung (Abb. 2).

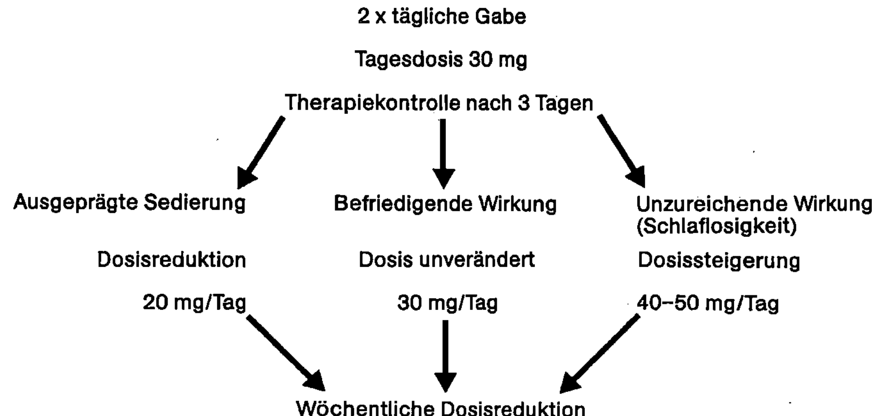

Abb. 2. Therapie der Manie mit Zuclopenthixol

Empfehlungen zur Therapie der Manie

Man beginnt die Therapie je nach Schweregrad mit einer täglichen Dosis von 20 oder 30 mg Zuclopenthixol und kontrolliert die klinische Wirkung nach 3 Tagen. Im Falle einer unveränderten Symptomatik erhöht man die Dosis um jeweils 10 mg bis maximal 50 mg/Tag. Bei starker Sedierung läßt sich die Dosis um 25% bis auf ein Minimum von 16 mg/Tag reduzieren.

Wenn sich nach 1 oder 2 Wochen eine stabile Besserung eingestellt hat und Nebenwirkungen auftreten, dann kann man die Dosierung schrittweise wöchentlich um 25% reduzieren. Nach 4 Wochen lassen sich die meisten Patienten mit täglich 4–10 mg Zuclopenthixol ambulant weiterbehandeln.

Die kurzwirksame Injektion einer öligen Lösung von 50–100 mg Zuclopenthixolacetat ist in der akuten Phase bei schwer erkrankten, antriebsgestörten Patienten zu empfehlen. Mit zunehmender Besserung von klinischem Zustand und Antrieb besteht die Möglichkeit, den Patienten auf eine orale Medikation umzustellen.

Literatur

Amdisen A, Nielsen MS, Dencker JS et al. (1987) Zuclopenthixol acetate in Viscoleo – a new drug formulation. Acta Psychiatr Scand 75:99–107

Behnke K, Nielsen BM, Andersen J (1986) Zuclopenthixol and haloperidol in the treatment of mania. Poster presentation at WPA in 1986, Lyngby, Denmark

Bhattacharyya SN, Ghoshal J, Sharma SK et al. (1987) Acute functional psychoses: treatment with zuclopenthixol. Pharmatherapeutica 5:1–8

Bjørndal F, Aaes-Jørgensen T (1982) Manibehandling med cis(Z)-clopenthixol. Nord Psykiatr Tidsskr 36:321–324

Bjørndal F, Aaes-Jørgensen T (1989) Treating mania with zuclopenthixol (to be published)

Bobon D, Troisfontaines B, Kempeneers J-L et al. (1986) Open multicenter trail of zuclopenthixol in mania and skizophrenia based on the AMDP scales. Acta Psychiat Belg 86:152–165

Dahls V (1988) Pharmacokinetics of neuroleptic drug and utitiy of plasma level monitoring. In: Casey DE, Christensen AV (eds) Psychopharmacology: current trends. Springer, Berlin Heidelberg New York Tokyo, pp 34–61

Gravem A, Elgen K (1981) Cis(Z)-clopenthixol – the neuroleptically active isomer of clopenthixol. Acta Psychiatr Scand [Suppl] 294:64

Gross H, Kaltenbäck E (1962) Sordinol, ein neues Neuroleptikum der Thiaxanthenreihe. Wien Klin Wochenschr 74:549–553

König P, Seifert T, Eberhardt G (1986) Findings with cis(Z)-clopenthixol in the treatment of acute mania and schizophrenia. Pharmacopsychiatry 19:424–428

Nolen WA (1983) Dopamin and mania. J Affective Disord 5:91–96

Ravn J, Rud C (1961) Sordinol – et nyt psykofarmakon. Ugeskr Læger 123:1663–1669

Diskussion

Dencker

Im Gegensatz zu Ihnen haben wir in Schweden die Erfahrung gemacht, daß manische Patienten in der Regel höhere Zuclopenthixoldosen benötigen als schizophrene. Ich glaube, wir sehen im allgemeinen schwerer psychotische, kompliziertere Fälle von Manie.

Bjørndal

Nach meinem Eindruck handelt es sich bei den 20% der Patienten, die nicht auf Zuclopenthixol ansprechen, ebenfalls um schwere Fälle, mit gewissen schizophrenen Zügen. Diese Patienten sprechen erfahrungsgemäß allgemein schlecht auf Neuroleptika an.

Dencker

Wir brauchen dringend eine Subklassifikation manischer Erkrankungen.

Bjørndal

Hat jemand von Ihnen unterschiedliche Therapieerfolge beobachtet zwischen Patienten, die Lithium erhalten, und solchen, die kein Lithium erhalten? Nach meiner Erfahrung scheint eine gleichzeitige Lithiumtherapie die Wirkung von Neuroleptika abzuschwächen. Die mit Lithium behandelten Patienten brauchten jedenfalls höhere Zuclopenthixoldosen.

Rüther

Es gibt Hinweise darauf, daß Lithium die Plasmakonzentration von Neuroleptika beeinflußt. Haben Sie unterschiedlich hohe Serumspiegel bei Patienten mit und ohne konkomitierende Lithiumtherapie feststellen können?

Bjørndal

Bei den mit Lithium behandelten Patienten liegen die Zuclopenthixolspiegel im Durchschnitt deutlich höher. Ich kann allerdings nicht sagen, ob dies auf die gleichzeitige Lithiumgabe zurückzuführen ist.

Rüther

Bekanntlich steigt die Nebenwirkungsinzidenz von Neuroleptika bei gleichzeitiger Lithiumgabe. Wir haben beispielsweise festgestellt, daß sich bei konstantem Haloperidolplasmaspiegel und steigender Lithiumkonzentration das EEG verschlechtert. Auch extrapyramidal-motorische Symptome nehmen zu. Möglicher-

weise verstärkt sich das Krankheitsgefühl der manischen Patienten, wenn sie vermehrt Nebenwirkungen spüren.

Dencker

Die Kombination von Lithium und Neuroleptika ist im Rahmen der Erhaltungstherapie weltweit sehr gebräuchlich. Ihre Ergebnisse scheinen zwar eher gegen eine solche Kombination zu sprechen, doch ist zu bedenken, daß Ihre Untersuchung relativ wenige Patienten umfaßt. Die Vermutung von Herrn Rüther könnte durchaus zutreffen.

Möller

Eine andere Erklärung könnte sein, daß die mit Lithium behandelten Patienten
die chronischeren Fälle sind.

König

Einige Untersuchungen haben gezeigt, daß man bei schizoaffektiven und schizophrenen Psychosen die Neuroleptikadosis reduzieren konnte, wenn zugleich
Lithium eingesetzt wurde. Diese Beobachtung paßt zu einem Anstieg der Plasmakonzentration des Neuroleptikums.

Möller

Das würde aber einer Verstärkung der Neuroleptikawirkung durch Lithium entsprechen. Herr Bjørndal stellte aber eine Abschwächung zur Diskussion.

König

Ganz recht, aber es stimmt andererseits damit überein, daß die Kombinationstherapie bestimmt nicht ohne guten Grund so gebräuchlich ist. Möglicherweise
kommt man in der Kombination mit geringeren Neuroleptikadosen aus.

Möller

Das mag sein. Allerdings muß man berücksichtigen, daß Lithium selber ebenfalls
einen antimanischen Effekt besitzt.

Bjørndal

Vielleicht handelte es sich bei den mit Lithium therapierten Patienten tatsächlich
um die schwereren Fälle. Es ist aber auch nicht sicher auszuschließen, daß die Patienten vor Beginn der Untersuchung das Lithium vielleicht für einige Tage abgesetzt haben. Es ist bekannt, daß sich eine manische Psychose auslösen läßt, wenn
man Lithium für 2 oder 3 Tage absetzt. Diese Patienten kämen dann mit einem
schwereren Erkrankungsbild zur Aufnahme.

Wiesel

Nach welchen Kriterien wurde festgelegt, welche Patienten Lithium erhielten und welche nicht?

Bjørndal

Diese Entscheidung haben nicht wir getroffen. Ein Teil der Patienten stand bereits vor Beginn der Untersuchung unter Lithium. Wir haben in diesen Fällen die Therapie lediglich fortgesetzt.

Klinische Erfahrungen in der Routinebehandlung mit Zuclopenthixol

A. DREHER

Einleitung

Die Dosierung der Neuroleptika ist seit Einführung von Chlorpromazin 1952 in die Klinik einem ständigen Wandel unterworfen. Einigkeit besteht darüber, individuell vorzugehen und sich an die optimale Dosis heranzutasten. Wissenschaftlich abgesicherte Regeln neuroleptischer Behandlung im Einzelfall sind bis heute auch deshalb nicht erarbeitet worden, weil bisher keine allgemeine Dosis-Wirkungs-Beziehung, weder bei Niedrig- noch bei Hochdosierung der Neuroleptika, gefunden wurde. Dies zeigt sich beispielsweise an den unterschiedlichen Angaben zu Äquivalenzdosierungen verschiedener oraler und Depotneuroleptika. Der wichtigen Differenzierung von Behandlungszielen mit unterschiedlichen Dosierungsstrategien zur Symptomsuppression, Stabilisierung und Rezidivprophylaxe und einer Trennung von akuten und chronischen schizophrenen Psychosen wird in den letzten Jahren zunehmend Beachtung geschenkt.

In den offenen und einzelnen kontrollierten klinischen Studien von Zuclopenthixol schwanken die individuellen Dosierungsangaben zwischen 10 und 400 mg mit einer Durchschnittsdosis von 75 mg (Mann et al. 1985; Bobon et al. 1986) oder 48 mg (Gravem u. Bugge 1981). In einer Doppelblindstudie von Woggon u. Kuny (1983) von Zuclopenthixol gegen Haloperidol lag die mittlere Tagesdosis von Zuclopenthixol bei 60 mg. Für chronische Schizophrenien werden durchschnittliche Tagesdosierungen von 40 mg (Heikkilä et al. 1981) und 47 mg genannt (Gravem et al. 1978).

Im folgenden werden Beobachtungen und Erfahrungen aus der alltäglichen Therapie mit Zuclopenthixol in einem psychiatrischen Landeskrankenhaus dargestellt, um aus der Praxis konkrete Verfahrensweisen und Regeln aufzuzeigen, die unser Vorgehen bei der neuroleptischen Behandlung schizophrener Psychosen widerspiegeln. Die empirischen Grundlagen sollen Anregungen geben und Diskussionsgrundlage sein.

Methodik

Es wurden die Krankengeschichten von 118 Patienten ausgewertet, die von Ende 1986 bis Oktober 1988 mit Zuclopenthixol behandelt wurden. Einige dieser Patienten wurden in dem genannten Zeitraum entlassen und wieder stationär aufgenommen, so daß insgesamt 132 Behandlungszyklen verwertet wurden. Die Behandlungsdauer umfaßte 2–400 Tage mit einem Mittel von 47

Tabelle 1. Diagnosen

Schlüssel nach ICD 9	Patienten n
295,1	7
295,2	7
295,3	64
295,6	16
295,7	21
296,2	3

Tagen. Es waren alle Altersklassen von 20–65 Jahren vertreten. Die Patienten waren durchschnittlich 45 Jahre alt; weit überwiegend handelte es sich um Frauen. Gerontopsychiatrische Fälle wurden von der Untersuchung ausgeschlossen.

Nach ICD 9 (1980) wurden bis auf 3 Fälle schizophrene Psychosen diagnostiziert (Tabelle 1). In 55% der Fälle handelte es sich um paranoid-halluzinatorische Schizophrenie. 21 Patienten (18%) wurden als schizoaffektive Psychosen mit zumeist maniformer Symptomatik eingeordnet. Bemerkenswert ist, daß bei den 7 Patienten mit Katatonie, d. h. katatonem Stupor, 2 febrile Katatonien vertreten sind; diese Patientinnen und eine weitere Patientin wurden mit Elektrokrampftherapie (EKT) behandelt. Anschließend erhielten sie Zuclopenthixol, weil die Symptomatik nicht vollständig abgeklungen war. In allen 3 Fällen erwies sich die EKT als hochwirksam, so daß die Krankheitsbilder schließlich vollständig remittierten.

Ergebnisse

Die angewandten Dosierungen von Zuclopenthixol variieren um den Faktor 1:125 (Tabelle 2), eine Spannbreite, die an den verordnenden Arzt zweifellos erhebliche Anforderungen stellt. Die globalen durchschnittlichen Dosierungen lagen zu Beginn mit 8,4 mg, bei der höchsten verabreichten Dosis mit 15,9 mg und zu Behandlungsende mit 9,9 mg/Tag erstaunlich niedrig. Dies beruht auf einer speziellen Verteilung, die sich aus dem teilweise selektierten Krankengut erklärt. Wenn nur die Dosierungen von 10 mg und höher verwertet werden, ergibt sich ein Mittel von 27,4 mg täglich.

Eine Monotherapie wurde nur bei 11 Patienten angewandt (s. Tabelle 3). Wesentlich hängt dies sicher damit zusammen, daß Sedanxol – im Gegensatz zu dem, was der Name zunächst suggeriert – in Dosierungen bis etwa 30 mg keine sedativen Effekte zeigt. Deshalb wurden $^2/_3$ der Patienten zusätzlich mit schwachpotenten Neuroleptika behandelt, vorwiegend als Schlafmittel. Nicht selten wurde auch mit kurzwirksamen, schlafanstoßenden Benzodiazepinen wie

Tabelle 2. Dosierung von Zuclopenthixol

Initialdosis [mg/Tag]	Höchstdosis [mg/Tag]	Enddosis [mg/Tag]
1–50 $\bar{x} = 8,4$	2–125 $\bar{x} = 15,9$	1–50 $\bar{x} = 9,9$

Tabelle 3. Häufigkeit der Mono- und Kombinationstherapie mit Zuclopenthixol

Therapieart	Patienten	
	n	[%]
Monotherapie	11	(9)
Kombinationstherapie		
Mit Clozapin[a]	30	(25)
Mit schwachpotenten Neuroeleptika	77	(65)

[a] Bei 6 Patienten später abgesetzt.

Triazolam oder Flunitrazepam kombiniert. In 2 Fällen wurde eine unerwünschte, nicht durch Akathisie bedingte Agitiertheit beobachtet. Es ist noch nicht klar, ob es sich dabei um einen Effekt der Substanz selbst oder um eine eigentlich therapeutische Wirkung, nämlich die Durchbrechung des krankheitsbedingten Autismus, handelt.

Tendenzen zur Polypragmasie sind nicht zu übersehen. Sie nehmen zu mit Dauer der Behandlung, störendem Verhalten der Patienten, Erfolglosigkeit der therapeutischen Bemühungen und Ratlosigkeit der behandelnden Ärzte.

Jeder 4. der untersuchten Patienten hat Clozapin erhalten. Dies entspricht einem allgemeinen Trend der Behandlungsstrategien; nach Auskunft der Herstellerfirma stieg der Clozapinumsatz 1987 um 20% an. Andererseits wird häufig auf diese Substanz umgestellt, wenn sich bei den üblichen klinischen Dosierungen hochpotenter Neuroleptika bei empfindlichen Patienten oder bei Hochdosierungen stärkere parkinsonistische Nebenwirkungen entwickeln, ohne daß der gewünschte Behandlungserfolg eintritt, oder wenn Spätdyskinesien auftreten. Wenn Clozapin als Monotherapie keine befriedigende klinische Wirkung auf die schizophrene Plussymptomatik zeigte, wurde mit niedrigen Dosierungen hochpotenter Neuroleptika kombiniert, um so eine Remission der Psychose zu erreichen. Es wird hier ganz gezielt auch die anticholinerge Eigenwirkung des Clozapin genutzt, bevorzugt bei Patienten mit schweren, auf Clozapin erfahrungsgemäß gut ansprechenden Affektstörungen, z. B. Ratlosigkeit, traumartiger Gestimmtheit, läppisch-heiterem hebephrenen Affekt oder sonst nicht beeinflußbarer Erregung.

Dabei wurden auch die bekannten Nebenwirkungen von Clozapin beobachtet. Eine 55jährige Patientin mit akuter paranoider Schizophrenie erhielt ohne Erfolg Haldol, remittierte dann aber auf 150 mg/Tag Clozapin vollständig. Nach sukzessivem Abfall der Leukozyten auf zuletzt 2 800/µl ohne klinische Symptomatik mußte Clozapin abgesetzt werden, worauf die Psychose prompt exazerbierte. Unter Zuclopenthixol konnte die Patientin später entlassen werden, erreichte aber das ursprüngliche Remissionsniveau nicht mehr.

In 2 von 3 epileptischen Anfällen standen die Patientinnen unter Clozapintherapie. In einem Fall handelte es sich um ein vorbestehendes zerebrales Anfallsleiden bei frühkindlicher Hirnschädigung. Nach Abwägung aller Vorteile und Risiken bei unbefriedigender Wirkung anderer Neuroleptika wurde hier Clozapin unter antikonvulsivem Schutz beibehalten. In dem anderen Fall trat ein Krampfanfall 1½ Tage nach abruptem Absetzen (Grund nicht bekannt) von 25 mg Zuclopenthixol und 250 mg Perazin ein.

Von der häufigsten Nebenwirkung des Zuclopenthixol, einem Parkinson-Syndrom, waren 28 Patienten (24%) betroffen. Wenn erforderlich, erhielten sie zusätzlich Anticholinergika, z. B. Biperiden, aber grundsätzlich zeitlich eng befristet. Primär versuchen wir, durch vorsichtige Dosisreduktion einen gangbaren Weg zu finden, was auch meist gelingt. Biperiden erhielten 5 Patienten, die Hälfte der Fälle mit Parkinsonoid zusätzlich Clozapin. In einem Teil dieser Gruppe sind die zumeist leichtgradigen Nebenwirkungen dadurch wieder verschwunden. Interessanterweise wurde Akathisie nur selten beobachtet, typische parkinsonistische Symptome unter Zuclopenthixol sind Akinesie und Tremor.

Unter vorbestehenden Spätdyskinesien litten 14 Patienten (12%), angesichts des oft viele Jahre vorbehandelten Krankenguts eine eher geringe Zahl. Wenn auf höherpotente Neuroleptika aufgrund des psychopathologischen Syndroms nicht verzichtet werden konnte, hat sich hier Zuclopenthixol in niedrigen Dosierungen bis 10 mg sehr bewährt. Dies muß dann sehr individuell eingestellt werden. Grundsätzlich versuchen wir allerdings, auf Clozapin als Monotherapie umzustellen. Günstige Effekte sehen wir auch oft von Clonazepam, manchmal auch von Promazin, während andere Behandlungsversuche meist enttäuschen.

Wie allerdings bei einem Dopaminantagonisten nicht anders zu erwarten, sind mir inzwischen 2 Fälle, die in dieser Untersuchung nicht enthalten sind, mitgeteilt worden, in denen auch unter Zuclopenthixoltherapie Hyperkinesen aufgetreten sind. Es handelte sich dabei um Patienten mit zerebraler Vorschädigung.

Bei der Problemgruppe von Patienten mit präsenilen und senilen degenerativen zerebralen Prozessen stellt Zuclopenthixol jedoch eine echte Bereicherung dar. In der untersuchten Klientel sind 3 Fälle enthalten, in denen psychotische Entgleisungen jeweils mit sehr niedrigen Dosierungen Zuclopenthixol remittierten. Ungeduldige Therapeuten setzten später dann auf ähnliche Dosierungen Haloperidol (bis 5 mg) um. Darauf entwickelten sich irreversible Hyperkinesen. Alle diese Patientinnen waren über 50 Jahre alt und litten an einem insulinpflichtigen Diabetes mellitus, so daß hier ein zerebraler Gefäßprozeß angenommen werden kann. Für diese Patienten ist deshalb der primäre Einsatz von Zuclopenthixol zu empfehlen.

Der interessante Fall

Es handelt sich um eine 60jährige Patientin mit schizoaffektiver Psychose, die in der Anamnese mehrere depressive und manische Phasen durchgemacht hatte, in der Manie jeweils durchmischt mit schizophrenen Symptomen. Später entwickelten sich ein Diabetes mellitus und eine bulbäre Schädigung unklarer Genese mit entsprechender Sprachstörung. Die Einweisungsdiagnose Depression stellte sich als akute Endokarditis heraus. Nach entsprechender Behandlung und einer Phase seelischer Ausgeglichenheit unter Kombination von 2 mg Zuclopenthixol und Carbamazepin kam es zu akuter Verschlechterung mit einem manischen Syndrom. Oxazepam blieb ohne Effekt. Bei extrem lautem und störendem Verhalten wurde, auch auf Drängen des Pflegepersonals, auf Haloperidol kurzfristig bis 15, dann 5 mg umgestellt. Es entwickelte sich ein leichtes Parkinson-Syndrom, die manische Verstimmung blieb unbeeinflußt. Dann kam es zu plötzlichem Bolustod durch Nahrungsmittelaspiration, offenbar bedingt durch Zusammenwirken der vorbestehenden bulbären Schädigung und Dysphagie infolge des Parkinsonismus.

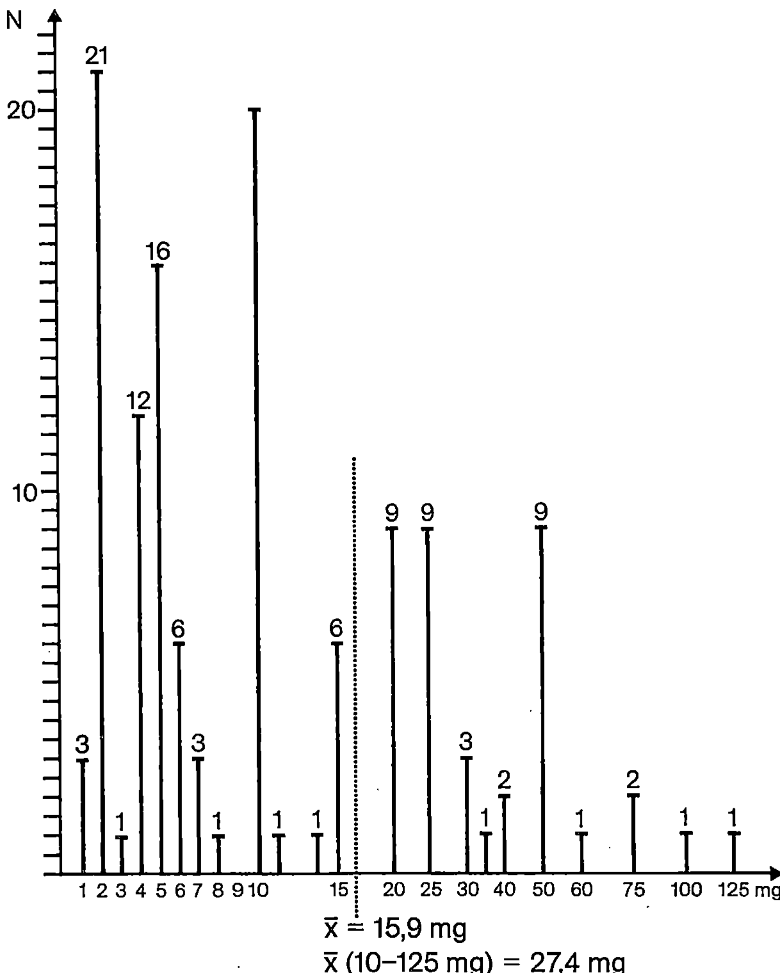

Abb. 1. Verteilung der Dosierung von Zuclopenthixol

In Abb. 1 ist die Verteilung der jeweils höchsten verabreichten Dosierungen von Zuclopenthixol dargestellt. Mit Dosierungen unter 10 mg wurden die als empfindlich bekannten und jene Patienten behandelt, bei denen im Verlauf bei Auftreten eines Parkinsonoids auf Zuclopenthixol umgestellt wurde. Dieser Dosisbereich von 1 bis etwa 10 mg hat sich für alle als empfindlich bekannten Patientengruppen bewährt, z. B. für Jugendliche, Patienten mit frühkindlichen und sonstigen Hirnschädigungen, Oligophrene oder Alterspatienten.

Der Dosisbereich der Routinebehandlung für den an einer akuten schizophrenen Psychose erkrankten Patienten liegt bei 10–50 mg. Einzelne Patienten benötigen höhere Dosierungen bis weit über 100 mg. Die durchschnittlich verabreichte Tagesdosis liegt in dieser Gruppe bei 27,4 mg.

Naturgemäß stellt sich bei einer zurückhaltenden Behandlungsstrategie immer die Frage der Unterdosierung. Gefährdet sind nicht so sehr die Patienten mit sehr niedrigen, sondern solche mit mittleren und höheren Dosierungen. Wie pharmakokinetische Untersuchungen zeigen, garantieren höhere Dosierungen eines Neuroleptikums keineswegs ausreichende Blutspiegel. Bei unzureichendem therapeutischen Effekt, aber fehlender neurologischer Symptomatik, wobei wir uns an Klinik und Handschrifttest orientieren, wurde die Dosis in einem großen Schritt erhöht; geringe Dosissteigerungen disponieren eher zu parkinsonistischen Nebenwirkungen. In der untersuchten Klientel müssen mindestens 6 Patienten, d. h. 5% mit unbefriedigendem Behandlungserfolg als eindeutig unterdosiert gelten. Erfahrungsgemäß ist dieser Anteil auf den psychiatrischen Akutstationen aber eher höher zu veranschlagen.

Zusammenfassung der Vorteile von Zuclopenthixol

Zuclopenthixol erweitert das therapeutische Spektrum im unteren Dosisbereich bei guter Wirkung auf schizophrene Plussymptomatik, die anderen bewährten Neuroleptika nicht nachsteht. Die hochpotente Substanz eignet sich wegen geringer Nebenwirkungen besonders zum primären Einsatz bei empfindlichen Patienten und Risikogruppen. Dadurch können Risiken gravierender Nebenwirkungen, insbesondere von Spätdyskinesien, möglicherweise vermindert werden. Dazu sind weitere Untersuchungen erforderlich.

Die in manchen Studien gefundenen höheren durchschnittlichen Dosierungen von Zuclopenthixol ließen sich nicht bestätigen. Dies hängt auch damit zusammen, daß das Design der Studien und die hier beschriebene therapeutische Alltagswirklichkeit weit auseinanderklaffen.

Praktisch von Bedeutung ist die Erfahrung, daß eine neuroleptisch bedingte Akathisie unter Zuclopenthixol nur selten auftritt. Wichtig ist dies für den Therapeuten, weil es oft sehr schwierig ist, Akathisie von psychotischer Unruhe und Getriebenheit zu differenzieren, wichtig aber auch aus Sicht des Patienten, der gerade durch die Akathisie besonders gequält wird.

Literatur

Aaes-Jørgensen T (1981) Serum concentrations of cis (Z)- and trans (E)-clopenthixol after administration of cis (Z)-clopenthixol and clopenthixol to human volunteers. Acta Psychiatr Scand 64 [Suppl 294]:64–69
Aubree JC, Lader MH (1980) High and very high dosage antipsychotics: a critical review. J Clin Psychiatry 41:341–350
Benkert O, Hippius M (1985) Psychiatrische Pharmakotherapie, 4. Aufl. Springer, Berlin Heidelberg New York Tokyo
Bobon H, Troisfontaines B, Kempeneers J-L et al. (1986) Open multicentre trial of zuclopenthixol in mania and schizophrenia based on the AMIP scales. Acta Psychiat Belg 86:152–176

Gravem A, Bugge A (1981) Cis (Z)-clopenthixol and clopenthixol in the treatment of acute psychoses and exacerbations of chronic psychoses. A double-blind clinical evaluation. Acta Psychiatr Scand 64 [Suppl 294]:13–19

Gravem A, Elgen K (1981) Cis (Z)-clopenthixol. The neuroleptically active isomer of clopenthixol. A presentation of five double-blind clinical investigations and other studies with cis (Z)-clopenthixol (Cisordinol, Clopixol). Acta Psychiatr Scand 64 [Suppl 294]·5–12

Gravem A, Engstrand E, Guleng RJ (1978) Cis (Z)-clopenthixol and clopenthixol (Sordinol) in chronic psychotic patients. Acta Psychiatr Scand 58:384–388

Heikkilä L, Lattinen J, Vartiainen H (1981) Cis (Z)-clopenthixol and haloperidol in chronic schizophrenic patients – a double-blind clinical multicentre investigation. Acta Psychiatr Scand 64 [Suppl 294]:30–38

Kapfhammer H-P, Rüther E (1987) Depot-Neuroleptika. Springer, Berlin Heidelberg New York Tokyo

König P, Seifert TH, Eberhardt G (1986) Findings with cis-Z-clopenthixol in the treatment of acute mania and schizophrenia. Pharmacopsychiatry 19:424–428

Kuny S, Woggon B (1983) Cis(Z)-clopenthixol in the treatment of acute schizophrenia. VII. World Congress of Psychiatry, Vienna 1983

Langer G, Heimann H (Hrsg) (1983) Psychopharmaka. Springer, Wien New York

Mann BS, Moslehuddin KS, Owen RT, Clayton AR, Rohatgi KK, Sud P, Vaddadi KS (1985) A clinical assessment of zuclopenthixol dihydrochloride („Clopixol" Tablets) in the treatment of psychotic illness. Pharmatherapeutica 4:387–392

Pietzcker A (1978) Langzeitmedikation bei schizophrenen Kranken. Nervenarzt 49:518–533

Sechter D, Caillard V, Cuche H, Deniker P (1981) Open clinical study of cis (Z)-clopenthixol. Acta Psychiatr Scand 64 [Suppl 294]:20–24

Sieberns P, Spechtmeyer H (1982) cis (Z)-clopenthixoldecanoat – ein neues Depotneuroleptikum. Int Pharmacopsychiatry 17:170–184

Rüther E (1986) Wirkungsverlauf der neuroleptischen Therapie. Fischer, Stuttgart New York

Woggon B (1987) Dosierung von Neuroleptika. In: Pichot P, Müller HJ (Hrsg) Neuroleptika, Rückschau 1952–1986 – Künftige Entwicklungen. Springer, Berlin Heidelberg New York Tokyo (Tropon Symposium, Bd 2)

Diskussion

Dahl

Von Ihren mit Zuclopenthixol behandelten Patienten standen nur 9% unter einer Monotherapie, der Rest erhielt eine Kombinationstherapie. Ist dieser hohe Prozentsatz in Deutschland allgemein üblich? In Norwegen und auch in Schweden und Dänemark sind fast keine Psychopharmakakombinationspräparate im Handel.

Dreher

Die Monotherapie wird zwar in den Lehrbüchern empfohlen, in praxi aber nur selten ausgeübt. Ich habe den Eindruck, daß sie seltener durchgeführt wird, als es möglich wäre.

Rüther

Eigene Untersuchungen haben uns gezeigt, daß etwa $^2/_3$ der Applikationen pro
Tag im Rahmen einer Kombinationstherapie gegeben werden. Man muß aber
Basis- und Zusatzmedikation auseinanderhalten. Bei der Untersuchung von
Herrn Dreher war Zuclopenthixol die Basismedikation. Die Begleitmedikation
diente aber nicht der antipsychotischen Behandlung. Beispielsweise wurde Clozapin nur zur Sedierung verabreicht.
    Nach unserer Erfahrung ist die Wirkung eines Neuroleptikums gut zu beurtei-
len, indem man feststellt, wie oft das Präparat auf ein anderes umgesetzt wurde
und welche Entlassungsmedikation gegeben wurde. Wie häufig werden in Ihrer
Klinik Patienten von Zuclopenthixol auf ein anderes Präparat umgesetzt, Herr
Dreher? Wieviel Prozent der Patienten, bei denen die Therapie mit Zuclopenthixol begonnen wurde, bekommen es auch noch als Entlassungsmedikation?

Dreher

Ich habe dazu momentan keine konkreten Zahlen zur Hand, das ist bei dieser
großen Fallzahl auch nicht ganz einfach zu ermitteln. Aber ich kann sagen, daß
in meinem Bereich Zuclopenthixol einen festen Platz einnimmt. Nicht wenige Patienten werden mit Zuclopenthixol oder mit Ciatyl Depot entlassen. Schlecht
kann die Wirksamkeit demnach nicht sein.

Dahl

Mir leuchtet nicht ein, wieso man bei einer Kombinationstherapie mit Zuclopenthixol und Clozapin sagen kann, daß die antipsychotische Wirkung hauptsächlich auf Zuclopenthixol beruht. Das ist natürlich auch eine Frage der Dosierung.
Das mag zutreffen, wenn man eine sehr niedrige Dosis von Clozapin und eine
normale Dosis von Zuclopenthixol verabreicht. Dann frage ich mich aber, warum man überhaupt Clozapin gibt.

Rüther

Es ist in Deutschland leider eine weitverbreitete Unsitte, neuroleptisch relativ
hochdosiert behandelten Patienten am Abend ein Schlafmittel dazuzugeben.
Nachdem die Benzodiazepine durch die Medien mißkreditiert worden sind, versucht man es mit anderen Psychopharmaka. Und da Clozapin erfahrungsgemäß
stark sediert, gibt man eben Clozapin. Oder auch Levomepromazin in niedrigen
Dosen.
    Wenn man in unserer Untersuchung die Kombination mit Schlafmitteln her-
ausnimmt und nur Kombinationen von Neuroleptika berücksichtigt, dann liegen
wir nicht mehr bei 3,3 Medikamenten pro Patient, sondern nur noch bei 1,6. Allerdings erscheint mir das immer noch zu hoch. Wir sollten versuchen zu definieren, unter welchen Umständen eine Kombinationstherapie zu empfehlen ist.

Dahl

Unter Kombinationstherapie verstehe ich die gleichzeitige Gabe mehrerer Neuroleptika mit dem Ziel der antipsychotischen Wirkung. In Norwegen wird abends normalerweise eine kleine Dosis Levomepromazin gegeben. Das betrachte ich aber nicht als antipsychotische Kombinationstherapie.

Dencker

Für die Monotherapie sprechen mehrere wichtige Gründe. Einer davon ist die Möglichkeit, gegebenenfalls den Plasmaspiegel bestimmen zu können. Bei einer Kombinationstherapie ist das ausgeschlossen. In Skandinavien besitzt die Monotherapie anscheinend einen höheren Stellenwert. In einer Untersuchung an 2400 Patienten haben wir die medikamentöse Therapie mehr als 1 Monat lang verfolgt. Ein großer Teil dieser Patienten erhielt nur 1 Medikament. Die durchschnittliche Medikamentenzahl pro Patient lag bei 1,5. Diese Zahl ist erstaunlich niedrig [Lingjaerde et al., Acta Psychiatr Scand 76 (1987) Suppl 334].

Dreher

Es gibt aber auch Argumente, die für eine Kombinationstherapie sprechen. Es ist beispielsweise denkbar, daß durch pharmakokinetische Effekte die Blutspiegel erhöht werden, zum Beispiel durch Verdrängung aus der Eiweißbindung. Dadurch käme man bei hochpotenten Neuroleptika mit niedrigeren Dosierungen aus.

Sieberns

Dazu liegen Untersuchungen von Fujii et al. mit Levomepromazin und Bromperidol vor [Y. Fujii, H. Itoh et al.: Clinical efficacy, extrapyramidal symptoms and serum levels: influence of administration schedules and concomitant drugs on serum bromperidol concentrations. Folia Psychiatr Neurol Jpn 38 (1984) 1–16]. Die Zugabe von Levomepromazin erhöhte die Plasmakonzentration von Bromperidol. Es ist allerdings fraglich, ob die Plasmakonzentration immer der entscheidende Parameter ist. Von Carbamazepin ist beispielsweise bekannt, daß es die Plasmakonzentration von Neuroleptika senkt, deren Wirksamkeit aber insgesamt verstärkt.

Nach einer Publikation von Johnson hat die Mehrfachbehandlung mit Neuroleptika im Laufe der vergangenen Jahre deutlich abgenommen [D. A. W. Johnson, J Clin Psychiatry 46 (1985) 6–15]. 1970 bekamen noch etwa 56% der Patienten 2 Neuroleptika, 17% 3 Neuroleptika, 96% Anticholinergika und sonstige Begleitmedikationen.

Nach einer Untersuchung von Shepard et al. [Dis Nerv Syst 35 (1974) 183–189], in der 744 Psychiater nach ihren Verordnungsgewohnheiten befragt wurden, behandeln 50–58% ihre Patienten mit Neuroleptikakombinationen. Zu ähnlichen Ergebnissen kommt auch eine Arbeit von Frau Grohmann [Grohmann et al., Pharmacopsychiatry 13 (1980) 1–9]. Demnach waren von 2 109 neu aufgenommenen Patienten 63% mit mehreren Neuroleptika beziehungsweise Psychopharmaka behandelt worden. Diese Daten sind relativ neu und entsprechen auch den Erfahrungen, die wir aus klinischen Prüfungen haben.

Möller

Aus Gründen einer rationalen Arzneimitteltherapie ist prinzipiell die Monotherapie zu empfehlen. Nur so sind die beobachteten Effekte klar zuzuordnen, von dem Knäuel möglicher Interaktionen ganz abgesehen. Leider machen wir aber immer wieder die Erfahrung, daß Patienten gleichzeitig mit bis zu 6 oder 7 Psychopharmaka vorbehandelt wurden, wenn sie zu uns kommen. Gelegentlich wird das gar nicht mehr spezifiziert, sondern im Arztbrief pauschal nur noch als „gemischte" Psychopharmakatherapie bezeichnet. Diese Entwicklung ist so irrational, daß man sie unbedingt verhindern muß.

Müller-Spahn

Ich glaube, daß es schon einige Kriterien dafür gibt, wann man kombiniert therapieren sollte. Ich denke beispielsweise an akut oder schwer paranoidhalluzinatorische Patienten, die sehr erregt sind. Um einen sedierenden Effekt zu erzielen, müssen wir bei einer neuroleptischen Monotherapie weit über die antipsychotisch wirksame Dosis hinausgehen. Mit einer geeigneten Kombination läßt sich die Sedation dagegen wesentlich leichter erzielen.

Im übrigen muß man berücksichtigen, daß bei Drug-Monitoring-Untersuchungen das Zeitraster nicht eingeht. Da gehen auch alle zu irgendeinem Zeitpunkt vorgenommenen Einmalapplikationen mit ein. Die Zeitsequenz, wann und wie lange was behandelt wird, bleibt bei den meisten dieser Studien unberücksichtigt.

Soweit ich die zitierte Arbeit von Shepard kenne, wurden hier kasuistisch die gleichen Patienten unter 2 Bedingungen geschildert: Bei Erstaufnahme und Erstmanifestation entschlossen sich die meisten der befragten Psychiater für eine Zweierkombination. Ein Jahr später, bei chronischem Verlauf und erneuter Exazerbation, entschieden sich 60–70% für eine Dreierkombination. Aber auch 6–7 Neuroleptika gleichzeitig waren bei chronischen Verläufen keine Seltenheit. Ich glaube, je länger der Patient in Behandlung steht, desto häufiger kommt es zur Polypragmasie.

Dreher

Herr Rüther, halten Sie die gezielte Kombination von 100–400 mg Clozapin täglich mit einem hochpotenten Neuroleptikum für sinnvoll?

Rüther

Unter den jetzigen gesetzlichen Bedingungen würde ich Clozapin nur in Ausnahmefällen mit einem Psychopharmakon kombinieren. Und wenn, dann nur in niedrigerer Dosierung als Schlafmittel. Ich würde dringend davon abraten, Clozapin in dieser hohen Dosierung routinemäßig mit einem anderen Neuroleptikum zu kombinieren. Nach sehr kritischer Prüfung der Indikation ist vielleicht mal eine Ausnahme möglich.

Zuclopenthixol* in der Gerontopsychiatrie

L. GÜNDEL

Die Entwicklung der Depotneuroleptika hat zweifelsfrei auch die Pharmakotherapie in der Gerontopsychiatrie beeinflußt, obwohl die eigentliche Indikation
dieser Medikamente, die ja eng mit dem Begriff der Langzeittherapie verknüpft
ist – Behandlung von chronischen Schizophrenien und Prophylaxe von Rezidiven
(Hartmann u. Meyer 1983) – bei Patienten jenseits des 65. Lebensjahres eher eine
untergeordnete Rolle spielt.

Krankheitsunspezifische, ätiopathogenetisch unabhängige Zielsymptome neuroleptischer/depotneuroleptischer Therapie sind bekanntlich:
1. psychomotorische Erregtheit,
2. akute psychotische Zustandsbilder;
3. chronisch verlaufende schizophrene Psychosen und psychotische Residualzustände;
4. Rezidivprophylaxe bei chronisch-rezidivierenden, zumeist schizophrenen Psychosen (Benkert u. Hippius 1986).

Insbesondere die dämpfende, affektiv entspannende Wirkung erweitert den Indikationsbereich dieser Medikamentengruppe auf nichtschizophrene Verhaltensstörungen, wie sie in der Gerontopsychiatrie vorkommen, besonders bei Patienten mit:
1. dementiellen Syndromen,.
2. paranoiden Syndromen,
3. manischen Syndromen und bei
4. „schwierigen Persönlichkeiten" mit Charakterzuspitzung.

Die stärker sedativ wirkende Komponente des Zuclopenthixol (ZP) (Kapfhammer u. Rüther 1988) schien uns für den Einsatz bei diesen Syndromen besonders
geeignet. Inzwischen überblicken wir einen Anwendungszeitraum von knapp 10
Jahren, und zwar sowohl im stationären Bereich als auch ambulant durch konsiliarärztliche Betreuung von 3 gerontopsychiatrischen Altenheimen.

Die größte Gruppe der von uns behandelten Patienten gehört zu den *hirnorganischen Psychosyndromen*, gekennzeichnet durch reversible bzw. irreversible
Hirnleistungsschwäche und Persönlichkeitsveränderungen; in ihrer schwersten
Form mit besonderer Verstärkung der kognitiven Hirnleistungsstörungen sind
sie Ausdruck einer Demenz (Kanowski u. Coper 1982; Hunger et al. 1987), die
nosologisch bis zu 65% der sog. einfachen bzw. senilen Demenz vom Alzheimer-

---

* Hier: Zuclopenthixoldecanoat.

Typ zugeordnet werden muß (Hoyer 1984; Kurz u. Lauter 1987; Peters u. Lipowski 1986). Die im Vergleich zum schweren kognitiven Defizit noch längere Zeit besser erhaltenen sozialen Verhaltensweisen dieser Patienten führen in der Regel erst in fortgeschrittenen Stadien zur stationären Aufnahme, wenn die Auswirkungen der Krankheit auf die Persönlichkeit der Betroffenen, den zwischenmenschlichen Bereich und damit verbundene Probleme der Interaktion, Pflege und häuslichen Betreuung zu einer totalen Erschöpfung der Angehörigen oder des Pflegepersonals in Altenheimen geführt haben.

Grundsätzlich bedarf natürlich eine Demenz, soweit überhaupt eine therapeutische Möglichkeit besteht, einer vielschichtigen Therapie. In fortgeschrittenen Fällen, die leider in zunehmendem Maße und auch über längere Zeiträume gerontopsychiatrische Arbeit prägen, bleibt aber nur noch der Einfluß auf Sekundärsymptome wie psychomotorische Unruhe, aggressives Verhalten, Schlafstörungen, wahnhaftes Erleben, die allgemein der Therapie von Psychopharmaka zugänglich sind (Salzmann 1987; Small 1988). Zielgruppe therapeutischer Überlegungen mit ZP waren und sind daher bei uns Patienten mit seniler Demenz vom Alzheimer-Typ, vaskulären Demenzen, gelegentlich aber auch mit fortgeschrittenen Korsakow-Syndromen nach langjährigem Alkoholmißbrauch, die bei unkorrigierbarer Grunderkrankung eine Dauertherapie benötigen, um die Folgen der o. g. Symptome, wie totale körperliche Erschöpfung bei motorischer Unruhe, Nahrungsverweigerung und unzureichende Pflege mit körperlicher Verwahrlosung als Folge aggressiver Abwehr, zu mindern. Kognitive Überforderung beeinflußt auch eine (tägliche) orale Therapie, deren Applikation nicht selten zu verbalen oder gar handgreiflichen Auseinandersetzungen führt. Selbst wenn dies unter klinischen Bedingungen – zumindest vorübergehend – tolerabel erscheint, ist eine derartige Situation in Heimen oder auch zu Hause nach unserer Erfahrung rasch das Ende jeder Kommunikation und Toleranz und bedeutet somit die sofortige Wiedereinweisung.

Paranoide – paranoid-halluzinatorische – *Syndrome* im Alter sind erfahrungsgemäß nur selten Ausdruck einer Erstmanifestation einer schizophrenen Psychose [nach Huber (1974) erkranken 14% der Schizophrenen nach dem 40. Lebensjahr], schon eher aber Ausdruck einer chronisch-rezidivierenden Fortentwicklung einer bisher bestandenen Psychose aus dem schizophrenen Formenkreis, die im Alter bekanntlich Besserung oder gar Heilungstendenzen zeigt (Müller 1981). Andererseits können im Alter aber auch neue bzw. persistierende Symptome wie motorische Stereotypien, hypochondrische Aufdringlichkeit und maniformes Verhalten auftreten, das die Umgebung oft bis zur aggressiven Ablehnung reizt und therapeutischer Zugänglichkeit weitgehend standhält. Häufiger sehen wir paranoide Syndrome bzw. Entwicklungen parallel zu organischen Hirnschädigungen mit kognitivem Defizit als Ausdruck sozialer Isolation (sog. Kontaktmangelparanoid) oder paranoider „Abrundung" einer bisher abnormen, jetzt im Alter akzentuierten Persönlichkeit. Hier kann insbesondere feindseliges Verhalten und aggressiv unterlegte Kommunikation eine (Depot-)Neuroleptikatherapie indizieren; eine grundsätzliche Änderung der Persönlichkeit ist ja leider nicht mehr zu erreichen.

Auch die *Manie* soll im Alter einen milderen Verlauf nehmen (Müller 1981), so daß tatsächlich die Zahl der von uns behandelten Fälle im Vergleich mit den beiden vorgenannten Krankheitsbildern klein ist. Wenn wir aber manische bzw. manisch-depressive Alterspatienten haben, kann ihre Behandlung große Probleme aufwerfen und langwierige stationäre Aufenthalte bis zur Dauerhospitalisation bewirken bei zwar reduzierter Eindringlichkeit der typischen Symptome: motorische Hyperaktivität, euphorisch-expansive Stimmung, Größenideen, Schlafstörungen u. a.; aber auch ein leichteres permanent hyperthymes Verhalten kann das Zusammenleben mit diesen Patienten unerträglich angespannt gestalten. Nachdem die Therapie mit Lithium im Alter problematisch ist und die Wirkung von Carbamazepin nach unserer Meinung noch nicht überzeugen konnte, hat sich in einigen Fällen auch hier ZP bewährt.

Die kleine Gruppe der sog. *schwierigen Patienten* hält hinsichtlich der Diagnose sicher einer wissenschaftlichen Betrachtung nicht stand. In dem gelegentlich durch trivialen Pragmatismus gekennzeichneten klinischen Alltag auf einer gerontopsychiatrischen Station verstehen wir darunter alte Patienten mit Zuspitzung abnormer Charakterentwicklungen, Psychopathien und chronischen Neurosen, deren exakte nosologische Zuordnung angesichts jahre- oder jahrzehntelanger gescheiterter Therapiestrategien unbedeutend geworden ist. Das auch bei dieser Patientengruppe im Alter nur modulierte, aber kaum nivellierte Ausagieren konfliktbedingter Spannungen sowie von ihr nicht akzeptierte Anforderungen der Umwelt und das permanent ichbezogene Gebaren haben hier jeden sozialen Rahmen gesprengt und führen ohne zielsymptomorientierte Pharmakotherapie in Verbindung mit einer verbliebenen Restmöglichkeit von Verhaltenstherapie zu nicht mehr tolerabler Verwahrlosung und Fremdgefährdung.

Anwendung

Wie gehen wir vor in der Anwendung von ZP? Neben den Zielsymptomen psychomotorische Verwirrtheit und Erregung, aggressive Abwehr und Feindseligkeit bei einem der obengenannten Krankheitsbilder bzw. Syndrome muß der Charakter des Chronischen, Dauerhaften gegeben sein – nur hier ist unseres Erachtens eine Depotform eines Medikamentes überhaupt angebracht. Entscheidungshilfe ist auch die evtl. Schwierigkeit der oralen Medikation bzw. die Compliance der Patienten und der unbedingt in das Behandlungskonzept einzubindenden Angehörigen.

In einem „Adaptationszeitraum" von einigen Tagen, in dem erst einmal die Aufnahmesituation bewältigt werden muß, die ja nicht selten zur Exazerbation psychopathologischer Symptome wie Unruhe, Verweigerungshaltung, Bettflucht oder umgekehrt zu totalem Rückzug führt, werden die klassischen nieder-/hochpotenten Neuroleptika oral gegeben. Prinzip bleibt dabei, die orale Medikation beizubehalten – so wenig wie möglich, so ausreichend wie nötig. Je nach Persistenz der oben angeführten Symptome, der Verträglichkeit der bisherigen Medikation, der Bereitschaft bzw. Möglichkeit zur Compliance gehen wir dann überlappend auf ZP über. Nach bisheriger Erfahrung sind initial nahezu immer 0,5 ml (= 100 mg) anzuraten, um überschießende Sedierung und frühe extrapyramidalmotorische Symptome – in der Regel als sog. „Pisa-Syndrom" – zu vermeiden.

Im Bedarfsfall können 0,5 ml nach 8–10 Tagen nachgegeben werden. Die üblichen Intervalle für die weitere i. m.-Injektion betragen dann 2–3 Wochen.

Treten im weiteren Verlauf extrapyramidal-motorische dys- oder akinetische Symptome auf, wird die Dosis ggf. weiter reduziert bzw. das Intervall gestreckt. Beeinträchtigende Neben- bzw. Begleitwirkungen, die gelegentlich auftreten, können eine überschießende Sedierung oder eine leichte, aber beherrschbare Blutdrucksenkung sein, u. U. mit Schwindelgefühl und Fallneigung, die man möglichst vermeiden sollte (Gefahr der Schenkelhalsfrakturen); auf Harnentleerungsstörungen ist bei Risikopatienten unbedingt zu achten. In einem Fall beobachteten wir eine ausgeprägte allergische Reaktion mit umschriebener bullöser Hautablösung, die nach Absetzen und unter Gabe von Antihistaminika und Cortison folgenlos abklang. Hämatologische Veränderungen sahen wir nicht. Bei extrapyramidal-motorischen Begleitwirkungen reduzieren wir die Dosis oder setzen das Medikament ganz ab; die Gabe von Anticholinergika hat sich nach unserer Erfahrung im Alter nur in wenigen Fällen und auch nur vorübergehend bewährt, da zusätzliche Nebenwirkungen wie z. B. delirante Syndrome drohen. Bei kognitiv primär weniger beeinträchtigten Patienten können gelegentlich Folgen eines neuroleptischen dyskognitiven Syndroms geklagt werden (Heinrich u. Tegeler 1983).

Insgesamt bedeutet das, daß Neuroleptika bei älteren Patienten die gleiche Wirkung haben wie bei jüngeren. Die Indikation muß unter Berücksichtigung der häufig vorhandenen Multimorbidität und damit verbundener Mehrfachmedikation gestellt werden (Rudolf 1987). Die Dosis muß niedrig sein und bleiben, was nicht bedeutet – darauf sei unbedingt hingewiesen –, daß nicht auch alte Menschen gelegentlich hohe und höchste Dosen benötigen können, um ein angestrebtes Therapieziel zu erreichen.

Als praktische Konsequenz ergibt sich daraus folgendes:

Der Umgang mit diesem Medikament und den Neuroleptika insgesamt gehört in die Hand erfahrener Ärzte, das gilt insbesondere auch für den ambulanten Bereich.

Die Indikation muß auch bei diesen Patienten laufend überprüft werden, und Korrekturen müssen jederzeit möglich sein.

Somatische Aspekte dürfen nicht vernachlässigt werden (z. B. Flüssigkeitsbedarf bei antriebsgeminderten Alten).

Bei symptomatischer Wirkung der Neuroleptika muß das oberste Ziel aller therapeutischen Bemühungen die zwar durch diese Medikamente geprägte, dadurch aber auch erst möglich bzw. erleichterte ärztliche und pflegerische Führung dieser Patienten in der Klinik, zu Hause und im Altenheim sein. Und hier dürfen wir nicht nachlässig und müde werden, eigene Maßstäbe ständig zu überprüfen und zu kritisieren, um gerade diesen wertvollen, aber eben auch differenten Medikamenten das ständig laut werdende Stigma der „chemischen Keule" zu nehmen, wie erst vor kurzem wieder in einem Wochenmagazin geäußert (Der Spiegel 1988). Gerade die Gerontopsychiatrie stößt hier schnell an die Grenzen des Verständnisses: Während körperliche Krankheiten unumstritten von Patienten, Angehörigen und auch Ärzten akzeptiert werden und lediglich die Häufung und der Ausprägungsgrad bzw. die Schwere im Alter Probleme bereiten, sind der Akzeptanz psychischer Krankheiten im engeren Sinne und psychischer Begleitsymptome bei Multimorbiden im Alter nach wie vor erhebliche Grenzen gesetzt. Zurückhaltung, auch Argwohn oder gänzliche Ablehnung werden dazu dem Einsatz von Psychopharmaka – insbesondere gerade auch bei Alterspatienten – entgegengebracht. Dabei sei nicht verschwiegen, daß der periodisch durch die Laienpresse (und auch Fachpresse) unterhaltene zweifelhafte Ruf der Psychopharmaka (im engeren Sinne der Neuroleptika), ohne die die Psychiatrie und insbesondere auch die Sozialpsychiatrie, was ich besonders auch im geriatrischen Bereich betonen möchte, schlechthin unvorstellbar wäre, auch durch unkritische und fehlindizierte Verordnungen in Kliniken und Praxen entsteht.

Es darf nicht sein, daß Psychopharmaka im allgemeinen (hier denke ich auch an Tranquilizer) und Neuroleptika im besonderen notwendige Aufgaben des Pflegepersonals „übernehmen" (Stichwort „sauber, satt, ruhig"), andererseits darf aber ebenso nicht sein – und dies sei besonders den kritiklosen Kritikern der Neuroleptika zum Überdenken gegeben –, daß psychisch Alterskranken mangels Neuroleptika trotz optimierter Pflege und Umgebung Isolation, Verwahrlosung und schwere körperliche Gesundheitsschäden drohen. Wir werden diesem Konflikt nur dann gerecht, wenn wir uns bei der Betreuung psychisch kranker Patienten ständig fragen: Was geschieht in der neuroleptischen Behandlung mit dem Patienten, was richten wir für ihn aus, und was richten wir vielleicht zugleich an (Tölle 1983)?

Literatur

Benkert O, Hippius H (1986) Psychiatrische Pharmakotherapie. Springer, Berlin Heidelberg New York Tokyo

Hartmann W, Meyer IE (1983) Indikationsbereiche für eine Langzeittherapie mit Neuroleptika. In: Hippius H, Klein HE (Hrsg) Therapie mit Neuroleptika. perimed, Erlangen, S 174–179

Heinrich K, Tegeler I (1983) Dyskognitive, apathische und extrapyramidale Syndrome bei Langzeit-Neurolepsie. In: Hippius H, Klein HE (Hrsg) Therapie mit Neuroleptika. perimed, Erlangen, S 194–202

Hoyer S (1984) Metabolisch bedingte zerebrale Abbauprozesse. In: Lechner H, Ladurner G, Ott E (Hrsg) Klinik, Diagnostik und Therapie zerebraler Abbauprozesse. perimed, Erlangen, S 16–23

Huber H (1974) Psychiatrie. Schattauer, Stuttgart New York

Hunger I, Leplow B, Kleim I (1987) Zur Struktur des hirnorganischen Psychosyndroms. Nervenarzt 58:603–609

Kanowski S, Coper H (1982) Das hirnorganische Psychosyndrom als Ziel pharmakologischer Beeinflussung. In: Bente D, Coper H, Kanowski S (Hrsg) Hirnorganische Psychosyndrome im Alter. Springer, Berlin Heidelberg New York, S 3–21

Kapfhammer H-P, Rüther E (1988) Depot-Neuroleptika. Springer, Berlin Heidelberg New York London Paris Tokyo

Kurz A, Lauter H (1987) Die Alzheimersche Krankheit. Dtsch Med Wochenschr 112:973–977

Müller C (1981) Psychische Erkrankungen und ihr Verlauf sowie ihre Beeinflussung durch das Alter. Huber, Bern Stuttgart Wien

Peters H, Lipowski ZJ (1986) Psychoorganische Syndrome. In: Freedman AM, Kaplan HJ, Sadock BJ, Peters KH (Hrsg) Biologische und organische Psychiatrie. Thieme, Stuttgart New York (Psychiatrie in Praxis und Klinik, Bd 2, S 333–345)

Rudolf GAE (1987) Neuroleptika in der Gerontopsychiatrie. In: Pichot P, Möller H-J (Hrsg) Neuroleptika. Springer, Berlin Heidelberg New York London Paris Tokyo, S 119–129

Salzmann C (1987) Treatment of the Elderly Agitated Patient. J Clin Psychiatry 48:19–22
Small GW (1988) Psychopharmacology Treatment of Elderly Demented Patients. J Clin
    Psychiatry 49:8–13
Der Spiegel (1988) 41:104–123
Tölle R (1983) Über den therapeutischen Umgang mit Neuroleptika. In: Hippius H, Klein HE
    (Hrsg) Therapie mit Neuroleptika. perimed, Erlangen, S 54–66

Diskussion

Danielczyk

Ich kann Ihre Erfahrungen bestätigen und möchte unterstreichen, daß der Verlauf bei den Alzheimer-Patienten oft sehr unterschiedlich ist.

Bei der Turbulenzphase zu Beginn handelt es sich um ein Durchgangssyndrom, das oft einige Wochen, vielleicht auch 2 Monate andauert, dann aber abklingt. Es gibt sehr unterschiedliche Verläufe bei der Alzheimer-Krankheit. Es gibt Patienten, die in ein euphorisch-dementes Stadium geraten und keine Medikation mehr benötigen. Andere dagegen exazerbieren immer wieder, auch nach längerer Zeit, und brauchen einfach vorübergehend eine neuroleptische Therapie.

Ich stimme Ihnen zu, daß Neuroleptika so niedrig dosiert und so selten wie möglich gegeben werden sollten. Denn wir dürfen nicht vergessen, daß ein Dopaminverlust von bis zu 80% im Alter kompensiert wird, solange nicht zusätzlich die dopaminergen Rezeptoren durch Neuroleptika blockiert werden. Deswegen geben wir nach Möglichkeit eine perorale Therapie, weil sie viel besser steuerbar ist als eine Depotspritze. Im Vergleich zu den Antidepressiva müssen wir bei den Neuroleptika sehr vorsichtig sein.

Früher lagen unsere gerontopsychiatrischen Patienten sehr oft in Gitterbetten. Sie waren dabei unruhig und unglücklich, denn sie haben es natürlich doch bemerkt, und sie benötigten Neuroleptika. Wir haben dann unser Pflegepersonal davon überzeugt, daß es für diese Patienten besser ist, wenn sie sich auf der Station ungehindert bewegen dürfen. Früher wäre das undenkbar gewesen. Sie brauchen meist kein Neuroleptikum mehr. Es wirkt fast wie ein Neuroleptikum, wenn man ihren Drang zum Gehen oder zum Singen nicht unterdrückt. Jede Aktivität ist für diese Patienten günstig und erspart ihnen eine neuroleptische Therapie.

Rüther

Herr Gündel, handelt es sich bei den genannten 65% Alzheimer-Patienten um eine Literaturangabe?

Gündel

Ja, diese Zahl deckt sich aber auch mit unseren eigenen Erfahrungen. In den letzten Jahren ist allerdings eine Trendwende zu spüren. Früher sahen wir mehr MID-Patienten, also vaskulär bedingte Demenzen; ihre Aufnahmezahl persistiert heute. Die Zahl der Alzheimer-Patienten steigt dagegen drastisch. Zum einen wahrscheinlich deshalb, weil der Morbus Alzheimer häufiger diagnostiziert wird. Zum anderen aber auch, weil die Toleranz der Angehörigen, diese Patienten zu Hause zu pflegen, offenbar geringer wird.

Rüther

Verwenden Sie Neuroleptika bei Alzheimer-Patienten häufiger als bei anderen Patienten?

Gündel

Ja, und zwar deshalb, weil die Symptomatik bei Alzheimer-Patienten schwerer ausgeprägt ist. Diese Patienten kommen ja im allgemeinen erst dann zur Aufnahme, wenn die häuslichen Ressourcen erschöpft sind. MID-Patienten kommen dagegen in der Regel schon wegen ihrer Begleiterkrankungen wie Hypertonie oder Diabetes viel eher in die Klinik. Deswegen ist bei ihnen eine depotneuroleptische Medikation seltener erforderlich, vor allem nicht als Dauermedikation. In diesem Punkt sind wir sehr zurückhaltend.

Danielczyk

Bei MID-Patienten besteht häufig auch eine motorische Lähmung, sie sind daher oft viel weniger beweglich. Alzheimer-Patienten sind dagegen meist besser beweglich und motorisch aktiv. Sie bekommen es durchaus fertig, die Station zu verlassen, im Winter hinauszulaufen usw. Vielleicht werden sie auch aus diesem Grund häufiger ruhiggestellt.

Umstellungsregime von Kurzzeit- auf Depotneuroleptika

H.-P. KAPFHAMMER

Einleitung

Neuroleptika besitzen ihre Domäne in der Behandlung produktiver Psychosen. Sie sind speziell in der Therapie der schizophrenen Erkrankungen unverzichtbar. Zahlreiche Langzeituntersuchungen zum Verlauf der schizophrenen Psychosen dokumentieren einerseits eine bunte Vielfalt der Verlaufsgestalten, sprechen also klar gegen einen monolithischen und progredienten Krankheitsprozeß (Bleuler 1972; Ciompi u. Müller 1976; Huber et al. 1979). Sie zeigen aber andererseits auch, daß ca. $^2/_3$ der einmal an einer schizophrenen Psychose erkrankten Patienten wiederholt längerfristig oder auch dauernd Neuroleptika einnehmen müssen, um, wenn überhaupt, ein prekäres psychobiologisches und psychosoziales Gleichgewicht aufrechterhalten zu können. Dem nicht zu bezweifelnden Nutzen einer neuroleptischen Medikation steht eine Reihe bedeutsamer Nebenwirkungen gegenüber, die prinzipiell das subjektive Erleben und soziale Handeln des betroffenen Patienten empfindlich beeinträchtigen können. Eine neuroleptische Therapie, besonders als Langzeitmedikation, setzt also immer eine differenzierte Nutzen-Risiko-Rechnung für den individuellen Patienten voraus.

In der psychiatrischen Praxis hat sich neben einer Vielzahl oraler Kurzzeitneuroleptika mittlerweile auch eine stattliche Reihe von Depotneuroleptika in der Langzeitbehandlung schizophrener Patienten bewährt (Tabelle 1). Beide Applikationsformen besitzen die bekannten Vor- und Nachteile. Jenseits der Bedingungen und Möglichkeiten eines klinischen Forschungssettings erweisen sich die Depotneuroleptika aber durch die Reduktion von Problemen der intestinalen Absorption und des „First-pass-Effekts" mit deswegen niedrigeren erforderlichen Gesamtdosen und erhöhter Bioverfügbarkeit, der größeren Wahrscheinlichkeit auf vorhersagbare und konstante neuroleptische Wirkspiegel und der Aussicht auf eine insgesamt bessere Compliance des Patienten in der Regel einer oralen Medikation als überlegen.

Ist die Indikation für eine neuroleptische Langzeitmedikation einmal grundsätzlich gestellt und die Entscheidung für eine Depotneurolepsie getroffen (vgl. Kapfhammer u. Rüther 1987), so nähern sich Arzt und Patient jenem kritischen Zeitpunkt eines Therapieverlaufs an, der nur oberflächlich betrachtet ein problemloses Handeln darstellt, nämlich der Einstellung oder, wie meist der Fall, der Umstellung von einer oralen auf eine depotneuroleptische Medikation.

Ist nun mit der Applikation eines bestimmten Depotneuroleptikums in vielleicht an einer vorgegebenen Umrechnungstabelle orientierten Dosierung das therapeutische Problem befriedigend gelöst?

Tabelle 1. Chemische Strukturformeln der Depotneuroleptika

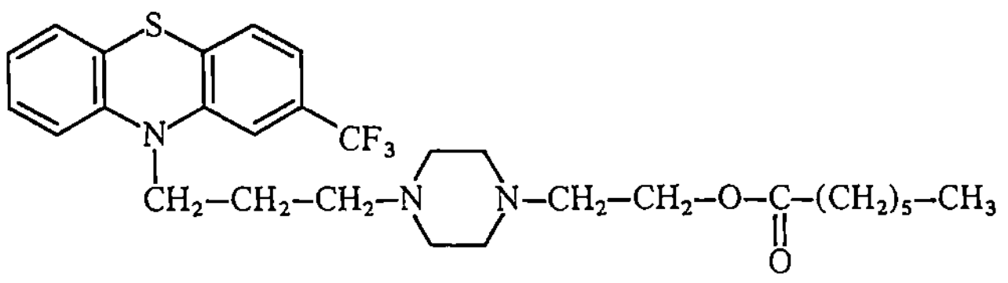

Fluphenazinönanthat

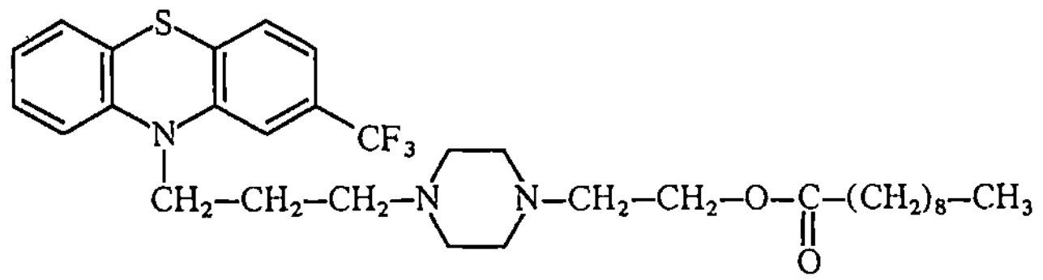

Fluphenazindecanoat

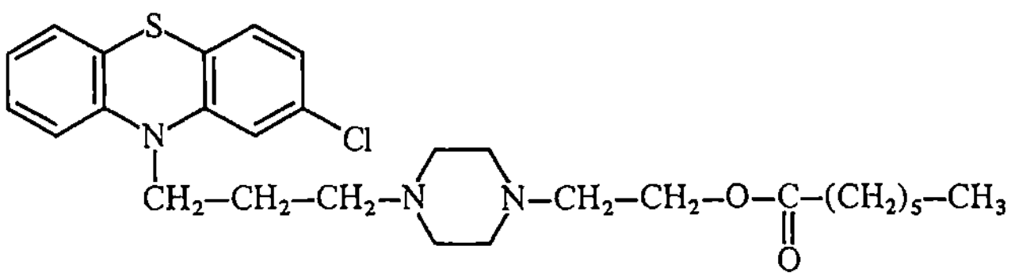

Perphenazinönanthat

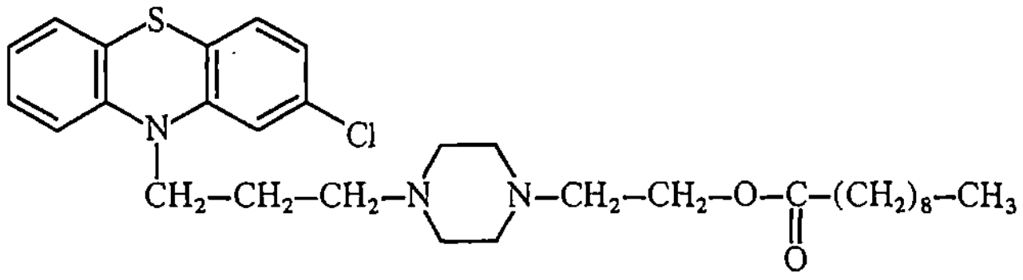

Perphenazindecanoat

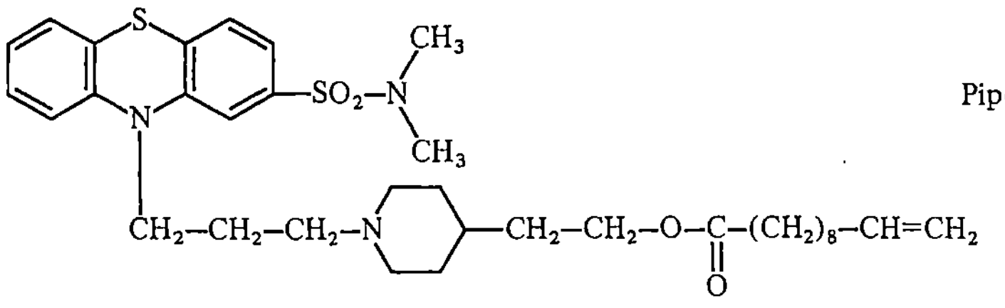

Pipothiazinundecylenat

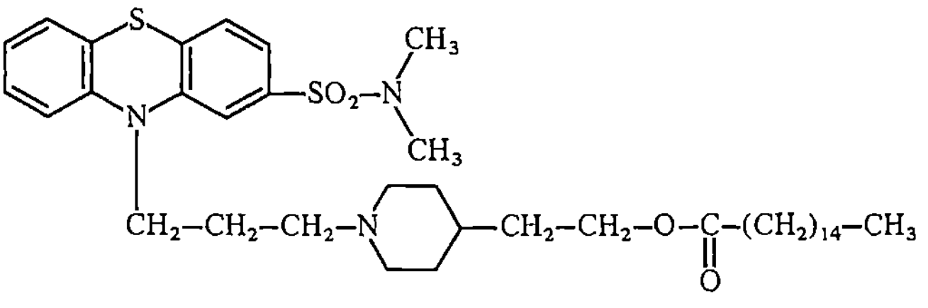

Pipothiazinpalmitat

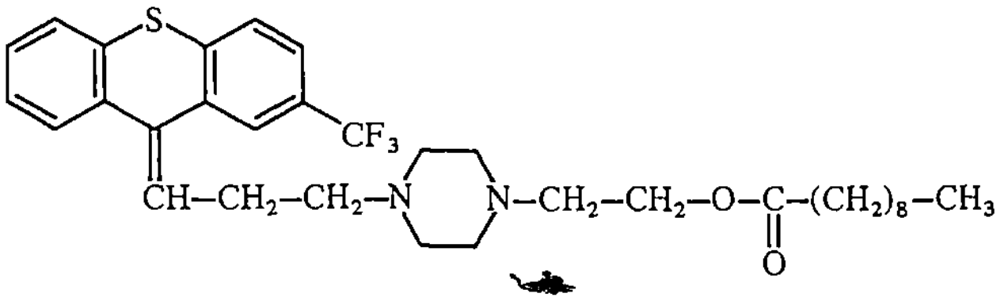

cis(Z)-Flupentixoldecanoat

Tabelle 1 (Fortsetzung)

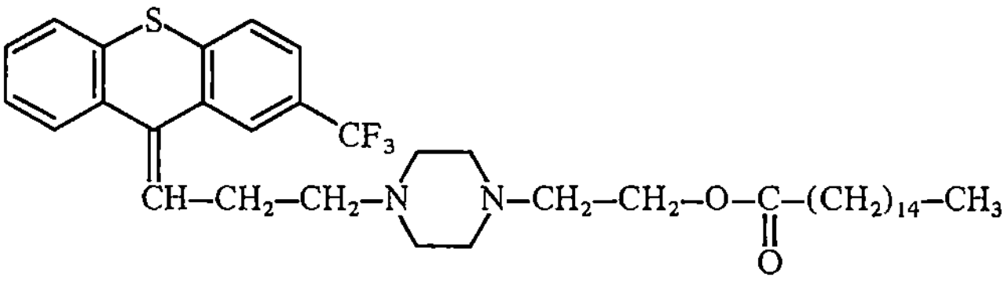

cis(Z)-Flupentixolpalmitat

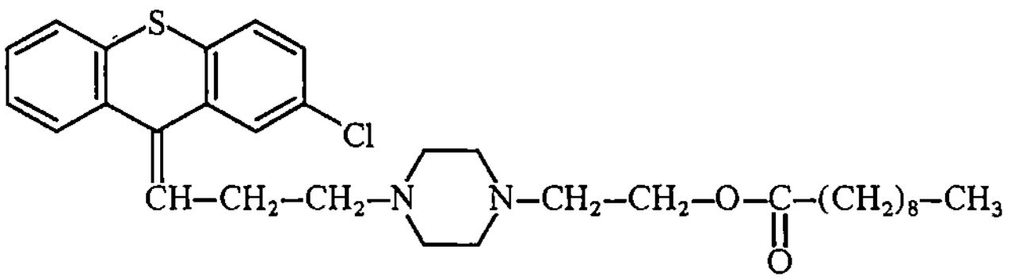

Zuclopenthixoldecanoat

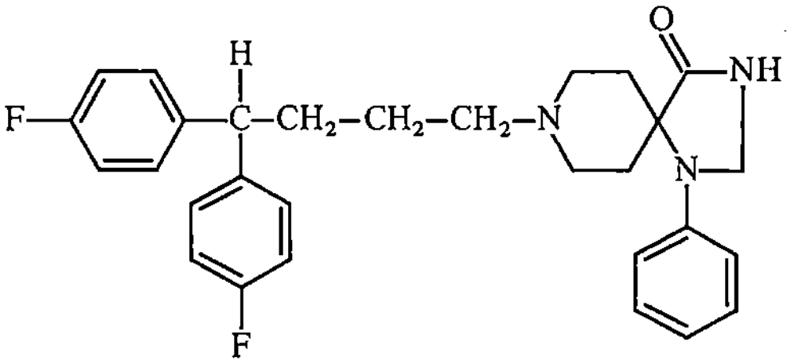

Fluspirilen

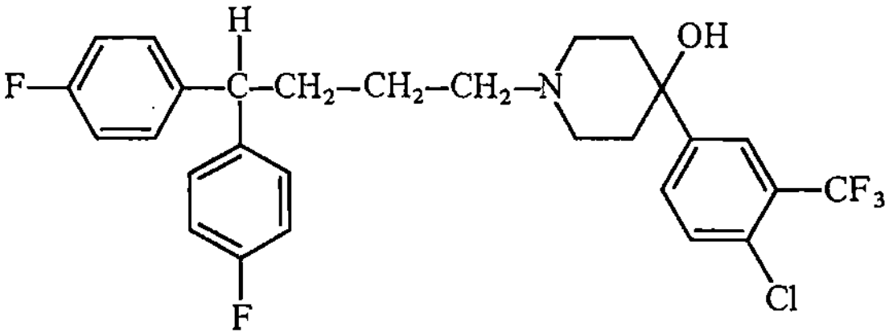

Penfluridol

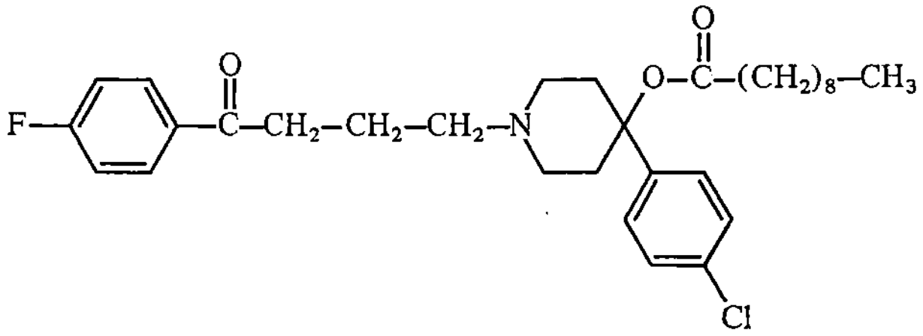

Haloperidoldecanoat

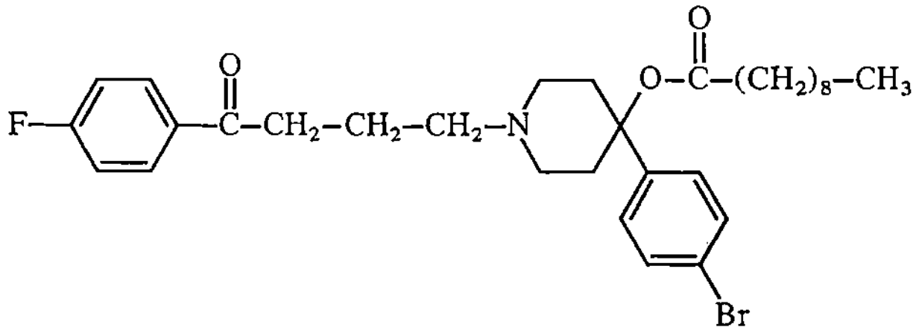

Bromperidoldecanoat

Ziel meines Referats ist es, dieser Frage vorrangig aus einer klinischen Perspektive nachzugehen. Ich möchte hierbei nicht so sehr verbindliche Umstellungsverfahren empfehlen, sondern vielmehr die Umstellungsphase selbst als bedeutsamen Therapieabschnitt problematisieren und überlegen, welche Aspekte ein handelnder Psychiater für seinen Patienten berücksichtigen kann oder besser sollte, welche Orientierungshilfen ihm bei dieser Aufgabe zur Verfügung stehen. Hierzu greife ich auf einige grundlegende pharmakokinetische Informationen über die einzelnen Depotpräparate zurück. Ich bin mir bewußt, daß pharmakokinetische Daten, deren Wertigkeit selbst wiederum kritisch zu relativieren ist, das angesprochene Problem nicht lösen können, aber trotzdem wertvolle Anstöße für das individuelle Vorgehen bieten.

Problemstellungen

Auf einer pragmatischen Ebene seien zunächst folgende Fragen zur Orientierung vorangestellt:
1. Wann soll innerhalb eines Therapieprozesses mit der depotneuroleptischen Medikation begonnen werden?
2. Ist bei der Wahl eines bestimmten Depotneuroleptikums der vorher per os verabreichte Medikamententypus von klinischer Relevanz?
3. Nach welchen Gesichtspunkten erfolgt die Anfangsdosierung des gewählten Depotneuroleptikums?
4. Wie sind beide Applikationsformen aufeinander abzustimmen? Ist es notwendig, die orale Medikation weiterzugeben, wenn ja, wie lange, in welcher Dosierung?

Es besteht heute kein vernünftiger Grund, in der Behandlung schizophrener Erkrankungen an dem obersten Therapieziel zu zweifeln, jene möglichst niedrige, aber noch effiziente Dosierung zu finden, die für einen individuellen Patienten einen guten antipsychotischen Schutz, aber auch eine weitgehende Freiheit von Nebenwirkungen bedeutet. Diese Maxime hat sich aber in den Kontext des Gesamtbehandlungsplans einer Langzeitmedikation einzufügen. Mit Perris (1976) ist die wichtige Unterscheidung in die therapeutisch relevanten Abschnitte einer Erhaltungs-,·einer Konsolidierungstherapie sowie einer Rezidivprophylaxe zu treffen oder mit Helmchen (1978) von einer Symptomsuppression, einer Remissionsstabilisierung und einer Rezidivprophylaxe in der neuroleptischen Langzeitmedikation analog auszugehen. Es ist also immer zu fragen, in welchem Therapieabschnitt sich der individuelle Patient, der auf ein Depotneuroleptikum eingestellt werden soll, befindet, ob er schon eine symptomatische Remission erzielt hat oder noch deutliche psychopathologische Auffälligkeiten zeigt, ob eine symptomatische Remission für ihn aufgrund der vorliegenden bisherigen Krankheitsanamnese überhaupt erwartet werden darf. Diese Vorüberlegungen sind für die Umstellungsphase von kurzwirksamen oralen Neuroleptika auf Depotneuroleptika von direkter Relevanz.

Definitionsgemäß ist die Umstellungsphase jene Zeitspanne, in der die Eigenheiten der vorausgegangenen oralen Medikation mit denen der einzuführenden Depotneurolepsie ineinandergreifen, der Patient also dem abklingenden Einfluß des oralen Medikaments wie auch der zunehmenden Einwirkung des Depotpräparats ausgesetzt ist. Diese Konstellation läßt sich nur in einer noch näher zu schildernden zeitlichen Dimension vernünftig erfassen. In einer unmittelbaren Perspektive bedeutet die Umstellung auf ein Depotneuroleptikum zunächst den Verlust der therapeutischen Flexibilität, welche die orale Medikation kennzeichnete. Die Injektion eines Depotneuroleptikums legt hingegen für den Verlauf von mindestens 1 Woche fest (Lingjoerde 1973) und konfrontiert eventuell mit unvorhergesehenen Folgen dieser neu eingeführten Applikationsform, die prinzipiell in einer Verschlechterung des psychopathologischen Status und/oder in einem verstärkten Auftreten unerwünschter Nebenwirkungen bestehen können. Die Problematik der hierdurch notwendig werdenden therapeutischen Korrekturmaßnahmen ergibt sich einerseits aus dem bereits angedeuteten verengten therapeutischen Spielraum, andererseits aus der zeitlich differentiellen Auswirkung der möglichen Korrekturen (s. unten).

ad Frage 1

Der Einsatz von Depotneuroleptika kann selbstverständlich auch in der Akutphase mit großer Sicherheit und guter Effizienz erfolgen (Steiner 1984; Schindler 1986). Dies mag bei dringend behandlungsbedürftigen Patienten mit großem Mißtrauen und heftiger Ablehnung jeglicher neuroleptischer Medikation unumgänglich sein, bei Patienten, die eine ohnehin schon etablierte Depotmedikation vor ihrem psychotischen Rezidiv nur vorübergehend abgesetzt haben, eine sinnvolle Maßnahme darstellen. Einem routinemäßigen Einsatz von Depotneuroleptika in der Anfangsphase sollte jedoch mit kritischer Skepsis begegnet werden. Diese bezieht sich in erster Linie auf das Argument der vermeintlichen Überlegenheit einer „schnellen", d. h. hochdosierten „Tranquilisierung" des akut psychotisch kranken Patienten. Übersichten über die unter dieser Fragestellung durchgeführten kontrollierten Studien sprechen sich klar gegen diese Vorannahme aus (Kane 1987; Jain et al. 1988). Eine weitere ernstzunehmende Überlegung betrifft das in der Injektionsform liegende größere, außenbestimmte Gewaltmoment, das gerade von Patienten wegen ihrer krankheitsbedingt reduzierten Einsichtsfähigkeit mißverstanden werden könnte und eine später notwendige Zusammenarbeit zwischen Arzt und Patient belasten, sich auf das Complianceverhalten des Patienten negativ auswirken mag. Es erleichtert auch ein an der Prämisse der „möglichst niedrigen effizienten Dosierung" orientiertes rationales Umstellungsverfahren, wenn zunächst mittels oraler Neuroleptika, am besten im Rahmen einer stationären Behandlung, eine weitgehende symptomatische Kontrolle des psychotischen Zustands angestrebt wird, um so eine ungefähre Vorstellung von der aktuell notwendigen neuroleptischen Dosierung zu gewinnen. Nur so können wichtige therapeutische Erfahrungen, z. B. über individuelle Reaktionsmuster des Patienten bei ersten Dosisreduktionen, in dieser frühen Therapiephase gesammelt werden. Es ist aber wichtig zu betonen, daß diese so erreichte individuelle Dosis eines bestimmten Neuroleptikums bei einem betreffenden Patienten zu relativieren ist, denn sie beruht selbst wiederum auf meist unreflektierten therapeutischen Grundhaltungen des jeweiligen Arztes. So deckten etwa Baldessarini et al. (1988) in einer sorgfältigen Sichtung einer Fülle von „empirischen" Therapiestudien auf, daß Ärzte dazu neigen, hochpotente Neuroleptika in einer 2- bis 7fach höheren Dosierung einzusetzen, als es die korrespondierenden neuroleptischen Äquivalenzen in Chlorpromazineinheiten nahelegten, niederpotente Neuroleptika hingegen etwa um die Hälfte der analog errechneten Chlorpromazinäquivalenzen unterdosieren. Sie erklärten diese unterschiedlichen klinischen Dosierungspraktiken mit den höheren Risiken einer Sedierung, Hypotension, autonomen Dysregulation und der zwar seltenen, aber prinzipiell bedrohlichen systemischen toxischen Reaktionen wie z. B. Knochenmarkdepression oder retinalen Veränderungen unter niederpotenten Neuroleptika. Die typischen neurologischen Nebenwirkungen der höherpotenten Neuroleptika schienen im Vergleich hierzu eher akzeptabel, da in der Regel therapeutisch auch gut beherrschbar.

ad Frage 2

Trotz beträchtlicher Unterschiede der einzelnen Neuroleptika etwa in der relativen Affinität zu bestimmten Rezeptorsystemen (Hyttel 1982; Richelson 1984; Leysen u. Niemegeers 1985) wurde bisher nicht eindeutig gezeigt, daß ein bestimmtes Neuroleptikum einem anderen in der antipsychotischen Wirksamkeit überlegen ist, legt man eine Äquivalenzdosierung, wie sie in diversen, wenngleich. manchmal sehr widersprüchlichen Übersichten festgehalten ist, zugrunde (vgl. z. B. Tabelle 2). Dies schließt aber nicht unterschiedliche Akzentuierungen in den Wirkprofilen der jeweiligen Neuroleptika aus, bedeutet schon gar nicht, daß individuelle Reaktionsweisen im Einzelfall von ausschlaggebender klinischer Bedeutung sein können. Sieberns (1986) konnte in einer Übersichtsarbeit vergleichbare

Tabelle 2. Orale Neuroleptika – Dosisbeziehungen in Chlorpromazin (100 mg)-Äquivalenten. (Mod. nach Hollister 1983)

Chlorpromazin	100
Perazin	100
Levomepromazin	125
Thioridazin	100
Trifluoperazin	5
Pimozid	2
Benperidol	1,5
Sulpirid	200
Fluphenazin	2
Perphenazin	10
Flupenthixol	3
Clopenthixol	25
Haloperidol	2
Bromperidol	2
Penfluridol	2

Argumente für Unterschiede in den Wirkspektren der einzelnen Depotpräparate bei mittleren therapeutischen Dosierungen geltend machen.

Die klinische Erfahrung zeigt, daß es meist unerheblich ist, mit welchem Typus eines oralen Neuroleptikums ein Patient vor seiner Einstellung auf ein Depotpräparat behandelt worden ist. Die Einstellung auf ein bestimmtes Depotneuroleptikum setzt nicht voraus, daß zuvor eine Behandlung mit dem analogen oralen Neuroleptikum erfolgt sein muß. Die Wahl eines bestimmten Präparats richtet sich meist nach eventuellen Vorerfahrungen mit einer bestimmten Substanzklasse, einer bekannten Empfindlichkeit v. a. gegenüber extrapyramidal-motorischen Nebenwirkungen, der gewünschten oder möglichen Frequenz der Arzt-Patient-Kontakte und der hiernach orientierten Injektionsintervalle. Im konkreten Fall kann es aber von Vorteil sein, z. B. besondere Verträglichkeitsvarianten dieses Präparats bereits unter oralen Medikationsbedingungen kennengelernt zu haben. Van Putten et al. (1981) wiesen in diesem Kontext auf eine frühe neuroleptikainduzierte „subjektive Dysphorie" hin, die meist schon nach der ersten Einnahme einer Testdosis zu beobachten war. Die klinische Relevanz dieser subjektiven Reaktion eines Patienten auf ein bestimmtes Neuroleptikum ergab sich aus einem klaren Zusammenhang zu einer später unter ambulanten Behandlungskonditionen feststellbaren Non-Compliance. Dieser Sachverhalt berührt a fortiori auch die Einstellung auf ein neuartiges Depotneuroleptikum.

Zweifelsohne können unterschiedliche Kurzzeitneuroleptika in der Vorbehandlung die Plasmakonzentrationen eines später eingesetzten Depotneuroleptikums differentiell beeinflussen, wie beispielsweise McCreadie et al. (1984) in einer Studie mit Haloperidol, Pimozid, Fluphenazin und Flupentixol nachweisen konnten. Ob diesen pharmakokinetischen Unterschieden auch eine gleichwertige klinische Bedeutsamkeit zukommt, muß m. E. aber offenbleiben. Zu groß sind die intra- und interindividuellen Variabilitäten, die bei einer Umstellung von oraler auf depotneuroleptische Medikation im konkreten Einzelfall erwartet werden können, als daß sie eine verbindliche Richtschnur für das jeweilige Dosierungsverhalten erlaubten. So beobachteten Yadalam u. Simpson (1988) bei 2 Patienten in der Umstellungsphase von einer über längere Zeit etablierten Tagesdosis von 10 mg Fluphenazinhydrochlorid p. o. auf 12,5 mg Fluphenazindecanoat einen unerwarteten Abfall der Plasmaspiegel. Während sich aber der eine Patient, der zuvor klinisch remittiert schien, innerhalb weniger Tage deutlich verschlechterte, blieb der andere symptomatisch zufriedenstellend kontrolliert.

ad Fragen 3 und 4

Tabelle 3 gibt einen Überblick über die augenblicklich im Handel erhältlichen oder in klinischer Erprobung befindlichen Depotneuroleptika mit den mittleren Wirkdauern und üblicherweise empfohlenen Dosierungsbereichen. Es ist illusorisch anzunehmen, daß die durchschnittliche psychiatrische Praxis eines Arztes ausreichende klinische Erfahrungen mit allen Depotpräparaten ermöglicht. Dies ist auch nicht notwendig. Fundierte Kenntnisse über die Wirkweise einer kleineren Auswahl reichen in aller Regel aus. Dies setzt aber ein gutes Verständnis der zugrundeliegenden pharmakokinetischen Schritte der Depotneurolepsie voraus.

Tabelle 3. Mittlere Wirkdauer und üblicher therapeutischer Dosierungsbereich der Depotneuroleptika. (Aus Kapfhammer u. Rüther 1987)

Freiname	Mittlere Wirkdauer [Wochen]	Üblicher Dosisbereich [ml]
Fluphenazinönanthat	2	1 – 4 (1 ml = 25 mg)
Fluphenazindecanoat	2–3	0,5– 2 (1 ml = 25 mg)
Perphenazinönanthat	2–3	0,5– 2 (1 ml = 100 mg)
Perphenazindecanoat	2–3	0,5– 2 (1 ml = 100 mg)
Pipothiazinpalmitat	4	2 – 6 (1 ml = 25 mg)
Pipothiazinundecylenat	2	4 – 6 (1 ml = 25 mg)
Flupentixoldecanoat	2	1 – 3 (1 ml = 20 mg)
Zuclopenthixoldecanoat	2–4	1 – 2 (1 ml = 200 mg)
Fluspirilen	1–2	1 – 6 (1 ml = 2 mg)
Penfluridol	1	20 –40 mg
Haloperidoldecanoat	4	1 – 6 (1 ml = 50 mg)
Bromperidoldecanoat	4	1 – 6 (1 ml = 50 mg)

Abbildung 1 skizziert die einzelnen pharmakokinetischen Etappen in der Medikation der auf Esterbasis beruhenden Depotneuroleptika. Fluspirilen und Penfluridol verdanken ihre verlängerte Wirkdauer hingegen einer sehr hohen Fettlöslichkeit der jeweiligen neuroleptischen Wirksubstanz, einer ausgiebigen Verteilung in den Fettgeweben und langsamen Freisetzung hieraus sowie einer sehr stabilen Komplexbildung an den dopaminergen postsynaptischen Rezeptoren im Gehirn. Kennzeichnet man die entscheidenden pharmakologischen bzw. pharmakokinetischen Parameter, so ergeben sich für die einzelnen Depotpräparate doch auffällige Unterschiede, die durchaus klinisch relevant werden können. Die Tabellen 4 und 5 fassen diese Parameter übersichtlich zusammen. Da die aufgeführten Werte unterschiedlichen Grundlagenarbeiten mit zum Teil divergieren-

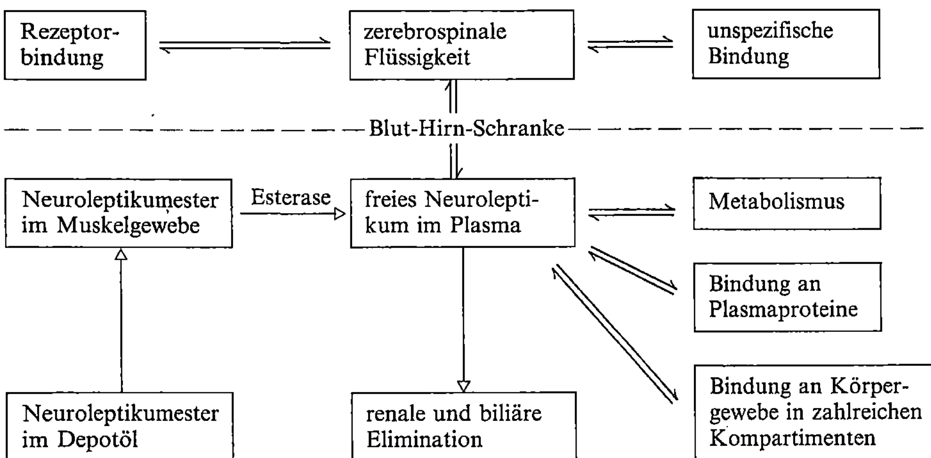

Abb. 1. Pharmakokinetische Variablen, die das Ausmaß der letztlich biologisch wirksamen Konzentrationen des Neuroleptikums bestimmen. (Nach Ereshefsky et al. 1984)

Tabelle 4. Pharmakologische und pharmakokinetische Grunddaten (I) der Depotneuroleptika. (Mod. nach Jann et al. 1985 und Jørgensen 1986)

Substanz	Orale Bioverfügbarkeit [%]	Fettsäurenkette (Ester)	Medium	Zeit für max. Plasmakonzentration [Tage]	Early peak
Fluphenazin	10[a]	Decanoat	Sesamöl	0,3–1,5	+ + +
		Önanthat	Sesamöl	2 –3	+
Perphenazin	40	Önanthat	Sesamöl		+ +
		Decanoat	Sesamöl		+
Pipothiazin		Palmitat	Sesamöl		
		Undecylenat	Sesamöl		
Flupentixol	40	Decanoat	Viscoleo	7	
		Palmitat	Viscoleo		
Zuclopenthixol	44	Decanoat	Viscoleo	4 –7	
Penfluridol	70			0,4	+ +
Fluspirilen				0,2–0,4	+ +
Haloperidol	60	Decanoat	Sesamöl	3 –9	+
Bromperidol	40	Decanoat	Sesamöl	7	+

[a] Nach Curry 1977.

den methodologischen Verfahrensweisen und heterogenen Patientenstichproben entnommen sind, dürfen sie nicht als absolute Größen verstanden werden, sondern dienen lediglich zur ungefähren Orientierung.

Aus den Tabellen 4 und 5 sollte schließlich als ein allgemein gültiger Grundsatz hervorgehen, daß die Problematik einer Umstellung von Kurzzeit- auf Depotneuroleptika nicht aus einem irgendwann festzusetzenden Zeitpunkt, sondern nur in einer Langzeitperspektive begriffen werden kann. Für praktisch-klinische Belange erweist es sich hierbei als vorteilhaft, an dieser Zeitdimension folgende Abschnitte zu unterscheiden:

a. unmittelbar nach der intramuskulären Injektion auftretende Effekte;
b. innerhalb der ersten Dosierungsintervalle beobachtbare Effekte;
c. Effekte in der eigentlichen Langzeitdimension der Depotneurolepsie.

Es wird unmittelbar verständlich, daß die aufgeführten pharmakokinetischen Parameter in den einzelnen zeitlichen Abschnitten unterschiedlich zur Geltung kommen.

ad a

Nur idealerweise vollzieht sich die Diffusion des Neuroleptikumesters aus der jeweiligen Öl- (Sesam oder Viscoleo) in die Wasserphase in einer kontinuierlichen Geschwindigkeit. Da die hydrolytische Spaltung durch die körpereigenen aliphatischen Esterasen sehr rasch erfolgt, gelangt infolgedessen die freigesetzte neuroleptische Wirksubstanz ebenfalls nur sehr selten in harmonischen Konzentrationen in den systemischen Kreislauf. Dieses frühe pharmakokinetische Verhalten

Tabelle 5. Pharmakokinetische Grunddaten (II) der Depotneuroleptika. (Mod. nach Jann et al. 1985 und Jørgensen 1986)

Substanz	Empfohlene Konversionsformel bei Umstellung oral – Depot	Freisetzungshalbwertszeit nach mehrmaliger Applikation	Steady-state-Bedingungen (bezogen auf Intervall)	Max.-Min.-Verhältnis (bezogen auf Intervall)
Fluphenazindecanoat	1,6mal orale Tagesdosis für 4–6 Wochen, dann Reduktion um 50%	14 Tage	2 Monate (i. m./ 1 Woche)	2–10 (i. m./ 1–4 Wochen)
Perphenazinönanthat	24–36 mg p. o./die = 100 mg i. m./2 Wochen	14 Tage		4
Perphenazindecanoat			1–2 Monate[d] (i. m./ 2 Wochen)	1,5[d] (i. m./ 2 Wochen)
Pipothiazinpalmitat	2mal orale Tagesdosis i. m./4 Wochen	14 Tage[a]	2–3 Monate[a]	
Flupentixoldecanoat	10 mg p. o./die = 40 mg i. m./2 Wochen	17 Tage	2–3 Monate (i. m./ 2 Wochen)	2,5–3,7 (i. m./ 2 Wochen)
Zuclopenthixoldecanoat	100–400 mg/ 2–3 Wochen	19 Tage	2–3 Monate (i. m./ 2 Wochen)	1,6 (i. m./ 2 Wochen)
Penfluridol	30–50 mg durchschn. Wochendosis	7 Tage		
Fluspirilen	2–8 mg durchschn. Wochendosis	2–8 Tage[b]	1–4 Wochen[b]	4–5
Haloperidoldecanoat	15–20mal orale Tagesdosis i. m. /4 Wochen	21 Tage	3 Monate	2
Bromperidoldecanoat	15–20mal orale Tagesdosis i. m./4 Wochen	24 Tage[c]	3 Monate[c]	2

[a] Nach Girard et al. 1984.
[b] Nach Dahl 1988.
[c] Nach El-Assra et al. 1983.
[d] Nach Knudsen et al. 1985.

ist für die einzelnen Depotpräparate unterschiedlich und drückt sich klinisch in der Regel in unerwünschten Nebenwirkungen aus. Nicht selten treten während der ersten beiden Tage nach einer Depotinjektion verstärt extrapyramidal-motorische Symptome in Form von Frühdyskinesien, eines Parkinsonoids oder einer Akathisie auf. Dieses Phänomen des „early peak“ oder des „first day peak“ kennzeichnet v. a. das Fluphenazindecanoat (Curry et al. 1979), in durchaus beträchtlichem Ausmaß auch das Perphenazinönanthat (Knudsen et al. 1985). Auch wenn für Haloperidol- und Bromperidoldecanoat keine individuellen Plasmakonzentrationskurven verfügbar sind, wurden vereinzelte Beobachtungen, die einen „early peak“ nahelegen, mitgeteilt, wenngleich das Ausmaß in der Regel kein „dose dumping“ darstelle (Beresford u. Ward 1987; El-Assra et al. 1983).

Aufgrund des unterschiedlichen depotneuroleptischen Wirkprinzips bei Penfluridol und Fluspirilen mit jeweils sehr kurzen Zeitspannen bis zum Erreichen der maximalen Plasmakonzentrationen nach oraler Einnahme bzw. Injektion können auch hier sehr häufig „Early-peak-Effekte" registriert werden (vgl. Kapfhammer u. Rüther 1987). Flupentixol- und Zuclopenthixoldecanoat scheinen bezüglich dieser unerwünschten Anfangserscheinungen aus den klaren pharmakokinetischen Gründen eine Ausnahme darzustellen (Jørgensen 1986).

Das Phänomen des „early peak" wurde v. a. beim Fluphenazindecanoat ausgiebig studiert. Abbildung 2 zeigt einen typischen Konzentrationsverlauf von Fluphenazindecanoat im Vergleich zu Fluphenazinönanthat und Fluphenazin-

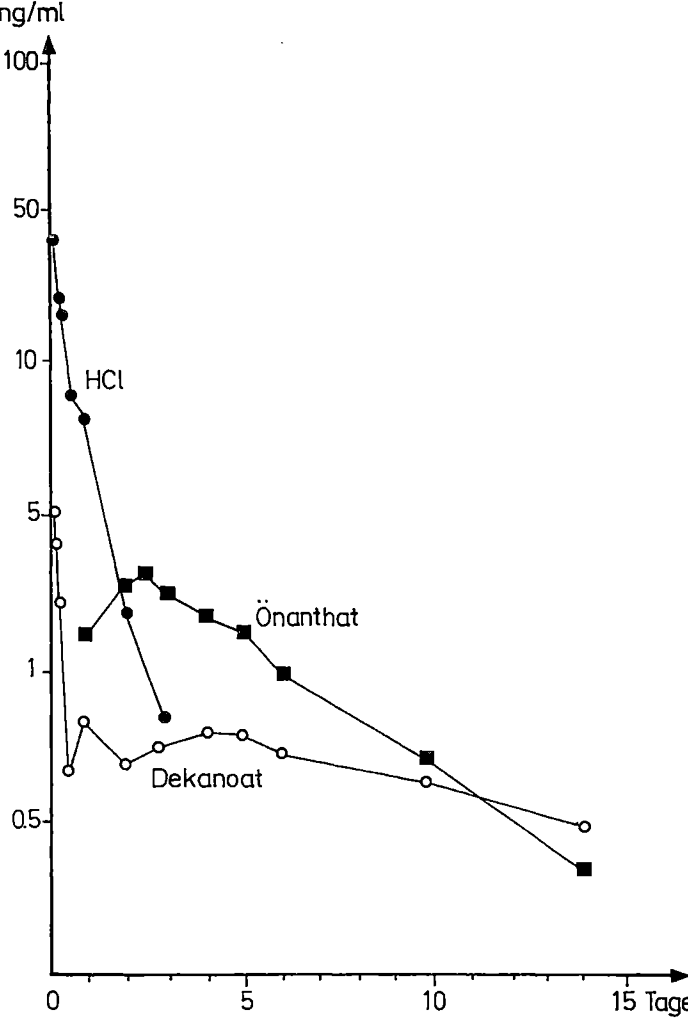

Abb. 2. Plasmaspiegel von Fluphenazin nach Gabe von Fluphenazindihydrochlorid (*HCl*), Fluphenazinönanthat (*Önanthat*) oder Fluphenazindecanoat (*Decanoat*); jeweils 25 mg i. m. (Nach Curry 1977)

hydrochlorid (Curry 1977). Er belegt, daß ein plötzliches Auftreten von extrapyramidal-motorischen Nebenwirkungen unter Fluphenazindecanoat gut mit dem initialen Anfluten der aktiven Wirksubstanz korrelierbar ist. Als Grund hierfür wird ein nicht unbeträchtlicher Anteil des Fluphenazindecanoats diskutiert, der während der Herstellung als freie Base unverestert im Präparat bleibt. Linde (1983) bestimmte den freien, unveresterten Anteil mit ca. 3%. Eine weitere Erklärung für den frühen Spitzenwert könnte sein, daß die Decanoatform im Unterschied zum Önanthat sich nur an die lösliche Fraktion eines aufgetrennten Muskelgewebes, nicht aber an die unlösliche Fraktion bindet. Dies könnte zu einem rascheren Anfluten und zu einer früheren hydrolytischen Spaltung während der initialen Behandlungsphase führen (Altamura et al. 1979).

Die Diskussion der empirischen Befunde zum „early peak" legt für die klinische Praxis nahe, gerade bei den hierzu disponierten Präparaten in der Ein- bzw. Umstellungsphase mit eher niedrigen, langsam aufzubauenden Dosierungen zu beginnen (s. unten). Sie rät ferner davon ab, die erste Depotinjektion z. B. von Fluphenazindecanoat erst am Tag vor der Entlassung eines Patienten aus der stationären Behandlung und Beobachtung zu verabreichen.

ad b

Betrachtet man die Zeitspanne, welche die einzelnen Depotpräparate zum Erreichen der *maximalen Plasmakonzentrationen* nach einer Injektion innerhalb eines Dosierungsintervalls benötigen, so läßt sich vorstellen, daß für einige Depotneuroleptika die notwendigen Plasmaspiegel initial unter einen „kritischen" Schwellenwert absinken können, wenn die Umstellung von oraler auf depotneuroleptische Medikation abrupt erfolgt, insbesondere dann, wenn in der unmittelbar vorausgeschalteten Behandlungsphase vorschnell eine „möglichst niedrige effiziente" orale Dosis angestrebt worden ist. Dieses zunächst klinisch „stumme" Absinken der Plasmaspiegel könnte beispielsweise bei Flupentixol- oder Zuclopenthixoldecanoat im Verlauf des ersten 14tägigen Dosierungsintervalls relevant werden, wenn sich etwa ein Patient noch in einem labilen Abschnitt der Symptomsuppression befindet (Helmchen 1978). Vergleichbare Effekte können auch für Haloperidoldecanoat, besonders aber in der Einstellungsphase bei Bromperidoldecanoat beobachtet werden (vgl. Eben et al. 1984). Ähnliche Entwicklungen sind zu erwarten, wenn in der Behandlung mit Fluphenazindecanoat wegen der unerwünschten Anfangsnebenwirkungen trotz einer für das erste Intervall „arithmetisch" richtig gewählten Gesamtdosis beim nächsten Injektionstermin eine niedrigere, nun nicht mehr ausreichende Dosierung versucht wird.

Für die klinische Praxis kann bei den Depotpräparaten mit einer längeren Zeitspanne zum Erreichen einer maximalen Plasmakonzentration empfohlen werden, während der Anfangsphase eine begleitende, in der Dosierung aber angepaßte orale Medikation beizubehalten.

ad c

Betrachtet man den überwiegend auf Esterbasis beruhenden Typus eines Depotpräparats, so wird die *Halbwertszeit* in erster Linie durch die Geschwindigkeit bestimmt, mit der das esterifizierte Neuroleptikum aus der Ölphase freigesetzt wird. Die Spaltung des Esters, sieht man von der aus sterischen Gründen bestehenden Abschirmung des Haloperidol- bzw. Bromperidoldecanoats ab (hier erfolgt die Esterbildung an einer tertiären Alkoholgruppe im Unterschied zu den primären Alkoholgruppen bei den übrigen Depotpräparaten, vgl. Tabelle 1), vollzieht sich rasch. Auch die hepatische Elimination des neuroleptischen Moleküls in der weiteren Metabolisierung spielt für die Größe der Halbwertszeit eine vergleichsweise untergeordnete Rolle. Die pharmakokinetisch bedeutsame Halbwertszeit der Depotneuroleptika ist daher eine Freisetzungshalbwertszeit.

Entscheidend für diesen Freisetzungsvorgang ist das den einzelnen Präparaten zugrundegelegte Ölmedium. Sesamöl wie Viscoleo, ein Öl aus verschiedenen Pflanzenextrakten, enthalten Triglyceride, wobei Sesamöl längere Fettsäurenketten (C_{14-18}) mit gesättigten und ungesättigten (Doppel-)Bindungen, Viscoleo hingegen kürzere Fettsäurenketten ($C_{8,10,12}$) mit ausschließlich gesättigten Bindungen aufweist (Jørgensen 1986). Beim Sesamöl könnte also ein Prozeß der „Transesterifizierung", d. h. eine Esterbildung zwischen dem freien oder freigesetzten Neuroleptikum und dem Ölmedium selbst, einsetzen und so zu einer größeren Viskosität beitragen. Knudsen et al. (1985) demonstrierten die unterschiedlichen pharmakokinetischen Auswirkungen der beiden Ölmedien für den Konzentrationsverlauf nach Injektion von Perphenazindecanoat (Abb. 3). Auch Viala et al. (1984) konnten in einem pharmakokinetischen Vergleich zwischen Zuclopenthixol- und Fluphenazindecanoat zeigen, daß Zuclopenthixoldecanoat offensichtlich früher aus dem Viscoleo freigesetzt wird als Fluphenazindecanoat analog aus der Sesamöllösung. Mögen diese Viskositätsunterschiede der in Viscoleo gelösten Depotpräparate Flupentixol- und Zuclopenthixoldecanoat in einer mittelfristigen Zeitperspektive zu einer größeren therapeutischen Flexibilität beitragen, so muß dieser Effekt bei Reduktionsschritten bzw. Absetzversuchen bedacht

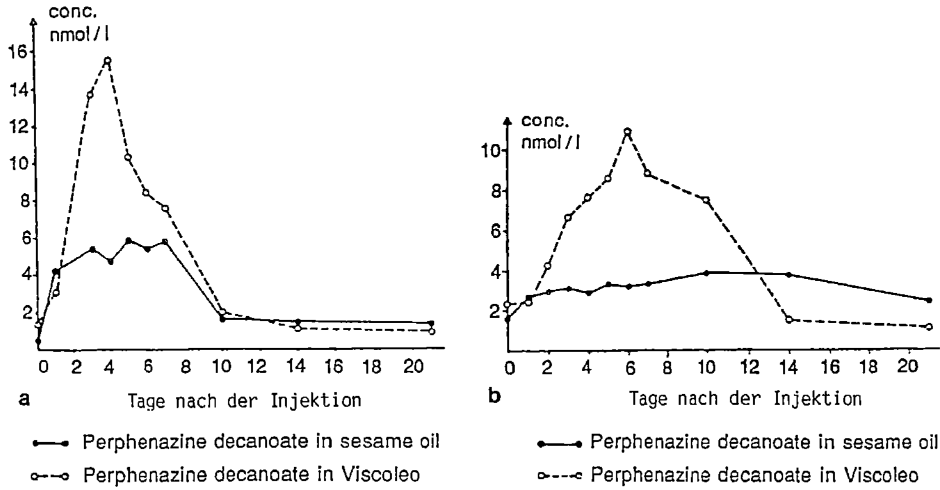

Abb. 3a, b. Unterschiedlicher Konzentrationsverlauf von Perphenazindecanoat in Sesamöl und Viscoleo bei 2 Patienten. (Nach Knudsen et al. 1985)

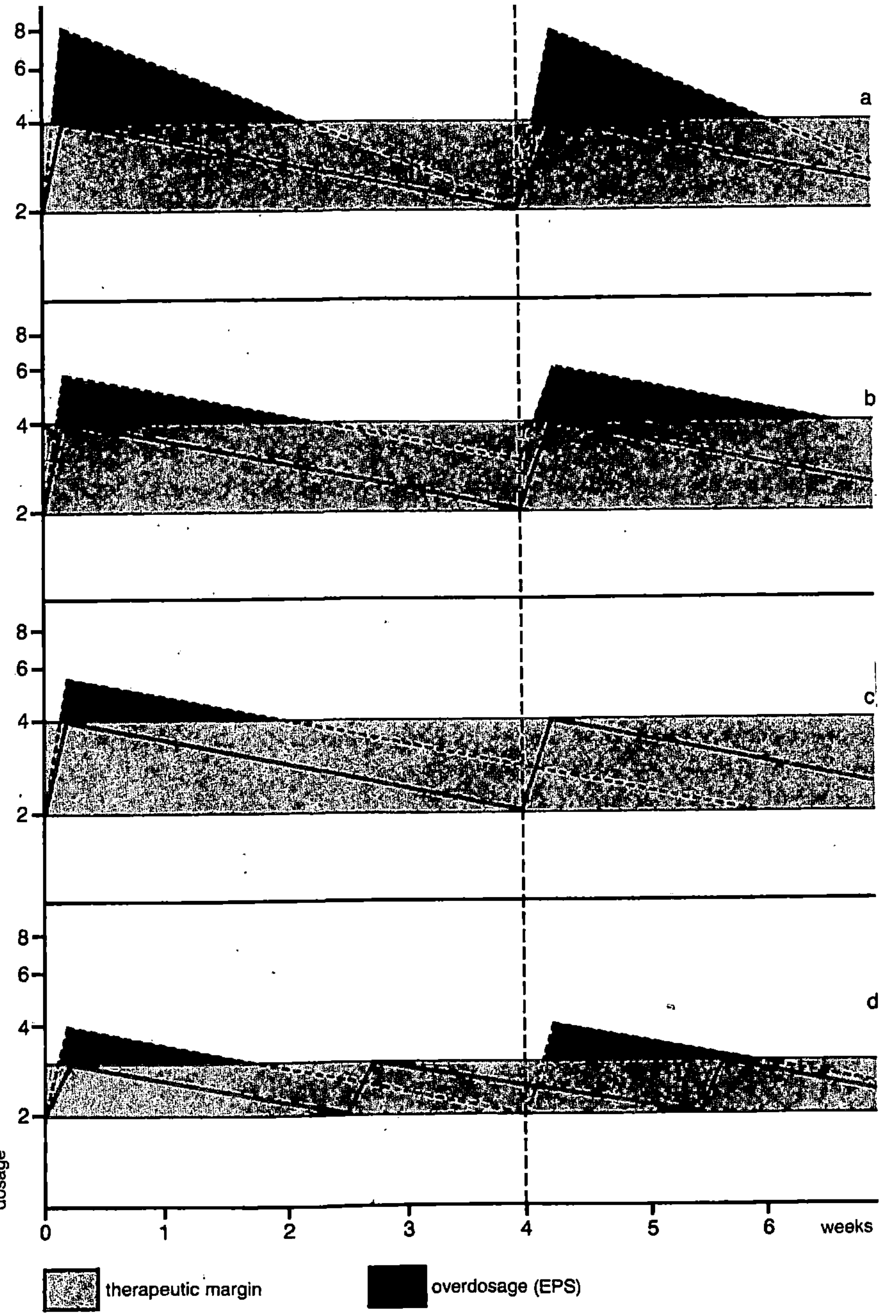

Abb. 4a–d. Zusammenhang von Dosis, Dosierungsintervall und extrapyramidal-motorischer Störung (*EPMS*) bei 2 Depotneuroleptika mit unterschiedlichen Halbwertszeiten ($t_{1/2}$). **a** Zwei Neuroleptika mit unterschiedlichen HWZ [Neuroleptikum A: $t_{1/2} = 4$ Wochen (——), Neuroleptikum B: $t_{1/2} = 2$ Wochen (-----)] werden alle 4 Wochen verabreicht. Beide Depotneuroleptika werden in einer „minimalen effektiven" Dosis während der Erhaltungsphase gegeben. Neu-

werden. Wistedt et al. (1982) verfolgten die Plasmakonzentrationen bei Patienten, die von Fluphenazin- bzw. Flupentixoldecanoat abgesetzt worden waren. Während sich für das Fluphenazindecanoat noch nach 6 Monaten klinisch relevante Plasmaspiegel nachweisen ließen, konnten für Flupentixoldecanoat bereits nach 9 Wochen keine Wirkkonzentrationen mehr gemessen werden. Die Autoren diskutierten in diesem Zusammenhang ein zeitlich differentielles Rückfallrisiko für die beiden Präparate nach einem Absetzen.

Die Halbwertszeit eines Depotneuroleptikums geht selbst wiederum maßgeblich in die Bestimmung der Zeitspanne ein, die bis zum Erreichen von *Steady-state-Bedingungen* verstreicht. Klinisch relevant ist einerseits, daß diese Zeit für die meisten Präparate ca. 2–3 Monate beträgt, sich manchmal aber noch auf weitere Monate ausdehnen kann. Wenngleich die in Tabelle 5 aufgeführten Werte gute Anhaltspunkte für diese Zeiten sind, so muß doch von einer beträchtlichen interindividuellen Streubreite ausgegangen werden. Jørgensen et al. (1982) fanden z. B. bei 9 Probanden Halbwertszeiten in einem Bereich von 5–113 Tagen. Entsprechend variabel gestalteten sich auch die über die Halbwertszeiten berechenbaren Zeitspannen bis zu Steady-state-Bedingungen. Klinisch relevant ist andererseits, daß während dieser Zeit die initial meßbaren Plasmakonzentrationen um ein Vielfaches ansteigen können. So berechnete etwa Kuß (1986) am Beispiel der von Jørgensen et al. (1982) berichteten Halbwertszeiten (s. oben) eine Variation der korrespondierenden Akkumulationsfaktoren vom 1, 2- bis 12fachen der ursprünglichen Konzentrationen.

Die klinisch-praktische Bedeutsamkeit dieser Zusammenhänge besteht nun in der Notwendigkeit, eben diese unterschiedlich lange Zeit, die für eine stabile Einstellung auf eine depotneuroleptische Medikation benötigt werden kann, im Auge zu behalten. Sie legt ferner nahe, in Abhängigkeit von psychopathologischem Status und eventuell von Injektion zu Injektion zunehmenden Nebenwirkungen nach einigen Intervallen eine Reduktion der injizierten neuroleptischen Dosen vorzunehmen, um ein unnötiges Ansteigen der Plasmaspiegel zu verhindern. Diese Korrekturen dürfen noch nicht mit der in einer Langzeitperspektive bei einer erreichten stabilen Remissionsphase oder im Stadium der Rezidivprophylaxe möglichen Reduktion auf eine „möglichst niedrige effiziente" Dosis gleichgesetzt werden (s. unten).

Der Zusammenhang von Halbwertszeit, gewählter Dosierung, klinischer Effizienz und Nebenwirkungsrate läßt sich klinisch bedeutsam auch im Hinblick auf die empfohlenen unterschiedlichen Dosierungsintervalle der einzelnen Depotpräparate noch einmal thematisieren (vgl. Tabelle 3). Idealerweise sollte ein Depot-

---

roleptikum A verursacht keine relevante EPMS. **b** Neuroleptikum A wird in 2 Dosierungen (-----zu hohe Dosis, —— korrekte Dosis) bei einem 4wöchigen Injektionsintervall verabreicht. **c** Neuroleptikum A wird alle 4 Wochen (——) bzw. 6 Wochen (-----) verabreicht. Eine EPMS tritt dann auf, wenn bei äquivalenten Dosierungen/Zeit das Dosierungsintervall zu lang ist. **a, b** und **c** repräsentieren denselben Patienten; Höhe und Breite des therapeutischen Bereichs sind identisch. **d** Patient mit einem engeren therapeutischen Bereich. Wird Neuroleptikum A in einer „minimalen effektiven" Dosis alle 4 Wochen verabreicht (-----), entsteht eine EPMS. Dasselbe Neuroleptikum würde keine EPMS verursachen, wenn das Dosierungsintervall verkürzt und die Dosis verringert würden (——). EPMS verschwindet bei Kürzung der Dosisintervalle. (Nach van Wielink 1987)

neuroleptikum die aktive Substanz mit einer kontinuierlichen Geschwindigkeit freisetzen (s. oben) und so die *Maximum-Minimum-Fluktuationen* der Plasmaspiegel möglichst gering halten. Pharmakokinetisch wünschenswert wäre ein Maximum-Minimum-Verhältnis von 2:1 innerhalb eines Dosierungsintervalls. Dies charakterisierte definitionsgemäß ein Intervall, das entsprechend der Halbwertszeit des betreffenden Depotneuroleptikums gewählt würde. Diese pharmakokinetische Zielvorgabe wird von den meisten Depotpräparaten aber nur annähernd erreicht (vgl. Tabelle 5). Das Maximum-Minimum-Verhältnis ist nun in Abhängigkeit von der Höhe der Dosis und der Länge des Dosierungsintervalls weiter zu verändern. Jørgensen u. Overø (1980) z. B. wiesen darauf hin, daß je höher die applizierte Dosis (z. B. von Zuclopenthixoldecanoat) ist, desto größer die Variation der Flächen unter dem Kurvenverlauf (AUC) sein kann. Das Ausmaß der Plasmaspiegelschwankungen vergrößert sich ferner mit der Länge der gewählten Injektionsintervalle. So fanden Saikia u. Jørgensen (1983) je nach Intervallen von 2, 3 oder 4 Wochen für Flupentixoldecanoat ein Maximum-Minimum-Verhältnis von $1{,}7\pm0{,}4$, $2{,}9\pm1{,}4$, $2{,}6\pm1{,}6$. Die klinische Relevanz dieser Verhältnisse veranschaulichte van Wielink (1987) in einem schematischen Diagramm (Abb. 4).

Die unter a. bis c. vorgetragenen pharmakologischen und pharmakokinetischen Argumente führen nun an den Kern unseres Problems der Umstellung von Kurzzeit- auf Depotneuroleptika heran. Es ist nämlich nach der klinischen Aussagekraft der empfohlenen Umrechnungsfaktoren (vgl. Tabelle 5) zu fragen, und die praktische Bedeutsamkeit der hiermit eng korrelierten, aus pharmakokinetischer Sicht angebotenen „therapeutischen" Plasmakonzentrationen ist zu beurteilen (Tabelle 6).

Es erstaunt, daß trotz der im Prinzip für alle Depotneuroleptika mittlerweile verfügbaren, hochraffinierten Meßverfahren die Aussagekraft der hierbei erzielten Werte wegen erheblicher Mängel in den klinikbezogenen Teilen der Studiendesigns stark vermindert wird. Knudsen (1985) faßte als Hauptgründe für diese noch unbefriedigende Gesamtlage der pharmakokinetischen Studien zur (Depot-)Neuroleptikamedikation zusammen:

– eine meist zu geringe Anzahl der Probanden bzw. Patienten;
– unsichere diagnostische Kriterien;
– ungenügende Reliabilitätsindizes;
– oft viel zu kurze Behandlungszeiten;
– Beginn der Analysen in unterschiedlichen Therapiephasen bei akuten und chronischen Patienten;
– variable Dosierungen während des Untersuchungszeitraums,
– Probleme durch den Einfluß möglicher aktiver Metaboliten;
– in der Regel keine standardisierten Analyseverfahren.

Die in Tabelle 6 aufgeführten Konzentrationsbereiche vermitteln deshalb allenfalls eine stark zu relativierende Vorstellung von der Größenordnung der Plasmaspiegel, die für einen „guten klinischen Erfolg" benötigt werden. Wenngleich das Konzept eines „therapeutischen Fensters" mit der Annahme einer unteren Konzentrationsgrenze, unterhalb der keine therapeutischen Erfolge erwartet werden können, sowie eines oberen Dosisbereichs, ab dem verstärkt auftretende

Tabelle 6. Therapeutisch wirksame mittlere Plasmakonzentrationen der Depotneuroleptika

Neuroleptikum	Mittlere Plasma- konzentration	Autoren
Fluphenazindecanoat	0,20–2,80 ng/ml 0,40–0,80 ng/ml 1,00–3,00 ng/ml –4,00 ng/ml 0,13–0,70 ng/ml 0,50–3,00 ng/ml	Dysken et al. (1981) Tune et al. (1981) Dudley et al. (1983) Escobar et al. (1983) Mavroidis et al. (1984a) Ereshefsky et al. (1984)
Perphenazinönanthat Perphenazindecanoat	2 –6 nmol/l	Knudsen et al. (1985)
Pipothiazinpalmitat Pipothiazinundecylenat	–	–
Flupentixoldecanoat	2 –15 ng/ml Kein Zusammenhang	Mavroidis et al. (1984b) Jørgensen et al. (1982)
Zuclopenthixoldecanoat	Kein Zusammenhang	Dencker et al. (1980) Aaes-Jørgensen et al. (1983) Szukalski et al. (1986)
Fluspirilen	–	–
Penfluridol	2 12 ng/ml	Heykants (1978)
Haloperidoldecanoat	3 –10 ng/ml 8 –17,7 ng/ml –50 ng/ml 4,2 –11 ng/ml 15 –40 ng/ml	Forsman u. Öhman (1977) Magliozzi et al. (1981) Hollister u. Kim (1982) Mavroidis et al. (1983) Miller et al. (1984)
Bromperidoldecanoat	–	–

Nebenwirkungen die erzielten positiven Effekte zu überwiegen beginnen, eine gewisse klinische Plausibilität besitzt, sollte es in unserem Zusammenhang wegen der geschilderten methodischen und klinischen Einschränkungen vermieden werden. Für die aktuelle Frage nach der initial zu wählenden Dosis in der Umstellung auf ein Depotneuroleptikum lassen uns, von einer Ausnahme abgesehen (Ereshefsky et al. 1984), die empfohlenen Plasmakonzentrationen ebenfalls im Stich, da diese Bereiche keine statischen Größen ausdrücken, sondern zahlreiche Zeitvariablen beinhalten, die in der Umstellungsphase noch nicht zutreffen können. Von klinischer Relevanz in einer mittelfristigen Zeitperspektive kann es aber sein, sich beispielsweise die Plasmaspiegel der Patienten kritisch anzusehen, die auch einige Wochen nach der Umstellung noch unbefriedigende klinische Resultate zeigen. Man würde bei deutlich unterhalb einer relativen unteren Grenze aufgedeckten Konzentrationsverhältnissen zu einer Dosiserhöhung raten. Bei sehr hohen Plasmakonzentrationen sollte hingegen durchaus auch einmal eine Dosisreduktion gewagt werden. Gerade letzteres Vorgehen stünde in einem gewissen Kontrast zu der in klinischer Behandlungsroutine üblichen Tendenz, bei unzufriedenstellend medizierten Patienten automatisch eine Höherdosierung vorzunehmen (Midha et al. 1987).

Auch gegenüber den vorgeschlagenen Dosisumrechnungsfaktoren sollte klinisch eher eine kritische Einstellung eingenommen werden. Betrachtet man die in der Literatur zitierten Konversionsfaktoren (vgl. Tabelle 5), so sieht sich der handelnde Arzt im Einzelfall einer erheblichen Spielbreite gegenüber. Die Problematik akzentuiert sich v. a. bei solchen Patienten, die während einer stationären Behandlungsphase unter oraler Medikation beispielsweise erst mühsam bei 40 mg Haloperidol p. o. symptomatisch kontrollierbar wurden. Versuchte man, einen solchen Patienten gemäß eines vorgeschlagenen initialen Umrechnungsfaktors von der 20fachen oralen Tagesdosis auf Haloperidoldecanoat einzustellen, so ergäben sich für das erste 4wöchige Intervall eine errechnete Dosis von 800 mg oder für die intramuskuläre Applikation entsprechend die Anzahl von 16 ml. Selbst die Beschränkung auf einen Umrechnungsfaktor von 15 oder von 10 erbrächte noch eine unverantwortlich hohe Anzahl von Millilitern zu applizierenden Haloperidoldecanoat.

Praktikable Umstellungsverfahren von oraler auf depotneuroleptische Medikation

Sieht man die vorgestellten pharmakologischen und pharmakokinetischen Aspekte der Depotneurolepsie als Orientierungsrahmen für das praktische Handeln in der Umstellungsphase an, so sollten die unter a. bis c. erwähnten Probleme der zeitlichen Dimension einer Umstellung bei den einzelnen Depotneuroleptika stets im Auge behalten werden. Für das konkrete Handeln ergeben sich nur ausnahmsweise unmittelbar pharmakokinetisch geleitete Umstellungsprozeduren. Meist jedoch ist ein „empirisches" Verfahren geboten, das aber trotzdem ein bloßes „trial and error" vermeiden kann. Meines Erachtens lassen sich folgende Umstellungsregime erproben:

1. Mit Hilfe sorgfältig protokollierter klinischer Verlaufsbefunde, Bewertung der Nebenwirkungen und sensitiver pharmakokinetischer Analyseverfahren (HPTLC) kamen Ereshefsky et al. (1984) für Fluphenazindecanoat zu einem Konversionsfaktor vom 1,6fachen der oralen Tagesdosis von Fluphenazinhydrochlorid als wöchentlich zu applizierende Depotdosis. Nach 4–6 Wochen war eine Reduktion der initialen Dosis auf 50% oder aber eine Streckung des 1-Wochen-Intervalls auf 2 Wochen möglich. Diese Strategie erlaubte einerseits eine harmonische Umstellungsphase von oralen Kurzzeitneuroleptika auf Depotmedikation, vermied andererseits ein unnötiges Ansteigen der Plasmaspiegel im weiteren Verlauf bis zum Erreichen von „Steady-state-Bedingungen".

Ein weiteres, auf differenzierte pharmakokinetische Überlegungen gestütztes Umstellungsregime, das zu hohe initiale Dosierungen vermeidet, mögliche auftretende Nebenwirkungen im „early peak", aber auch ein eventuelles Absinken der Plasmakonzentrationen während der ersten Dosierungsintervalle zu kontrollieren hilft, legten Yadalam u. Simpson (1988) ebenfalls für eine Therapie mit Fluphenazindecanoat vor. Die Autoren rieten zu einer Umstellung nach Art eines „Scherenprinzips", das sie für einzelne orale Anfangsdosierungen umsetzten

Tabelle 7. Umstellungsschema von oraler Medikation auf Fluphenazindecanoat. (Nach Yadalam u. Simpson 1988)

Orale Anfangs-dosis [mg/Tag]	Dosierungen [mg][a]					
	Woche 0		Woche 2		Woche 4	
	Oral	Decanoat	Oral	Decanoat	Oral	Decanoat
5	4,0	6,25	2,5	6,25	1,0	6,25
10	7,5	6,25	5,0	6,25	2,5	12,5
20	15,0	6,25	10,0	6,25	7,5	12,5
30	25,0	6,25	20,0	12,5	15,0	25,0
40	30,0	6,25	25,0	12,5	20,0	25,0

Orale Anfangs-dosis [mg/Tag]	Dosierungen [mg][a]					
	Woche 6		Woche 8		Woche 10	
	Oral	Decanoat	Oral	Decanoat	Oral	Decanoat
5	6,25					
10	12,5					
20	5,0	12,5	2,5	12,5		12,5
30	10,0	25,0	5,0	25,0		25,0
40	15,0	25,0	10,0	25,0		25,0

[a] Die oralen Dosen werden täglich, die Decanoatdosen alle 2 Wochen verabreicht.

(Tabelle 7). Wichtig hierbei war der Beginn mit einer sehr niedrigen Testdosis von Fluphenazindecanoat, um eine seltene Unverträglichkeit gegenüber Sesamöl oder unerwartet exzessive Nebenwirkungen zu beobachten. Die etablierte orale Medikation wurde zunächst beibehalten, jedoch um ca. 25% reduziert. Bei zugrundegelegten 2wöchigen Dosierungsintervallen erfolgte eine weitere Reduktion der oralen Dosis von Fluphenazinhydrochlorid um je weitere 25% und während desselben Zeitraums eine Anhebung auf die doppelte Dosis der Depotmedikation. Das im konkreten Einzelfall freilich nicht zu starr zu praktizierende Schema berücksichtigt die Tatsache, daß viele Patienten langfristig mit einer wesentlich niedrigeren als vorher berechneten Dosierung auskommen. Es vertritt einen eher „konservativen" Standpunkt mit einer allmählichen Einführung der Depotmedikation in niedrigen Dosierungen. Es geht davon aus, daß kurzfristige symptomatische Verschlechterungen während der Umstellphase am besten über eine Korrektur der oralen Medikation zu kupieren sind, nach einer Depotinjektion während des gesamten Intervalls beobachtbare Verschlechterungen des klinischen Status aber vorteilhafterweise eine Veränderung der Dosierung des Depotneuroleptikums erfordern.

Das von Yadalam u. Simpson (1988) vorgestellte Verfahren läßt sich m. E. auch ohne größere Probleme für andere Depotneuroleptika wie z. B. für Flupentixol- oder Zuclopenthixoldecanoat instrumentalisieren.

2. Die in der psychiatrischen Praxis häufig verwendeten Konversionsformeln bewähren sich m. E. für einen unteren bis mittleren Dosisbereich einer unter oralen

Medikationsbedingungen ermittelten Tagesdosis. Bei diesem v. a. für Haloperidoldecanoat praktizierten Verfahren empfiehlt es sich aber, den Konversionsfaktor bei den nächsten Injektionen zu reduzieren (Kissling et al. 1985), um ein unnötiges Ansteigen der Plasmaspiegel bis zum Steady state abzufangen (Deberdt et al. 1980). Meco et al. (1983) zeigten, daß im Verlauf von mehreren Monaten für die meisten Patienten eine Reduktion auf den Konversionsfaktor 11 möglich ist, ohne daß klinische Verschlechterungen langfristig auftreten.

Ein bereits bei der ersten Injektion angestrebter Steady-state-Plasmaspiegel durch sog. „loading" mittels eines initial hohen Konversionsfaktors von z. B. dem 40fachen der oralen Tagesdosis und nachfolgender Reduktion bringt hingegen keine Vorteile, er bedeutet vielmehr einen unnötigen Zuwachs an lästigen Nebenwirkungen während des ersten Dosierungsintervalls (DeCuyper et al. 1986).

3. Die bereits behandelten „zeitlichen" Aspekte einer pharmakologischen bzw. pharmakokinetischen Diskussion der Umstellungsphase von Kurzzeit- auf Depotneuroleptika betonten auch die Langzeitperspektive unter dem Konzept der neuroleptischen Langzeit- bzw. Dauermedikation (Perris 1976; Helmchen 1978). Für die psychiatrische Praxis ausschlaggebend ist die klinische Beobachtung, daß viele Patienten auf die Dauer weniger Medikamente benötigen und trotzdem stabil bleiben können (vgl. z. B. Tune et al. 1981; Gelders et al. 1982; Marder et al. 1986). Im konkreten Einzelfall sollte man aber bedenken, daß aufgrund eben der geschilderten pharmakokinetischen Gründe ein zu frühes Reduzieren der Medikamente oft teuer erkauft werden kann. Selbstverständlich wird sich ein Patient aufgrund der verringerten Nebenwirkungen nach einer Reduktion der Medikamente „besser fühlen". Doch dieses „Sichbesserfühlen" mag sich im Hinblick auf den vorrangig anzustrebenden antipsychotischen Schutz erst nach einigen Monaten als trügerisch erweisen. Mason u. Granacher (1980) beurteilten in ihrem klinischen Handbuch der antipsychotischen Therapie dieses unbedachte frühe Reduzieren der neuroleptischen Medikation nach Entlassung eines Patienten aus stationärer Behandlung als den häufigsten, in seinen negativen Auswirkungen für den individuellen Patienten aber schlimmsten Behandlungsfehler.

Trotzdem verdient die Frage nach einem adäquaten Dosierungsverhalten gerade in der neuroleptischen Langzeitbehandlung eine besondere Berücksichtigung. Als verbindlich darf wohl angenommen werden, daß in der psychiatrischen Praxis in der Regel ca. 3fach höhere Dosierungen für die Beherrschung akuter psychotischer Krankheitsmanifestationen als für die Rezidivprophylaxe benötigt werden. Im Verlaufe 1 Jahres nach Erreichen einer stabilen Remission kann die Dosierung um ca. weitere 50% gesenkt werden, ohne dadurch die Rückfallquote statistisch signifikant zu erhöhen (Agrup-Andersson et al. 1974; Johnson 1975; Johnson et al. 1983). Aus den kontrollierten Studien zur neuroleptischen Niedrigdosierung (Goldstein et al. 1978; Kane et al. 1983; Hogarty 1984; Marder et al. 1984, 1986) dürfen folgende Schlußfolgerungen gezogen werden:

a. Die Reduktion der neuroleptischen Erhaltungsdosis auf ca. $^1/_5$ der gängigen Standardmedikation erhöht bei stabil remittierten Patienten das Rückfallrisiko nicht signifikant.

b. Diese Reduktionsstrategie ist für Patienten ohne eine stabile Remission nicht zu empfehlen.

c. Selbst bei klinisch relativ stabilen Patienten bedeutet eine Reduktion der neuroleptischen Standarddosis auf ca. $^1/_{10}$ ein erhöhtes Rückfallrisiko.

Auch eine Dehnung der Applikationsintervalle über 8 Wochen hinaus kann bei einer depotneuroleptischen Behandlung nicht ohne ein erhöhtes Rückfallrisiko empfohlen werden (Levine et al. 1980).

Zusammenfassung

Die Umstellung von kurzwirksamen Neuroleptika auf Depotneuroleptika ist also nicht als ein zeitlicher Einschnitt, sondern vielmehr als ein längerer zeitlicher Abschnitt von einigen Monaten zu begreifen. Dieser Tatsache haben Arzt wie Patient gleichermaßen Rechnung zu tragen. Pharmakologisches und pharmakokinetisches Wissen über unmittelbar, mittel- und langfristig zu erwartende Effekte der Depotneurolepsie helfen die in einer Umstellungsphase auf Depotneuroleptika möglichen Probleme besser verstehen und therapeutisch beherrschen zu können. Das praktische Vorgehen kann sich niemals in einer schematischen Routine vollziehen, sondern erfordert stets eine Anpassung an die individuellen Bedürfnisse und Reaktionsweisen eines Patienten. Wegen der günstigeren Beobachtungsmöglichkeiten sollte eine Umstellung auf Depotneuroleptika am besten unter stationären Behandlungsbedingungen erfolgen. Um gerade die während des ersten Intervalls möglichen negativen Erscheinungen zu kontrollieren, darf die erste Depotinjektion nicht noch unmittelbar vor der Entlassung des Patienten verabreicht werden. Wegen der in den Folgewochen und -monaten notwendigen Anpassungsschritte ist im Interesse des Patienten auf eine engmaschige ambulante Kontrolle zu drängen.

Literatur

Aaes-Jørgensen T, Kirk L, Petersen E, Danneskiold-Samsoe P, Jørgensen A (1983) Serum concentrations of the isomers of clopenthixol and a metabolite in patients given cis(Z)-clopenthixol decanoate in viscoleo. Psychopharmacology 81:68–72
Agrup-Andersson L, Bengtsson A, Erlandsson K, Gottfries DG, Witzel-Östlund TG (1974) Flupenthixol decanoate – controlled investigation concerning dosage. Acta Psychiatr Scand [Suppl] 255:7–14
Altamura AC, Whelpton R, Curry SH (1979) Animal model for investigation for fluphenazine kinetics after administration of long-acting esters. Biopharm Drug Dispos 1:65–72
Baldessarini RJ, Cohen BM, Teicher MH (1988) Significance of neuroleptic dose and plasma level in the pharmacological treatment of psychoses. Arch Gen Psychiatry 45:79–91
Beresford R, Ward A (1987) Haloperidol decanoate. A preliminary review of its pharmacodynamic and pharmacokinetic properties and therapeutic use in psychosis. Drugs 33:31–49
Bleuler M (1972) Die schizophrenen Geistesstörungen im Lichte langjähriger Kranken- und Familiengeschichten. Thieme, Stuttgart
Ciompi L, Müller C (1976) Lebensweg und Alter der Schizophrenen. Eine katamnestische Langzeitstudie bis ins Senium. Springer, Berlin Heidelberg New York

Curry SH (1977) Fluphenazin- und Fluphenazindecanoat-Plasmaspiegel beim Menschen. In: Kryspin-Exner K, Hinterhuber H, Haase H-J (Hrsg) Klinik und Pharmakologie der Langzeitneuroleptika. Schattauer, Stuttgart

Curry SH, Whelpton R, de Schepper PJ, Vranckx S, Schiff AA (1979) Kinetics of fluphenazine after fluphenazine dihydrochloride, enanthate and decanoate administration to man. Br J Clin Pharmacol 7:325–331

Dahl S (1988) Pharmakokinetik der Neuroleptika. Internationales Thioxanthen-Kolloquium, Hamburg, Nov 24–27

Deberdt R, Elens P, Berghmans W, Heykants J, Woestenborghs R, Drelsens F, Reyntijens A, Wijingaarden I (1980) Intramuscular haloperidol decanoate for neuroleptic maintenance therapy, efficacy, dosage schedule and plasma levels. Acta Psychiatr Scand 62:356–363

DeCuyper H, Bollen J, van Praag HM, Verstraeten D (1986) Pharmacokinetics and therapeutic efficacy of haloperidol decanoate after loading dose administration. Br J Psychiatry 148:560–566

Dencker SJ, Lepp M, Malm U (1980) Clopenthixol and flupenthixol depot preparations in outpatient schizophrenics I. A one year double-blind study of clopenthixol decanoate and flupenthixol palmitate. Acta Psychiatr Scand 61 [Suppl 279]:10–28

Dudley J, Rauw G, Hawes EM, Keegan DL, Midha KK (1983) Correlation of fluphenazine plasma levels versus clinical response in patients: A pilot study. Prog Neuropsychopharmacol Biol Psychiatry 7:791–795

Dysken MW, Javaid JI, Chang SS, Schaffer C, Shahid A, Davis JM (1981) Fluphenazine pharmacokinetics and clinical response. Psychopharmacology 73:205–210

Eben E, Rüther E, Konstanzer A (1984) Psychopathological and neuroendocrinological parameters during long-term treatment with bromperidol decanoate. 14th CINP Congress, Florence

El-Assra A, El-Sobky A, Kaye N, Blain PG, Wiles DH, Hajioff J, Gould SE (1983) The change from oral to depot neuroleptics in chronic schizophrenia. Clinical response and plasma levels after treatment with bromperidol or fluphenazine decanoate. Janssen Res Rep

Ereshefsky L, Saklad SR, Jann MW, Davis CM, Richards A, Seidel DR (1984) Future of depot neuroleptic therapy: pharmacokinetic and pharmacodynamic approaches. J Clin Psychiatry [Sec 2] 45(2):50–59

Escobar JI, Barron A, Kiriakos R (1983) Serum levels of fluphenazine: Effect of dosage and route of administration and relations to side effects and clinical response. Psychopharmacol Bull 19:131–133

Forsman A, Öhman R (1977) Applied pharmacokinetics of haloperidol in man. Curr Ther Res 21:396–411

Gelders YG, Reyntijens AJM, Ash CW, Aerts TJL (1982) 12-months study of haloperidol decanoate in chronic schizophrenic patients. Int Pharmacopsychiatry 17:247–254

Girard M, Granter F, Schmitt L, Cotonat J, Escande M, Blanc M (1984) Premiers résultats d'une étude pharmacocinétique de la pipothiazine et de son ester palmitique (Piportil L4) dans une population de schizphrènes. Encephale 10:171–176

Goldstein MJ, Rodnick EH, Evans JR, May PRA, Steinberg MR (1978) Drug and family therapy in the after care treatment of acute schizophrenics. Arch Gen Psychiatry 35:1169–1177

Helmchen H (1978) Forschungsaufgaben bei psychiatrischer Langzeitmedikation. Nervenarzt 49:534–538

Heykants J (1978) On the pharmacokinetics of haloperidol, pimozide and penfluridol. Symposium on Modern trends in psychopharmacology and psychiatry, Kollekolle, Denmark, Sept 22–23

Hogarty GE (1984) Depot neuroleptics: The relevance of psychosocial factors. J Clin Psychiatry [Sec 2] 45(5):34–42

Hollister LE (1983) Clinical pharmacology of psychotherapeutic drugs, 2nd edn. Churchill-Livingstone, New York

Hollister LE, Kim DY (1982) Intensive treatment with haloperidol of treatment-resistant chronic schizophrenic patients. Am J Psychiatry 139:1466–1468

Huber G, Gross G, Schüttler R (1979) Schizophrenie. Eine Verlaufs- und sozialpsychiatrische Langzeitstudie. Springer, Berlin Heidelberg New York

Hyttel J (1982) Preferential labelling of adenylate cyclase coupled dopamin receptors with thioxanthene neuroleptics. In: Konsaka M et al. (eds) Advances in the bioscience. Pergamon, Oxford New York

Jain AK, Kelwala S, Gershon S (1988) Antipsychotic drugs in schizophrenia: current issues. Int Clin Psychopharmacol 3:1–30

Jann MW, Ereshefsky L, Sakland SR (1985) Clinical pharmacokinetics of the depot antipsychotics. Clin Pharmacokinet 10:315–333

Johnson DAW (1975) Observations on the dose regime of fluphenazine decanoate in maintenance therapy of schizophrenia. Br J Psychiatry 126:457–461

Johnson DAW, Pasterski G, Ludlow JM, Street K, Taylor RDW (1983) The discontinuance of maintenance neuroleptic therapy in chronic schizophrenic patients: drug and social consequences. Acta Psychiatr Scand 67:339–352

Jørgensen A (1986) Metabolism and pharmacokinetics of antipsychotic drugs. Prog Drug Metab 9:111–174

Jørgensen A, Overø KF (1980) Clopenthixol and flupenthixol depot preparations in outpatient schizophrenics. III. Serum levels. Acta Psychiatr Scand 61 [Suppl 279]:41–54

Jørgensen A, Andersen J, Bjørndal N, Dencker SJ, Lundin L, Malm U (1982) Serum concentrations of cis (Z)-flupenthixol and prolactin in chronic schizophrenic patients, treated with flupenthixol and cis (Z)-flupenthixol decanoate. Psychopharmacology 77:58–65

Kane JM (1987) Neuroleptic treatment of schizophrenia. In: Henn FA, DeLisi (eds) Handbook of schizophrenia, vol 2: Neurochemistry and neuropharmacology of schizophrenia. Elsevier, Amsterdam

Kane JM, Rifkin A, Woerner M, Reardon G, Sarantakos S, Schiebel D, Ramos-Lorenzi JR (1983) Low dose neuroleptic treatment of outpatient schizophrenics. I. Preliminary results of relapse rates. Arch Gen Psychiatry 40:893–896

Kapfhammer HP, Rüther E (1987) Depotneuroleptika. Springer, Berlin Heidelberg New York London Paris Tokyo

Kissling W, Möller HJ, Walter K, Wittmann B, Krueger R, Trenk D (1985) Double-blind comparison of haloperidol decanoate and fluphenazine decanoate: effectiveness, side-effects, dosage and serum levels during a six months treatment for relapse prevention. Pharmacopsychiatry 18:240–245

Knudsen P (1985) Chemotherapy with neuroleptics. Clinical and pharmacokinetic aspects with a particular view to depot preparations. Acta Psychiatr Scand 72 [Suppl 322]:51–75

Knudsen P, Hansen LB, Larsen AE (1985) Depot neuroleptic treatment: clinical and pharmacokinetic studies of perphenazine decanoate. Acta Psychiatr Scand 72 [Suppl 322):5–50

Kuß HJ (1986) Pharmakokinetik der Depotneuroleptika. In: Das ärztliche Gespräch, Bd 40. Tropon, Köln

Levine J, Schooler NR, Severe J et al. (1980) Discontinuation of oral and depot neuroleptic fluphenazine in schizophrenic patients after one year of continuous medication: a controlled study. In: Cattabeni F, Raccagni G, Spano PF et al. (eds) Long-term effects of neuroleptics. Raven, New York

Leysen JE, Niemegeers CJE (1985) Neuroleptics. In: Lajtha A (ed) Handbook of neurochemistry, vol 9. Plenum, New York, pp 331–361

Linde OK (1983) Neuroleptika auf Esterbasis. Krankenhauspharmazie 1:36–40

Lingjoerde O (1973) Some pharmacological aspects of depot neuroleptics. Acta Psychiatr Scand [Suppl] 246:9–14

Magliozzi JR, Hollister LE, Arnold KV et al. (1981) Relationship of serum haloperidol levels to clinical response in schizophrenic patients. Am J Psychiatry 138:365–367

Marder SR, Putten T van, Mintz J, Lebell M, McKenzie J, Galtico G (1984) Maintenance therapy. New findings. In: Kane JM (ed) Drug maintenance strategies in schizophrenia. APA, Washington

Marder SR, Hawes EM, Putten T van, Hubbard JW, McKay G, Mintz J, May PRA, Midha KK (1986) Fluphenazine plasma levels in patients receiving low and conventional doses of fluphenazine decanoate. Psychopharmacology 88:480–483

Mason AS, Granacher RP (1980) Clinical handbook of antipsychotic drug therapy. Brunner/Mazel, New York

Mavroidis ML, Kanter DR, Hirschowitz J, Garver DL (1983) Clinical response and plasma
    haloperidol levels in schizophrenia. Psychopharmacology 81:354–356
Mavroidis ML, Kanter DR, Hirschowitz J, Garver DL (1984a) Therapeutic blood levels of flu-
    phenazine or RBC determinations. Psychopharmacol Bull 20:168–170
Mavroidis ML, Kanter DR, Hirschowitz J et al. (1984b) Clinical relevance of thioxanthene plas-
    ma levels. J Clin Psychopharmacol 4:155–157
McCreadie RG, Makie M, Wiles DH, Jørgensen A, Hansen V, Menzies C (1984) Within-
    individual variation in steady state plasma levels of different neuroleptics and prolactin. Br J
    Psychiatry 144:625–629
Meco G, Casacchia M, Attenni M, Iafrate A, Castellana F, Ecarill (1983) Haloperidol decan-
    oate in schizophreniform disorders. Acta Psychiatr Belg 83:57–68
Midha KK, Hawes EM, Hubbard JW, Korchinski ED, McKay G (1987) The search for correla-
    tions between neuroleptic plasma levels and clinical outcome: a critical review. In: Meltzer H
    (ed) Psychopharmacology. The third generation of progress. Raven, New York
Miller DD, Hershey LA, Duffy JP et al. (1984) Serum haloperidol concentrations and clinical re-
    sponse in acute psychosis. J Clin Psychopharmacol 4:305–310
Perris C (1976) Indications for long-term pharmacological treatment of schizophrenic syn-
    dromes. Pharmacopsychiatry 9:146–159
Putten T van, May PRA, Marder SR, Wittmann LA (1981) Subjective response to antipsychotic
    drugs. Arch Gen Psychiatry 38:187–190
Richelson E (1984) Neuroleptic affinities for human brain receptors and their use in predicting
    adverse effects. J Clin Psychiatry 45:331–336
Saikia JK, Jørgensen A (1983) Steady-state serum concentrations after cis (Z)-flupenthixol deca-
    noate in viscoleo. Psychopharmacology 8:371–373
Schindler R (1986) Früheinstellung auf Depotneuroleptika. In: Das ärztliche Gespräch, Bd 40.
    Tropon, Köln
Sieberns S (1986) Darstellung der Depotneuroleptika. In: Das ärztliche Gespräch, Bd 40. Tro-
    pon, Köln
Steiner S (1984) Modell VIII. Konzept und Verwirklichung einer neuroleptischen Intensivbe-
    handlung bei schizophrenen Patienten. Facultas, Wien
Szukalski B, Lipska B, Welbel L, Nurowska K (1986) Serum levels and clinical response in long-
    term pharmacotherapy with zuclopenthixol decanoate. Psychopharmacology 89:428–431
Tune LE, Creese I, De Paulo JR, Slavney PR, Snyder SH (1981) Neuroleptic serum levels
    measured by radioreceptor assay and clinical response in schizophrenic patients. H Nerv
    Ment Dis 169:60–63
Viala A, Hou N, Ba B, Durand A, Dufour H, Agostino ND, Berda C, Jørgensen A (1984) Blood
    plasma kinetics of cis (Z)-clopenthixol and fluphenazine in psychiatric patients after in-
    tramuscular injection of their decanoic esters. Psychopharmacology 83:147–150
Wielink PS van (1987) The clinical pharmacology of depot neuroleptics. Janssen Res Rep
Wistedt B, Jørgensen A, Wiles DH (1982) A depot neuroleptic withdrawal study. Plasma con-
    centrations of fluphenazine and flupenthixol and relapse frequency. Psychopharmacology
    78:301–304
Yadalam KG, Simpson GM (1988) Changing from oral to depot fluphenazine. J Clin Psychiatry
    49:346–348

Diskussion

Sieberns

Äquivalenztabellen sind weitgehend unbrauchbar. Nicht selten hat ein und derselbe Autor völlig unterschiedliche Äquivalenzdosen angegeben.

Bei den Untersuchungen von Yadalam u. Simpson [K. G. Yadalam, G. M. Simpson, J Clin Psychiatry 49 (1988) 346–348] ist wesentlich, daß sie bei der Umstellung von Kurzzeit- auf Depotneuroleptika die Pharmakokinetik berücksichtigt haben. Die Freisetzungshalbwertszeiten hängen natürlich in hohem Maße von der Trägersubstanz ab. Knudsen hat das in einer Arbeit am Beispiel von Perphenazindecanoat überzeugend demonstriert [P. Knudsen et al., Acta Psychiatr Scand 72 (1985) (Suppl 322) 7–10]. Wenn es in Sesamöl gelöst war, dann zeigte es völlig andere Freisetzungshalbwertszeiten als bei Viscoleo als Vehikel.

Wir haben die Daten von Yadalam auf Zuclopenthixoldecanoat umgerechnet (s. Tabelle 8). Viala et al. haben gezeigt, daß Zuclopenthixoldecanoat deutlich kür-zere Freisetzungshalbwertszeiten besitzt als Fluphenazindecanoat [A. Viala et al., Psychopharmacology 83 (1984) 147–150].

Tabelle 8. Umstellung von Zuclopenthixol auf Zuclopenthixol-Decanoat bei Früheinstellung

Orale Dosis [mg/Tag]	Dosierung [mg[a]]									
	Woche 0		Woche 2		Woche 4		Woche 6		Woche 8	
	Oral	Depot	Oral	Depot	Oral	Depot	Oral	Depot	Oral	Depot
20	16	100	10	100	4	100		100		
40	30	100	20	100	10	200		200		
60	40	100	30	100	20	200	10	200		300
80	60	100	40	200	30	400	20	400		400
120	90	200	80	200	60	400	30	400		400–600

[a] Orale Dosis täglich; Depot-Verabreichung alle 14 Tage.

Die Steady-state-Konzentration stellt sich unter Haloperidoldecanoat, wie Reyntijens et al. nachgewiesen haben, durchschnittlich nach etwa 3 Monaten ein [A. J. M. Reyntijens et al., Int. Pharmacopsychiatry 17 (1982) 238–246]. Beim Flupentixoldecanoat erreicht man den Steady-state bereits nach 6 Wochen, wenn man Freisetzungshalbwertszeiten von 3–9 Tagen zugrunde legt. Das schließt allerdings nicht aus, daß man in Einzelfällen, wie Jørgensen am Beispiel des Flupentixoldecanoat gezeigt hat, auch Freisetzungshalbwertszeiten von 113 Tagen messen kann [A. Jørgensen et al., Psychopharmacology 77 (1982) 58–65]. Yadalam weist mit Recht darauf hin, daß die abrupte Umstellung von oraler auf Depotmedikation dazu führt, besonders bei der Früheinstellung das Depotneuroleptikum relativ zu hoch zu dosieren. Folgt man dem von Yadalam emp-

fohlenen Dosierungsschema, dann kommt man sowohl beim Fluphenazindecanoat als auch bei anderen Depotneuroleptika mit erstaunlich niedrigen Dosen
aus. In praxi scheint mir dieses Procedere allerdings relativ schwierig durchführbar, weil der Patient meist nicht so lange in stationärer Behandlung bleibt und
der weiterbehandelnde Arzt sich nicht immer ausreichend daran hält.

Fluanxol Depot 10% versus Haloperidoldecanoat – Dosierung und Applikationsintervalle

W. Kissling, H.-J. Möller, J. Bäuml, Th. Dietzfelbinger und I. Winter

Zur Beantwortung der Frage nach der optimalen Dosierung und dem geeigneten Applikationsintervall von Depotneuroleptika muß unterschieden werden, ob diese Präparate zur symptomsuppressiven oder zur rezidivprophylaktischen Langzeitbehandlung eingesetzt werden. Die *symptomsuppressive* Langzeitbehandlung, bei der eine fortbestehende psychotische Symptomatik durch die dauernde Gabe von Neuroleptika unterdrückt wird, ist dadurch gekennzeichnet, daß beim Unterschreiten der individuell nötigen Mindestdosis bzw. beim Absetzen der Neuroleptika sofort oder zumindest innerhalb weniger Wochen die ursprüngliche Symptomatik wieder auftaucht. Dosierungsfragen sind bei dieser Behandlungsform insofern leichter zu handhaben, als die untere Dosisgrenze durch rasches Wiederauftreten der Symptome deutlich markiert wird und individuell gut austitriert werden kann.

Bei der *rezidivprophylaktischen* Langzeittherapie dagegen ist die optimale Dosis oft nicht so einfach festzustellen, da sich bei dieser Behandlung Rezidive infolge Unterdosierung oder vorzeitigen Absetzens in der Regel erst nach einer Latenz von 6–12 Monaten bemerkbar machen (Marder et al. 1987). Während die Unterscheidung zwischen beiden Behandlungsformen in wissenschaftlichen Studien durch einen mehrwöchigen Absetzversuch vorgenommen wird, erfolgt sie unter Routinebehandlungsbedingungen meist in der Weise, daß nach Abklingen der akuten Symptomatik die Dosis schrittweise reduziert wird. Ein Wiederauftreten psychotischer Symptome während dieser Dosisreduktion zeigt die fortbestehende Psychose und die Notwendigkeit einer weiteren symptomsuppressiven Behandlung mit einer höheren Dosis an. Wenn die Dosis andererseits ohne Rezidiv bis auf für die Rezidivprophylaxe übliche Standardwerte (s. unten) reduziert werden kann, spricht dies dafür, daß die akute Psychose abgeklungen ist und eine Rezidivprophylaxe im engeren Sinne stattfindet.

Die Frage nach der noch rezidivprophylaktisch wirksamen *Mindestdosis* ist von besonderer klinischer Relevanz, da unter ambulanten Behandlungsbedingungen, unter denen die Rezidivprophylaxe fast ausschließlich durchgeführt wird, eine unnötige Höherdosierung häufig wegen der damit verbundenen Nebenwirkungen mit einem Rückgang der Compliance bezahlt werden muß und andererseits durch Unterdosierung hervorgerufene Rezidive ambulant oft schwieriger abgefangen werden können und wesentlich schwererwiegende soziale Konsequenzen haben.

Da also die rezidivprophylaktische Mindestdosis nur in den seltensten Fällen individuell austitriert werden kann, müssen wir versuchen, aus den zu dieser Frage durchgeführten wissenschaftlichen Studien Richtwerte zu erhalten, die uns

Tabelle 1. Mittlere Wirkdauer und üblicher therapeutischer Dosierungsbereich der Depotneuroleptika. (Aus Kapfhammer u. Rüther 1988)

Freiname	Mittlere Wirkdauer [Wochen]	Üblicher Dosisbereich [ml]
Fluphenazinönanthat	2	1 – 4 (1 ml = 25 mg)
Fluphenazindecanoat	2–3	0,5– 2 (1 ml = 25 mg)
Perphenazinönanthat	2–3	0,5– 2 (1 ml = 100 mg)
Perphenazindecanoat	2–3	0,5– 2 (1 ml = 100 mg)
Pipothiazinpalmitat	4	2 – 6 (1 ml = 25 mg)
Pipothiazinundecylenat	2	4 – 6 (1 ml = 25 mg)
Flupentixoldecanoat	2	1 – 3 (1 ml = 20 mg)
Zuclopenthixoldecanoat	2–4	1 – 2 (1 ml = 200 mg)
Fluspirilen	1–2	1 – 6 (1 ml = 2 mg)
Penfluridol	1	20 –40 mg
Haloperidoldecanoat	4	1 – 6 (1 ml = 50 mg)
Bromperidoldecanoat	4	1 – 6 (1 ml = 50 mg)

den Dosisbereich anzeigen, bis zu dem in der Regel ohne deutliche Zunahme des Rezidivrisikos reduziert werden kann.

Die Ergebnisse der allerdings noch nicht sehr zahlreichen kontrollierten Vergleichsstudien zwischen einer Niederdosis- und einer Standarddosisbehandlung mit Depotneuroleptika zeigen, daß beim Unterschreiten einer Mindestdosis die Rezidivraten deutlich ansteigen. Für Fluphenazindecanoat scheint diese Mindestdosis bei ca. 10 mg für ein 2wöchiges Injektionsintervall zu liegen (Kane et al. 1982; Marder et al. 1984, 1987; Hogarty et al. 1988), für Flupentixoldecanoat bei ca. 20 mg für 2 Wochen (Johnson et al. 1987). Für Haloperidoldecanoat liegen noch keine Ergebnisse aus kontrollierten Studien vor. Eigene Erfahrungen aus zwei offenen Studien deuten darauf hin, daß der Mindestdosisbereich für Haloperidoldecanoat bei 20–40 mg alle 4 Wochen liegen dürfte.

Unterhalb der beschriebenen Mindestdosisgrenze steigen die Rezidivraten deutlich an, bleiben aber immer noch unter den Placeborezidivraten. Die Rate der subjektiv vom Patienten beklagten Nebenwirkungen (EPMS, psychomotorische Verlangsamung) scheint in der Standarddosisgruppe etwas höher als in der Niederdosisgruppe zu sein. Dosierungsrichtwerte und Angaben zur mittleren Wirkdauer sind in Tabelle 1 für die derzeit auf dem Markt befindlichen Depotneuroleptika angegeben, wobei die untere Grenze des dort angegebenen üblichen Dosisbereiches gut mit den oben angegebenen Mindestdosen übereinstimmt.

Die Frage nach der optimalen Dosierung der rezidivprophylaktisch gegebenen Depotneuroleptika läßt sich demnach anhand der Literatur und aufgrund eigener Erfahrungen zusammenfassend wie folgt beschreiben:

Die Ergebnisse der zur Zeit vorliegenden kontrollierten Studien weisen darauf hin, daß die übliche Standarddosis bei der neuroleptischen Rezidivprophylaxe im Verlauf der Behandlung allmählich um ca. 50% reduziert werden kann, ohne daß hierdurch vermehrt Rezidive auftreten. Eine derartige Dosisreduktion führt häufig zu einem weiteren Rückgang der Nebenwirkungen, was sich wiederum günstig auf die Compliance und damit auf die Effizienz der gesamten Prophylaxe auswirken dürfte. Für die Praxis wird folgendes Procedere vorgeschlagen:

1. orale, relativ hoch dosierte *Akutbehandlung* bis zur Remission der psychotischen Symptomatik;
2. stufenweise Dosisreduktion und Umstellung auf eine mehrmonatige standarddosierte Behandlung mit Depotneuroleptika (remissionsstabilisierende, evtl. noch symptomsuppressive *Erhaltungstherapie*);
3. vorsichtige Dosisreduktion, möglichst bis zur völligen Nebenwirkungsfreiheit, dabei aber Mindestdosis (s. Tabelle 1) nicht unterschreiten *(Rezidivprophylaxe)*.

Verlängerungen oder Verkürzungen der Standardinjektionsintervalle haben im Prinzip einen ähnlichen Effekt wie Dosisreduktion bzw. -erhöhung bei gleichbleibendem Injektionsintervall. Sie können z. B. dann indiziert werden, wenn im Intervall der Eindruck einer Überdosierung besteht, die dann leicht durch eine Verlängerung des Injektionsintervalls z. B. um 1–2 Wochen zurückgeführt werden kann. In analoger Weise können in der Mitte eines Intervalls auftretende erste Symptome eines beginnenden Rezidivs oft durch eine vorgezogene nächste Depotinjektion, die sich dann als Dosiserhöhung auswirkt, abgefangen werden. Aus pharmakokinetischen Gründen wie auch der Übersichtlichkeit zuliebe sollte allerdings die Variation des Applikationsintervalls nicht zu weit gehen. Wünschenswert erscheint eine möglichst geringe Fluktuation des Plasmaspiegels zwischen Anfang und Ende des Injektionsintervalls. Stauning et al. (1979) schlagen z. B. eine Maximum-Minimum-Fluktuation des Serumspiegels um den Faktor 2 oder weniger als klinisch wünschenswertes Ziel vor und kommen anhand ihres Patientengutes zu dem Schluß, daß z. B. für Flupentixoldecanoat dieses Ziel bei einer Verlängerung des Injektionsintervalls über die üblichen 2 Wochen hinaus noch gut zu erreichen ist. Nach eigenen Erfahrungen sollte die Dehnung des Injektionsintervalls allerdings in der Regel über eine Verdoppelung nicht hinausgehen, Kapfhammer u. Rüther (1988) rechnen spätestens bei einer Dehnung der Applikationsintervalle über 8 Wochen hinaus mit einem erhöhten Rückfallrisiko.

Nach diesen generellen Ausführungen zur Dosierung möchte ich im zweiten Teil auf einige Ergebnisse einer mehrjährigen Doppelblindvergleichsstudie zwischen Flupentixoldecanoat 10% und Haloperidoldecanoat eingehen, wobei ich aus der noch laufenden Auswertung erst die Ergebnisse der ersten 6 Monate referieren kann. Eine der Hauptfragestellungen dieser Studie war es, die klinische Praktikabilität sowie die Pharmakokinetik der zum Zeitpunkt des Studienbeginns neu eingeführten 10%igen Flupentixoldecanoatlösung bei einer Ausdehnung des Injektionsintervalls auf 4 Wochen zu untersuchen. Darüber hinaus sollten mögliche Unterschiede im Wirkungs- und Nebenwirkungsspektrum der beiden Depotpräparate festgestellt werden.

Untersuchungsplan: Unausgewählte, nach DSM III als schizophren diagnostizierte Patienten unserer Klinik wurden nach Remission der Akutsymptomatik randomisiert unter Doppelblindbedingungen auf eines der beiden Depotneuroleptika (Flupentixoldecanoat 100 mg/ml bzw. Haloperidoldecanoat 50 mg/ml) umgestellt. Die weitgehend remittierten Patienten hatten sich vor der Umstellung auf einer relativ niederdosierten oralen Haldolmedikation (im Mittelwert 6 mg/Tag) stabilisiert. Die Dosis der 1. Depotinjektion (Tag 1) war standardisiert (letzte orale Haloperidoltagesdosis in mg multipliziert mit dem Umrechnungsfaktor 25) und betrug für beide Depotpräparate im Mittelwert 130 mg. Die Dosis der in 4wöchigen Intervallen verabreichten Folgeinjektionen konnte je nach klinischem Bedarf vom behandelnden Arzt unter Einhaltung der Doppelblindbedingungen variiert werden. Beim Auftreten von extrapyramidal-motorischen Nebenwirkungen konnte Biperiden, bei anderweitig nicht beherrschbaren Depressionen konnten trizyklische Antidepressiva als Zusatzmedikation gegeben werden. Eine zusätzliche Neuroleptikagabe (Levomepromazin oder Perazin) war zur kurzfristigen Behandlung von Schlafstörungen, bei Akathisie oder als kurzfristige Zusatzmedikation bei einem drohenden Rezidiv zugelassen. Diese zusätzlich gegebenen Neuroleptika mußten beim nächsten regulären Injektionsintervall durch eine Erhöhung der Depotneuroleptikadosis ersetzt werden. Die zur Behandlung der Akutsymptomatik gegebene orale Neuroleptikamedikation wurde am Tag der 1. Depotinjektion abgesetzt.

Psychopathologie und Nebenwirkungen wurden anhand folgender standardisierter Fremd- und Selbstbeurteilungsskalen dokumentiert: BPRS, IMPS, DOTES, PD-S, Bf-S, B-L, STESS. Neuroleptikaplasmaspiegelbestimmungen wurden im 1. Monat wöchentlich, danach einmal im Monat direkt vor der nächsten Depotinjektion vorgenommen.

Ergebnisse

Drop-out

Von insgesamt 72 in die Studie aufgenommenen Patienten konnten 54 nach dem Versuchsplan 6 Monate oder länger mit Flupentixol- oder Haloperidoldecanoat behandelt werden. Die Charakteristika der 18 Drop-out-Patienten unterschieden sich nicht signifikant von jenen der in der Studie Verbliebenen. Im Mittelwert erfolgte der Drop-out am 70. Behandlungstag bei einer Durchschnittsdosis von 74 mg Flupentixoldecanoat bzw. 100 mg Haloperidoldecanoat. Die Hauptursachen für das Drop-out waren in beiden Gruppen gleich häufig Non-Compliance der Patienten (je zur Hälfte wegen EPMS bzw. ohne Angabe von Gründen) und organisatorische Gründe (wie Wegzug der Patienten etc.). Zusätzlich mußten 2 Patienten der Flupentixolgruppe wegen eines Rezidivs stationär wiederaufgenommen und hochdosiert oral neuroleptisch behandelt werden, während 2 zusätzliche Drop-outs in der Haloperidoldecanoatgruppe wegen Suizidalität erfolgten.

Die 54 über mindestens 6 Monate in der Studie verbliebenen Patienten, deren Ergebnisse im folgenden kurz berichtet werden sollen, waren im Mittelwert 33 Jahre alt, seit 5 Jahren an einer (überwiegend paranoiden) Schizophrenie erkrankt. 30% der Patienten waren Ersterkrankte. Die orale Akutbehandlung mit Haloperidol vor Gabe der 1. Depotinjektion dauerte bei diesen Patienten im Mittelwert 7 Wochen, die letzte orale Haloperidoltagesdosis betrug 6 mg. Während die 1. Depotinjektion nach einer fixen Umrechnungsformel (s. Untersuchungsplan) anhand der letzten oralen Erhaltungsdosis berechnet wurde (in beiden Gruppen 130 mg), konnte die Dosis der Folgeinjektionen unter Einhaltung der

Doppelblindbedingungen vom behandelnden Arzt nach klinischen Erfordernissen variiert werden. In beiden Behandlungsgruppen erfolgte eine nahezu identische Dosisreduktion auf 85 mg für die 2. Injektion bis zu 60 mg bei der 6. Depotinjektion.

Wirksamkeit

Die globale Wirksamkeit war bei beiden Depotpräparaten im Mittelwert etwa gleich gut (s. Abb. 1). Der BPRS-Psychopathologie-Gesamtscore blieb in beiden Gruppen während der ersten 6 Behandlungsmonate in einem unauffälligen Bereich. Auch bezüglich der Einzelfaktoren der BPRS ergaben sich keine wesentlichen Unterschiede, lediglich ein Trend zugunsten der Haloperidolbehandlung in den ersten 2 Behandlungswochen bezüglich der Faktoren Anergie und Angst/Depression (Abb. 2 und 3).

Nebenwirkungen

Auch bezüglich der Nebenwirkungen finden sich keine nennenswerten Unterschiede zwischen beiden Behandlungsgruppen. Sowohl auf der Fremd- (s. Abb. 4) wie auf der Selbstbeurteilungsebene (s. Abb. 5) bleiben die Mittelwerte der Globalbeurteilung während der 6 Behandlungsmonate auf einem niederen Niveau, ohne signifikante Unterschiede zwischen beiden Gruppen. Auch die Biperiden-

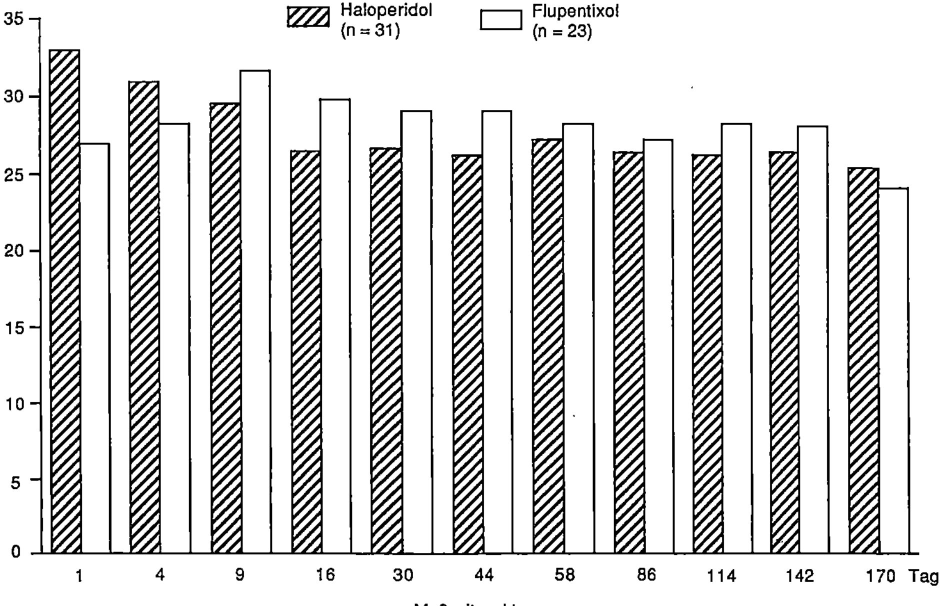

Abb. 1. BPRS-Gesamtscore

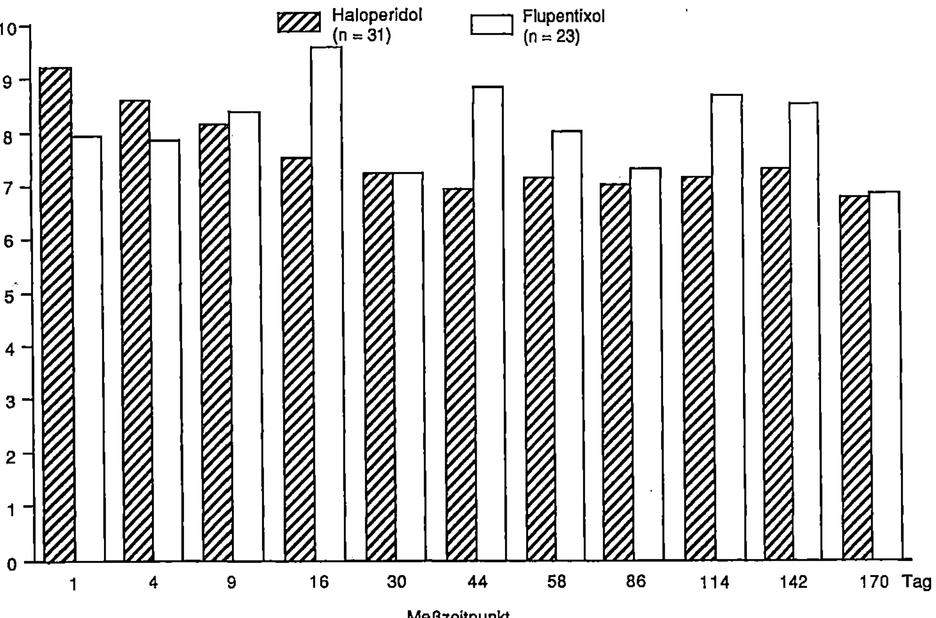

Abb. 2. BPRS-Faktor Anergie

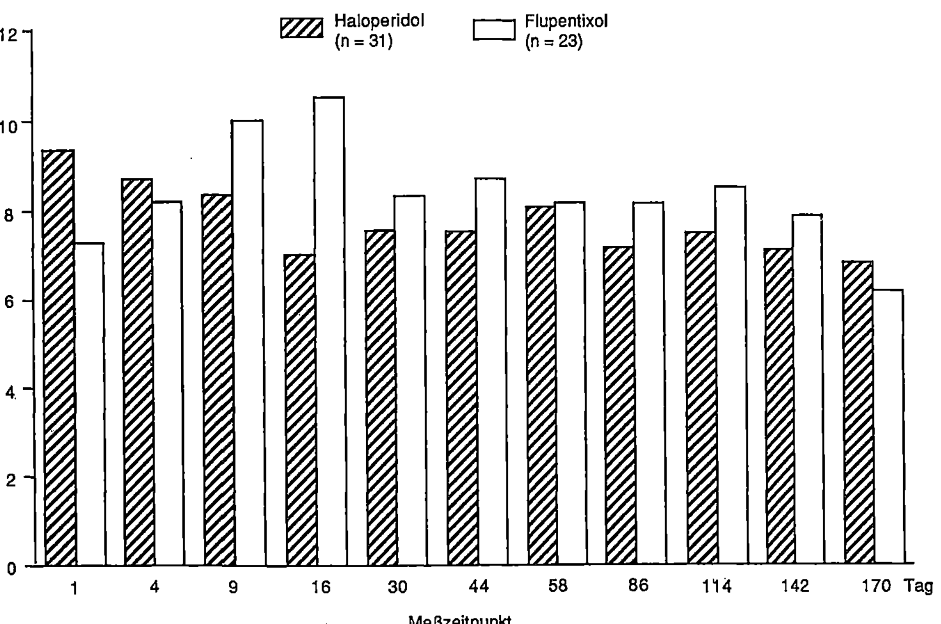

Abb. 3. BPRS-Faktor Angst/Depression

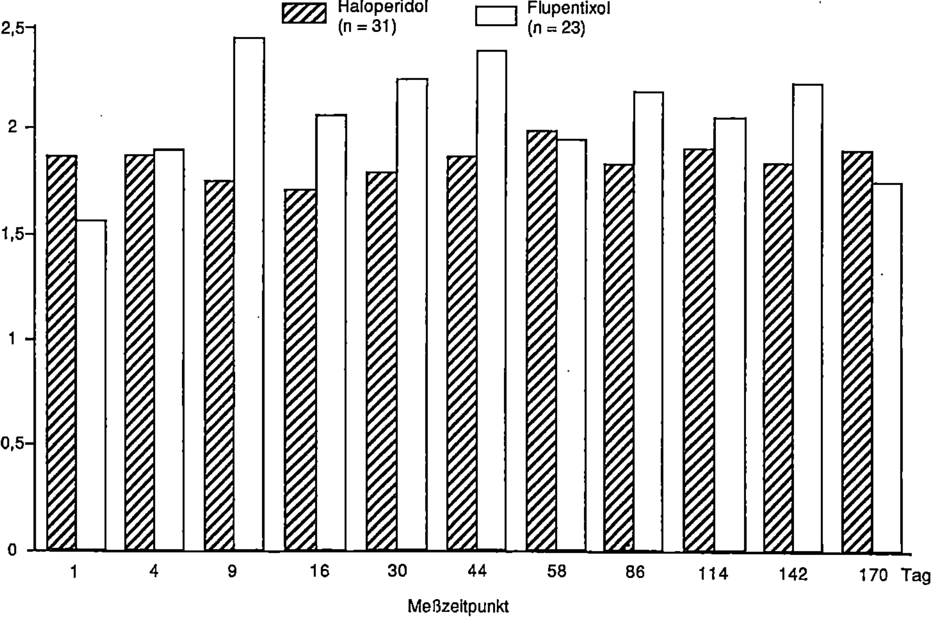

Abb. 4. Nebenwirkungen (DOTES)

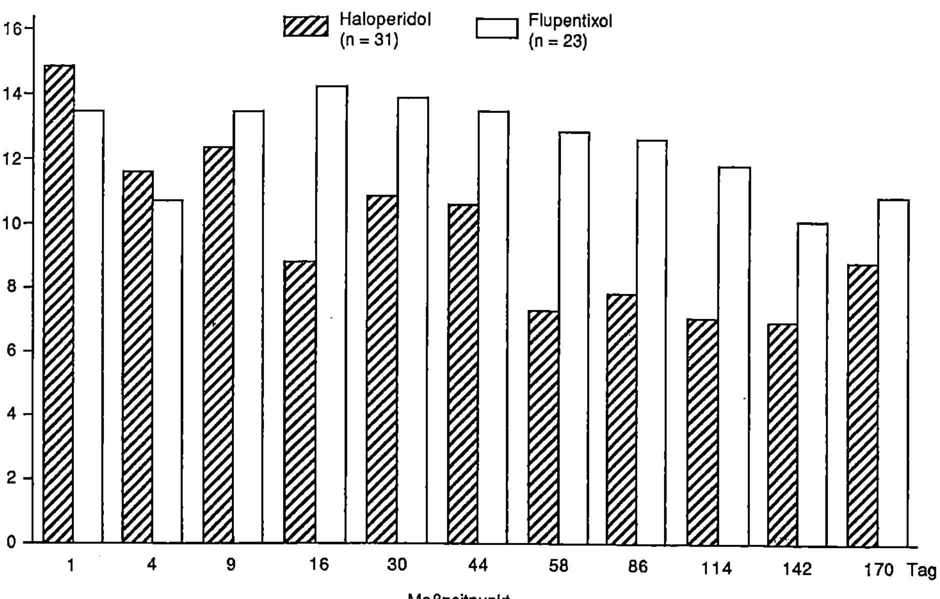

Abb. 5. Nebenwirkungen (Selbstbeurteilung)

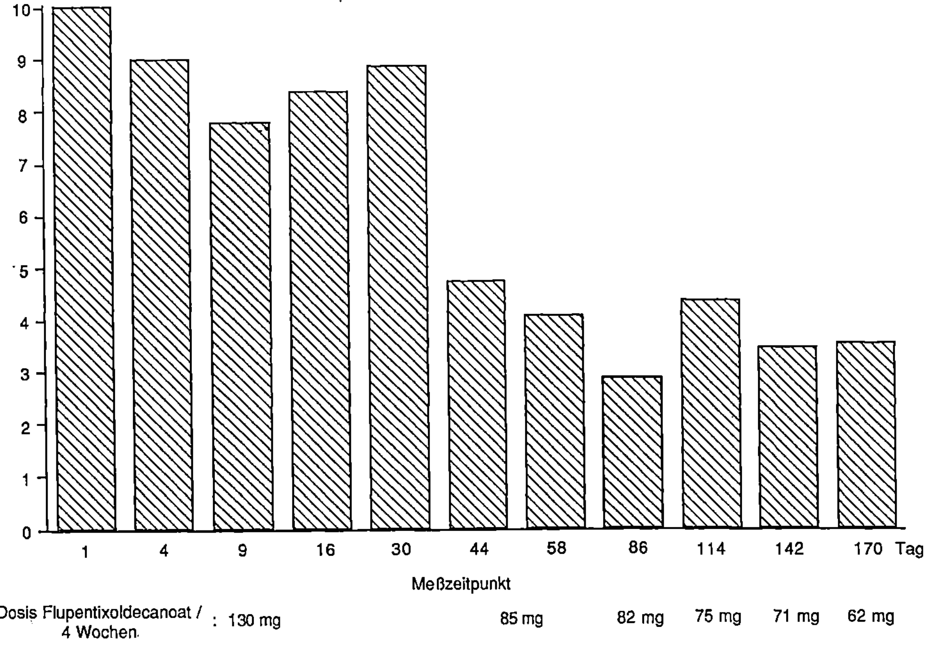

Abb. 6. Flupentixolserumspiegel (ng/ml ($n = 22$)

bedarfsmedikation wurde in beiden Gruppen etwa gleich häufig angesetzt (13 Wochen pro Patient in der Haloperidolgruppe vs. 16 Wochen in der Flupentixolgruppe).

Pharmakokinetik

Obwohl im Rahmen dieser klinischen Studie weniger Blutentnahmen durchgeführt werden konnten, als es für eine genaue Pharmakokinetik wünschenswert wäre, zeigen die in Abb. 6 dargestellten Flupentixolserumspiegelwerte doch eine kontinuierliche, stabile Wirkstofffreisetzung über das verlängerte 4wöchige Injektionsintervall. Die aufgrund der seltenen Bestimmungszeitpunkte nur im 1. Injektionsintervall bestimmbare Minimum-Maximum-Fluktuation ist erfreulich gering. Daß dies vermutlich auch für die Haloperidolserumspiegel gilt, belegen Ergebnisse einer früheren Studie mit vergleichbarem Design und ähnlichen Dosierungen (Kissling et al. 1985). Die entsprechenden Haloperidolserumspiegelwerte aus der hier dargestellten Studie liegen im Moment noch nicht vor.

Diskussion

Eine Zusammenfassung der Ergebnisse der ersten 6 Behandlungsmonate ergibt, daß beide Depotpräparate bezüglich Wirksamkeit und Nebenwirkungen vergleichbar gute Resultate zeigen. Bei entsprechender Dosierung ist auch bei Flupentixoldecanoat eine Ausdehnung des üblichen Injektionsintervalls auf 4 Wochen möglich. Der leichte Anstieg der Nebenwirkungsscores sowie der Anergie- und Depressionsscores in den ersten Injektionsintervallen der Flupentixolgruppe ist möglicherweise ein Hinweis darauf, daß die Dosierung in dieser Gruppe etwas zu hoch gewählt wurde. Ein Vergleich unserer Resultate mit der einzigen derzeit vorliegenden kontrollierten Vergleichsstudie zwischen beiden Depotpräparaten (Eberhard u. Hellbom 1986) ist wegen des unterschiedlichen Designs (Cross-over-Design) und vor allem wegen stark differierender Dosierungen kaum möglich. Angesichts der einleitend beschriebenen Rezidivlatenz können fundierte Aussagen zur rezidivprophylaktischen Effizienz anhand unserer Studie allerdings erst gemacht werden, wenn auch der weitere Krankheitsverlauf ausgewertet ist. Möglicherweise kann nach der Analyse dieser mehrjährigen Behandlungsverläufe die Frage nach Unterschieden im Wirkungsspektrum bzw. nach der optimalen Dosierung und dem geeigneten Injektionsintervall noch besser beantwortet werden.

Literatur

Eberhard G, Hellbom E (1986) Haloperidol decanoat and flupenthixol decanoate in schizophrenia. Acta Psychiatr Scand 74:255–262

Hogarty GE, McEvoy JP, Munet M et al. (1988) Dose of fluphenazine, familial expressed emotion, and outcome in schizophrenia. Arch Gen Psychiatry 45:797–805

Johnson DAW, Ludlow JM, Street K, Taylor RDW (1987) Double-blind comparison of half-dose and standard-dose flupenthixol decanoate in the maintenance treatment of stabilised out-patients with schizophrenia. Br J Psychiatry 151:634–638

Kane JM, Rifkin A, Quitkin F, Naya D, Ramos-Lorenzi J (1982) Fluphenazine versus placebo in patients with remitted, acute first episode schizophrenia. Arch Gen Psychiatry 39:70–73

Kapfhammer H-P, Rüther E (1988) Depot-Neuroleptika. Springer, Berlin Heidelberg New York Tokyo

Kissling W, Möller HJ, Walter K, Wittmann B, Krueger R, Trenk D (1985) Double-blind comparison of haloperidol decanoate and fluphenazine decanoate. Effectiveness, side-effects, dosage and serum levels during a six months' treatment for relapse prevention. Pharmacopsychiatry 18:240–245

Marder. SR, Putten R van, Mintz J, Lebell M, McKenzie J, Galtico G (1984) Maintenance therapy: New findings. In: Kane JM (ed) Drug maintenance strategies in schizophrenia. APA, Washington

Marder SR, Putten R van, Mintz J, Lebell M, McKenzie J, May PRA (1987) Low and conventional-dose maintenance therapy with fluphenazine decanoate. Arch Gen Psychiatry 44:518–522

Stauning JA, Kirk L, Jørgensen A (1979) Comparison of serum levels after intramuscular injections of 2% and 10% Cis(Z)-flupentixol decanoate in viscoleo to schizophrenic patients. Psychopharmacology 65:69–72

Diskussion

Tegeler

Die Dosierung von Haloperidoldecanoat differiert sehr stark von Studie zu Studie. In der Praxis wird Haloperidoldecanoat anfänglich oft in 14tägigem Abstand injiziert und erst später auf 4 Wochen umgestellt.

Kissling

Nach dem Absinken der Blutspiegel gegen Ende des 1. Intervalls gäbe es dafür eine gewisse Berechtigung. Wir wissen allerdings nicht, wie hoch der noch prophylaktisch wirksame Mindestserumspiegel sein muß. Wir können nicht sagen, ob diese Konzentration von 2 ng/ml am Ende des 1. Intervalls vielleicht doch noch ausreicht. Wir sind bisher gut damit gefahren, von Anfang an in 4wöchigen Intervallen zu injizieren, ohne Überlappung. Wir haben also die orale Medikation am Tag der 1. Depotinjektion abgesetzt.

Sieberns

Ich bezweifle, daß die geringste rezidivprophylaktisch wirksame Dosis von Haloperidoldecanoat bei 20 mg/4 Wochen liegt. Auch erscheint mir die Umrechnung nicht recht verständlich. Für die oralen Formen von Haloperidol und Flupentixol wird ein Äquivalenzverhältnis etwa von 1:1 zugrunde gelegt. Flupentixoldecanoat ist aber im Gegensatz zu Flupentixol oral kein Isomerengemisch, sondern enthält ausschließlich die neuroleptisch aktive cis-Form.

Im Rahmen einer Rezidivprophylaxe mag man bei entsprechender Dosierung eine Wirkungsdauer von 4 Wochen erreichen. Bei Ihren Patienten handelte es sich aber, wenn ich das richtig beurteile, um chronisch-produktive oder chronisch-rezidivierende Verläufe.

Kissling

Nein. Wir haben zwar aus verständlichen Gründen keinen Auslaßversuch gemacht, aber unser Klinikklientel besteht zu etwa 35% aus Ersterkrankten und überwiegend akuten Schizophrenien mit einer durchschnittlichen stationären oralen Behandlungszeit von rund 7 Wochen. Es sind also vorwiegend akute Verläufe. Wir sehen praktisch immer eine Vollremission unter oraler Behandlung. Ich betrachte daher diese Untersuchung doch als rezidivprophylaktische Studie. Wir haben die Behandlung auch wesentlich länger fortgeführt als die hier gezeigten ersten 6 Monate.

Sieberns

Wenn es so ist, dann ist die Dosierung allerdings zu hoch. Dann ist mir auch verständlich, daß sich zum Beispiel der Faktor Depressivität unter Flupentixol weniger günstig verhält. Die Wirkungsdauer wird nach heutiger Anschauung im wesentlichen durch das ölige Vehikel bestimmt. Wenn man ein und denselben Ester in Sesamöl und in Viscoleo löst, erhält man völlig andere Verläufe der Plasmakonzentrationen.

Die wenigen vergleichenden Untersuchungen mit Fluphenazindecanoat und Haloperidoldecanoat zeigen, daß Fluphenazindecanoat eine mindestens ebenso lange Wirkungsdauer besitzt wie Haloperidoldecanoat. Eine Untersuchung ergab sogar eine längere Wirkungsdauer [Chauinard et al., Double blind controlled clinical trial of haloperidoldecanoate and fluphenazindecanoate in the maintenance treatment of schizophrenia; Psychopharmacol Bull 20 (1984) 108–109]. Beim Haloperidoldecanoat spielt vielleicht eine Rolle, daß es ein tertiärer Alkohol ist. Man geht nämlich davon aus, daß die Esterspaltung bei einem tertiären Alkohol langsamer verläuft als bei einem primären Alkohol, allerdings auch unregelmäßiger.

Wir erfahren aus den Landeskrankenhäusern, die mit Haloperidol arbeiten, daß gewisse Schwierigkeiten bei der Umstellung bestehen, weil die Wirksamkeit von Haloperidol zumindestens bis zum Erreichen des Steady state weniger gut vorhersehbar ist. Manchmal setzt die Wirkung sehr schnell und intensiv ein, auch mit Nebenwirkungen, manchmal sieht man dagegen gar keinen Effekt.

Wenn dies also eine Untersuchung zur Rezidivprophylaxe war, dann halte ich die Dosierung von 100 mg Flupentixol für zu hoch. Auch die Dosierung von Haloperidoldecanoat erscheint mir unter dieser Voraussetzung zu hoch, wenn Sie davon ausgehen, daß 20 mg Haloperidoldecanoat die niedrigste wirksame Dosis zur Rezidivprophylaxe sind.

Kissling

Die genannte unterste noch rezidivprophylaktisch wirksame Dosis von 20 mg Haloperidoldecanoat entspricht einem rein klinischen Eindruck, der auf einer mehrjährigen Erfahrung mit 54 Patienten beruht. Dazu liegt keine kontrollierte Untersuchung vor. Bei fortlaufender Reduktion der Dosis war bis zu dieser Grenze von 20 mg Haloperidoldecanoat alle 4 Wochen kein Ansteigen der Rezidive zu erkennen. Allerdings haben wir die Daten noch nicht gruppenstatistisch ausgewertet. Glauben Sie, daß das 4wöchige Applikationsintervall für Haloperidoldecanoat zu lang ist?

Sieberns

Ja. Die bisher vorliegenden Untersuchungen sprechen dafür, daß es bei mittleren Dosen von 100 mg eher bei 3 als bei 4 Wochen liegt. Wenn man allerdings sehr hoch dosiert, reicht ein 4wöchiges Intervall wohl aus. Das genügt in vielen Fällen bei Flupentixoldecanoat auch, wenn Sie 100 mg und mehr geben.

Kissling

Die Freisetzungshalbwertszeit von Haloperidoldecanoat liegt bei 21 Tagen und ist damit etwa 1 Woche länger als die von Flupentixoldecanoat.

Sieberns

Ganz recht. Die Freisetzungshalbwertszeit von Flupentixoldecanoat liegt durchschnittlich bei 3–9 Tagen. Allerdings gibt es auch Ausreißer, beispielsweise wurde bei einem Patienten ein Wert von 113 Tagen festgestellt [A. Jørgensen et al., Psychopharmacology 77 (1982) 58–65].

Wiesel

Ich glaube, an Ihrer Studie ist das Flupentixol etwas benachteiligt, weil Sie für Haloperidol die individuell optimale Dosis titriert haben. Proteinbindung und freie Serumkonzentration sind aber bei Haloperidol und Flupentixol verschieden, und das beeinflußt natürlich Ihre Ergebnisse. Wie hoch waren denn die Plasmakonzentrationen bei den Drop-outs? Vielleicht läßt sich daraus etwas schließen.

Kissling

Die haben wir noch nicht analysiert.

Möller

Man kann die Zahl von 20 mg Haloperidoldecanoat als untere rezidivprophylaktisch wirksame Dosis nicht so in den Raum stellen. Für eine solche Aussage existiert keine ausreichend sichere Datenbasis.

Rüther

Nach meinem Verständnis handelt es sich in dieser Studie um Patienten, die akut zum ersten Mal krank oder exazerbiert sind. Im Grunde können wir also nicht von Prophylaxe sprechen, sondern es ist eine Behandlung. Da brauchen wir viel höhere Dosen. Die erwähnten minimal wirksamen Dosierungen gelten für Patienten, die lange Zeit stabil sind, bei denen wir eine Prophylaxe betreiben.

Dencker

Ein weiterer Faktor ist die Variation während des Intervalls im Steady state. Eine neue polnische Untersuchung besagt, daß Patienten mit geringeren Schwankungen während des Intervalls weniger Rezidive erleiden. Es ist daher sinnvoll, während des Intervalls im Steady state sowohl die Maximal- als auch die Minimalspiegel zu kontrollieren. Haben Sie das getan? Normalerweise schaut man nur nach den Minimalwerten.

Kissling

Auch wir haben nur die Minimalwerte bestimmt. Die Studie war allerdings auch keine spezielle pharmakokinetische Untersuchung. Wir können also nur im 1. Intervall etwas dazu sagen, sonst nicht.

Möller

Nach dem Verlauf der Plasmaspiegel von Flupentixol bin ich keineswegs sicher, ob wirklich schon ein Steady state erreicht ist. Dafür sprechen eigentlich nur 2 Meßwerte. Ansonsten ist die Varianz doch relativ hoch. Beispielsweise steigen am Tag 114 die Spiegel aus nicht ersichtlichem Grund noch einmal kräftig an. Vielleicht muß man die Plasmakonzentrationen zur Dosierung korrelieren, die ja nicht gleichbleibend war, sondern im Verlauf der Behandlung reduziert wurde.

Rüther

Ich bin erstaunt über die hohe Dosierung von Flupentixol. Ist das eine empfehlenswerte Anfangsdosierung?

Sieberns

Die Studie sollte primär Aufschluß darüber geben, ob beide Präparate, bei gleicher Dosierung über ein gleiches Injektionsintervall gegeben, vergleichbar wirksam sind. Es hat sich herausgestellt, daß man bei gleichen Dosierungen für Flupentixoldecanoat ebenso ein 4wöchiges Injektionsintervall wählen kann wie für Haloperidoldecanoat. Ob das immer sinnvoll ist, sei dahingestellt.

Rüther

Selbstverständlich lassen sich 4-Wochen-Intervalle erreichen, wenn man zu hoch dosiert. Aber dann sind die Plasmaspiegel wesentlich höher als eigentlich notwendig. Der Vorteil an der Kinetik von Flupentixol ist doch gerade, daß man relativ kurze Intervalle hat und niedrig dosieren kann.

Sieberns

Hier handelte es sich um Früheinstellungen auf Depotneuroleptika. Bei der Früheinstellung auf Flupentixoldecanoat wählt man im allgemeinen höhere Dosen von 40–80 mg. Wir hatten zunächst gleiche Dosierungen vorgeschlagen, weil wir davon ausgehen, daß Haloperidol und Flupentixol von der neuroleptischen Potenz her in etwa vergleichbar sind.

Kissling

Ich glaube nicht, daß wir mit der Dosierung so falsch liegen. Während der ersten Monate läßt sich bei solchen Patienten gar nicht so scharf trennen, ob es sich schon um Rezidivprophylaxe oder noch um Erhaltungstherapie nach früher Remission handelt.
Im Prinzip halte ich es nicht für irrational, 7 Wochen lang akut hochdosiert oral zu behandeln und bei eintretender Remission rasch auf ein Depot umzustellen, wobei man die ersten 4 oder 8 Wochen noch eine etwas höhere Dosis gibt, die auch gar nicht schlecht toleriert wird. Dann kann man die Dosierung allmählich

reduzieren, je weiter man in die Phase der Rezidivprophylaxe hineinkommt. Insofern lagen wir mit dieser Anfangsdosis eigentlich ganz gut, weil wir uns zu Beginn sozusagen noch halb in der Erhaltungstherapie befanden.

Im übrigen sehe ich die Frage der Dosierung als nicht so problematisch an. Im symptomsuppressiven Bereich ist die Situation relativ einfach: Die obere Grenze wird durch die Nebenwirkungen markiert, die untere durch das Wiederauftauchen der Symptome. Bei der Prophylaxe ist die Unsicherheit dagegen größer. Hier brauchen wir mehr Studien.

Gündel

Kommen wir bei niedriger Dosierung oder großem Intervall nicht bei manchen Patienten in relative Absetzphänomene hinein, die unter Umständen das spätere Auftreten von Spätdyskinesien begünstigen können?

Wenn ich Patienten Flupentixoldecanoat 4wöchentlich gebe, dann kommt es immer wieder vor, daß diese Patienten die ersten Tage nach der erneuten Injektion über Müdigkeit, Verspannung, leichte extrapyramidal-motorische Symptome klagen. Dies provoziert die Gabe von Anticholinergika, die man bei 3- oder 2wöchiger Gabe sparen könnte.

Sieberns

Das ist zutreffend. Zur Frage der Dosierung von Neuroleptika bestehen zahlreiche verschiedene Vorstellungen, und alle sind bisher wenig belegt, auch hinsichtlich der Niedrigdosierung von Depotneuroleptika.

Möller

Ein Problem rezidivprophylaktischer Studien besteht darin, daß man die Dosis eigentlich nicht titrieren kann. Man titriert allenfalls gegenüber den Nebenwirkungen. Die Reduktion der Dosis im Verlauf der Behandlung ist meist darauf zurückzuführen, daß die Patienten Nebenwirkungen zeigen, auf die man reagieren muß.

Dencker

Bei der Hochdosierung ist die Situation weniger kompliziert, weil diese Patienten therapierefraktär sind und wir etwas unternehmen müssen. Wir haben allerdings zeigen können, daß die Steady-state-Plasmaspiegel bei diesen Patienten erheblich variieren.

Beim sog. „normalen" Patienten könnte man so vorgehen, daß man eine Zeitlang die Plasmaspiegel verfolgt und feststellt, ob sie steigen oder fallen. Dazu muß man vergleichen, wie sich die Symptome entwickeln, ob sie besser oder schlechter werden. Auf diese Weise könnte man den individuell richtigen Plasmaspiegel herausfinden.

Ambulanter Umgang mit Depotneuroleptika

R. Liesenfeld

Das Thema bezieht sich auf den Einsatz der Depotneuroleptika in der Praxis des niedergelassenen Nervenarztes. Dabei beschränkt sich der Beitrag auf die antipsychotische Potenz dieser Stoffe. Das Problem der niedrigdosierten Anwendung, dem ja gerade in der Praxis des niedergelassenen Arztes viel Bedeutung beikommt, soll hier nicht besprochen werden, da dieser Bereich an anderer Stelle noch zur Sprache kommt.

Grundsätzlich muß man davon ausgehen, daß die meisten Patienten mit Psychosen in der Regel im Anschluß an eine stationäre Behandlung zum niedergelassenen Nervenarzt kommen. Er bestimmt demnach nicht Art und Menge des Depotneuroleptikums. Im Gegenteil: Der Patient ist meist eingestellt und muß nun weiterbehandelt werden. Gewöhnlich setzt also der niedergelassene Nervenarzt diejenige Therapie fort, die in der Klinik ausgesucht und eingeleitet worden ist.

Es entsteht demnach folgende Situation: Das Depotneuroleptikum ist nicht vom niedergelassenen Nervenarzt ausgesucht worden. Er muß also einen Stoff verabreichen, den er oft gar nicht so gut kennt oder den er gewöhnlich nicht bevorzugt. Es ist dann schwierig, den Patienten von der Notwendigkeit der regelmäßigen Injektionen zu überzeugen, da sowohl für den Arzt als auch für den Patienten das Mittel neu ist. Sicher kann der Arzt das Neuroleptikum wechseln. Aber er muß berücksichtigen, daß der von der Klinik empfohlene Stoff mit gutem Grund und nach reiflicher Überlegung eingesetzt worden ist.

Die Abstände zwischen den einzelnen Injektionen bestimmen grundsätzlich auch den Abstand zwischen den notwendigen Konsultationsterminen. Dabei verläuft die Behandlung in einer großen Praxis günstiger, wenn mindestens 14 Tage Abstand zwischen den einzelnen Spritzen liegt. Bei häufigerem Aufsuchen der Praxis würde sich der Andrang von Patienten nur noch vermehren, was der Behandlungsatmosphäre natürlich schaden würde. Dies gilt vorwiegend für große Praxen mit vielen Patienten. Es besteht nämlich die Gefahr, daß der Patient bei seinen häufigen Praxisbesuchen den Arzt überhaupt nicht mehr zu Gesicht bekommt. Dadurch können auch keine Dosisänderungen mehr besprochen werden. Insofern sind Depotneuroleptika mit einer Wirkdauer von 14 Tagen für den ambulanten Bereich besonders günstig.

Viele Psychosepatienten, die bereits auf ein Depotneuroleptikum eingestellt sind und denen dieses auch regelmäßig injiziert wird, bekommen den behandelnden Arzt ebenfalls überhaupt nicht zu Gesicht. So geht jegliche Compliance auf Dauer verloren und das Auftreten von Rezidiven wird dadurch provoziert.

Es gibt allerdings einen anderen, recht traurigen Anlaß, der eigenartigerweise die Zusammenarbeit zwischen Arzt und Patient, besonders die Kooperationsbe-

reitschaft des Patienten, verbessert. Das sind diejenigen Situationen, wo Absetz-
versuche oder Dosisreduktionen scheitern. Der erneute Rückfall in eine akute
Psychose kann bekanntlich auch bei korrektem Therapieverlauf auftreten. Es
stellt sich dann enttäuschenderweise heraus, daß das Depotneuroleptikum doch
zu früh abgesetzt wurde. Diese Situation entsteht oft dann, wenn der Arzt dem
Patienten zuliebe relativ zeitig die Injektionsbehandlung beendet, zum Beispiel
1–2 Jahre nach der Erstmanifestation einer akuten Psychose mit gutem Verlauf.
Wenn in einem derartigen Fall die Exazerbation der Psychose abgefangen werden kann, eventuell sogar durch eine erneute stationäre Behandlung, ist der Patient meist eher bereit, die dann notwendige Therapie mit Depotneuroleptika
über längere Zeit fortzusetzen. Auch hier spielt das Vertrauensverhältnis zwischen Arzt und Patient eine entscheidende Rolle.

Fallbeispiel

Eine etwa 45jährige Patientin ließ sich in einer schweren manischen Phase ausnahmsweise überreden, sich 150 mg Haloperidoldecanoat (3 ml) injizieren zu lassen. Danach war sie aber wegen
fehlender Krankheitseinsicht nicht mehr bereit, weiter in Behandlung zu bleiben. Der Hausarzt,
zu dem die Patientin glücklicherweise noch Vertrauen hatte, konnte die Patientin zu weiteren Injektionen von Haloperidoldecanoat überreden, indem er ihr die Injektion als Aufbaumittel
schmackhaft machte. In der Folgezeit bekam die Patientin 4 Wochen lang wöchentlich 150 mg
Haloperidoldecanoat vom Hausarzt injiziert. Diese Dosis hatte in jeder Beziehung eine deutliche
Bremswirkung auf die Patientin. Es kam aber zu keinen extrapyramidal-motorischen Störungen,
lediglich zu einer leichten allgemeinen Hypokinese. Nach der Remission (etwa nach 3 Monaten)
entwickelte die Patientin unter leicht depressiven Zeichen eine gute Kooperationsbereitschaft, so
daß die Injektionen jetzt in Abständen von 4 Wochen weitergeführt werden konnten. Heute
steht die Patientin unter Lithium. Sie arbeitet jetzt gut in der Therapie mit und würde jederzeit
den Einsatz eines Depotneuroleptikums akzeptieren, wenn sich Zeichen einer Verschlechterung
einstellen sollten.

Gerade nach schweren akuten Krankheitsbildern kommt der Patientenführ-
rung durch den weiterbehandelnden Nervenarzt große Bedeutung zu. Von seiner
Überzeugungskraft und seinen Argumenten hängt es letzten Endes ab, ob der Patient sich weiter behandeln läßt und wie weit er etwaige Nebenwirkungen toleriert.
Wenn zum Beispiel extrapyramidale Nebenwirkungen sehr stark vorherr-
schen, muß der Nervenarzt entscheiden, ob das Krankheitsbild es zuläßt, die Dosis des Depotneuroleptikums zu reduzieren. Andernfalls wird der Arzt empfehlen, ein Anticholinergikum zusätzlich einzusetzen oder das eingenommene Anticholinergikum zu erhöhen.
Es scheint kein Zweifel darüber zu bestehen, daß der Verlauf einer Psychoseb-
handlung wesentlich günstiger aussieht, wenn der Patient mit den Vorstellungen
des Arztes übereinstimmt. Das bedeutet aber auch, daß der Nervenarzt seinem
Patienten genaue Informationen über Bedeutung, Wirkung und Nebenwirkungen des Depotneuroleptikums geben muß.
Während einer derartigen Behandlung, meist etwa nach 2–3 Monaten, wird bei
günstigem Krankheitsverlauf eine Veränderung in der Therapie vorgenommen.
War die Dosis des Depotneuroleptikums bisher noch hoch, so wird die Injek-
tionsmenge jetzt schrittweise reduziert. Wurde der Patient schon mit einer Erhal-

tungsdosis aus der Klinik entlassen, so werden die Intervalle zwischen den einzelnen Injektionen jetzt vergrößert. Gerade dieser Schritt der Erweiterung der Injektionsintervalle hat auf den Patienten meist einen sehr günstigen Einfluß. Er spürt es quasi am eigenen Leibe, daß sich sein Zustand gebessert hat: Die Injektionen erfolgen nämlich seltener.

Der Patient wird durch diese Erlebnisse ermutigt, alles zu tun, was zu seiner weiteren Stabilisierung beiträgt, und zwar im Hinblick auf eine baldige Beendigung der Therapie. Allerdings haben ambulante Verlaufskontrollen bekanntlich ergeben, daß die Therapie mit Depotneuroleptika über Jahre verlaufen muß und nicht über Monate.

Besonders problematisch sind die Verlaufsformen mit Therapieresistenz oder mit Verschlimmerung der Symptomatik. Hier machen nicht nur die starken Krankheitssymptome Schwierigkeiten, sondern auch die zunehmende Abwehrhaltung des Patienten und seine Uneinsichtigkeit, besonders hinsichtlich der weiteren Behandlung. In derartigen Fällen besteht oft nur noch die Möglichkeit, die Dosis des Depotneuroleptikums ohne Wissen des Patienten zu erhöhen, in der Hoffnung, daß die psychotischen Störungen zurückgehen und der Patient wieder einsichtiger und damit kooperationsbereiter wird.

Aus praktischer Erfahrung ist zu empfehlen, alle unter Depotneuroleptika stehenden Patienten auf Kalenderlisten zu registrieren, in die jedesmal die injizierte Menge des Medikamentes eingetragen wird. Dann fällt es sofort auf, wenn ein Patient wegbleibt. In derartigen Fällen, die glücklicherweise selten vorkommen, hat sich für die ambulante Praxis ein kurzes Anschreiben an den Patienten bewährt, in welchem er besonders freundlich auf die Wichtigkeit der Behandlungskontinuität hingewiesen wird. Gleichzeitig wird er gebeten, sich auf jeden Fall wieder zu melden.

Wenn die akute Phase abgeklungen ist, bleibt eine Erhaltungsdosis des Depotneuroleptikums bestehen. Im ambulanten Bereich haben sich dabei folgende Dosierungen bewährt: Fluspirilen 2–4 mg alle 8 Tage; Flupentixoldecanoat 20 mg alle 14 Tage; Fluphenazindecanoat 25 mg alle 3 Wochen; Haloperidoldecanoat 50 mg alle 4 Wochen. Dies sind Erfahrungen aus dem Bereich der ambulanten Versorgung durch Nervenärzte.

Als Rezidivprophylaxe nach längerer kontinuierlicher Therapie kommt der niedergelassene Nervenarzt sogar mit niedrigeren Dosen aus, zum Beispiel mit 10 mg Flupentixoldecanoat oder 12,5 mg Fluphenazindecanoat, dabei noch in größeren Intervallen injiziert.

Es gibt aber noch einen anderen Bereich, in dem der niedergelassene Nervenarzt Depotneuroleptika einsetzt. Es handelt sich dabei um eine relativ problematische Sache, die aber aus der Not der Praxis geboren wurde: Gemeint ist der primäre Einsatz von Depotneuroleptika zu Beginn einer akuten Psychose. Eigentlich widerspricht dieses Vorgehen dem Sinn einer Depotbehandlung. Sie soll ja im Grunde genommen einen Effekt aufrechterhalten, der mit kurz und intensiv wirkenden Neuroleptika aufgebaut wurde. Es geht vielen niedergelassenen Nervenärzten aber darum, einen akut psychotischen oder manischen Patienten *sicher* und dann noch für *längere* Zeit mit einem wirksamen Mittel zu versorgen. Es soll vermieden werden, daß Tag für Tag neue Diskussionen über bestimmte Dosierungen oder über die Einnahme überhaupt aufkommen. Mit einem Depotneuro-

leptikum läßt sich dies erreichen. Es bedarf für die nächsten 8–14 Tage keiner
Überredungskünste, um den Patienten zur Einnahme bestimmter Medikamente
zu bringen. Dosisanpassungen können dann nach knapp 1 Woche bei Wiederbe-
stellung des Patienten durch eine erneute Injektion erreicht werden – sicher kein
leichtes Unterfangen! Die Berechnung der Gesamtdosis wird nämlich sehr
schwierig, aber der Arzt hat dafür einen Sicherheitsfaktor eingebaut, der die weitere ambulante Behandlung überhaupt erst möglich macht. Dies gilt natürlich in
überwiegendem Maße für unzuverlässige oder uneinsichtige Patienten.

Im Gespräch mit niedergelassenen Nervenärzten stellte sich heraus, daß diese
Methode gar nicht selten angewendet wird. Alle Ärzte sind sich aber einig darin,
daß man in bestimmten Fällen die Probleme einer sofortigen Therapie mit Depotneuroleptika zugunsten einer problemlosen Führung des Patienten in Kauf
nimmt. Wenn es gelingt, den Patienten wenigstens zu einer *einzigen* Injektion zu
überreden, dann ist die Möglichkeit einer ambulanten Weiterbehandlung aus-
sichtsreicher.

Bei akuten Psychosen mit Aggressivität, Unruhe und Agitation haben sich
Fluphenazin und Haloperidol in höherer Dosis bewährt. In akuten Fällen mit
Ängstlichkeit und anderen emotionalen Begleiterscheinungen hat sich Flupentixol besser bewährt. Man kann davon ausgehen, daß nach der ersten Injektion eines Depotneuroleptikums eine (wenn auch geringe) therapeutische Wirkung eintritt, die alle weiteren Schritte leichter macht, auch wenn zum Beispiel auf eine
orale Therapie umgestellt werden muß.

Es läßt sich leicht ausrechnen, daß die Einhaltung einer gleichbleibenden
Wirkdosis schwierig wird, wenn zum Beispiel schon 1 Woche nach der ersten Depotinjektion von Haloperidol erneut ein Depot gespritzt wird. Wer weiß dann
noch, *wieviel wann* wirkt? Wer hat dann noch etwaige Blutbildveränderungen im
Griff?

Aber wer will es dem niedergelassenen Nervenarzt verdenken, wenn es ihm
darum geht, einen Sicherheitsfaktor in die Therapie einzubauen, der die weiteren
therapeutischen Schritte möglicherweise erleichtert, besonders bei unzuverlässi-
gen Patienten?

In der Praxis des Nervenarztes muß innerhalb von wenigen Minuten eine Entscheidung getroffen werden, die auf Dauer Stabilität in den therapeutischen Vor-
gang bringt. Auch muß die Behandlung für den meist uneinsichtigen Patienten
akzeptabel sein. Letzten Endes geht es auch darum, den Angehörigen zu helfen,
die ja den Patienten wieder mit nach Hause nehmen und sich weiter um ihn küm-
mern wollen. Ist erst einmal eine für alle Seiten zufriedenstellende Therapie aufgebaut, dann entwickeln sich die so behandelten Menschen zu den dankbarsten
Patienten, die man sich vorstellen kann.

Diskussion

Kissling

Ich glaube, die Non-Compliance bei oraler Medikation liegt sogar noch deutlich höher als 50%, gerade bei den akut psychotischen Patienten. In diesem Fall bestehen gute Gründe für die Verwendung eines Depotneuroleptikums.

Wie hoch ist nach Ihren Erfahrungen der Prozentsatz gravierender Nebenwirkungen wie etwa langanhaltender maligner EPMS-Symptome? Könnte man nicht unter ambulanten Behandlungsbedingungen eine orale Testdosis geben, um das Nebenwirkungsrisiko besser einschätzen zu können?

Liesenfeld

Nebenwirkungen treten relativ selten auf. Das liegt aber nicht zuletzt auch daran, daß im ambulanten Bereich aus Vorsicht und Unsicherheit ziemlich niedrig dosiert wird. Das hat andererseits natürlich den Nachteil, daß die Psychose oft nicht schnell genug beseitigt wird.

Eine Testdosis halte ich unter ambulanten Bedingungen nicht für praktikabel. Der akut psychotische Patient ist meist uneinsichtig und läßt sich nicht gerne behandeln. Wenn er sich doch von seinen Angehörigen hat überreden lassen und zum Nervenarzt geht, dann nutze ich diese Chance und gebe ihm ein möglichst langwirkendes Depotneuroleptikum, damit er wenigstens eine Zeitlang versorgt ist. Ich würde es nicht wagen, mit einer Testdosis anzufangen, deren Wirkung am nächsten Tag noch einmal überprüft werden muß. Man kann keineswegs sicher sein, daß der Patient am nächsten Tag wiederkommt.

Tegeler

Ich stimme Ihnen einerseits zu, daß man bei manchen Patienten auch eine Akutbehandlung mit Depotneuroleptika durchführen muß. Das machen wir in der Klinik teilweise auch. Andererseits erleben wir aber auch Patienten, die ein- oder zweimal bei einem niedergelassenen Kollegen waren, Haloperidoldecanoat erhalten haben und sich dann wenige Tage später mit teilweise erheblichen Begleitwirkungen in der Klinik einfinden. Wir haben dann oft erhebliche Schwierigkeiten, die Behandlung fortzuführen. Aus diesem Grunde möchte ich zumindest vor dem Gebrauch von langwirksamen Depotneuroleptika in der Praxis warnen.

Liesenfeld

Ich halte in der ambulanten Praxis auch Depotneuroleptika für vorteilhafter, die Intervalle von etwa 14 Tagen verlangen. Es hat sich bewährt, Patienten spätestens nach 14 Tagen wiederzubestellen. Deshalb eignet sich Flupentixol als Depot besonders gut, auch wegen seines emotional stabilisierenden Effekts.

Sieberns

Die Früheinstellung auf Depotneuroleptika wird zunehmend häufiger prakti-
ziert. In der Klinik begründet man es damit, daß die Verweildauer der Patienten
kürzer ist. Das bringt aber auch Komplikationen mit sich, weil die Patienten relativ früh entlassen werden und die weitere Einstellung in der Praxis erfolgen muß.
Als weiteren Grund für die Früheinstellung wird angeführt, daß die Compliance
der Patienten verbessert wird, wenn sie sehr früh ein Depotneuroleptikum bekommen und miterleben, wie eine Besserung ihres Zustandes unter dem Depotneuroleptikum erfolgt.

In diesem Zusammenhang wird immer wieder die Frage diskutiert, ob es bei
der Dosisfindung sinnvoller ist, die Dosis oder das Dosierungsintervall zu variieren. Nicht wenige Autoren sind der Ansicht, es sei für den Patienten schonender,
die Dosis beizubehalten und das Intervall zu korrigieren.

König

Zu den angesprochenen Problemfällen kann ich aus unserer Erfahrung anfügen,
daß gerade im Ambulanzbereich, was die Dauer und die Akuität der Situation
anlangt, mit Zuclopenthixolacetat ein sehr sinnvoller und günstiger Mittelweg
gegangen werden kann. Die relativ kurze Wirkungsdauer ermöglicht ein rasches
Wiedereinbestellen und eine relativ flexible Anpassung der Dosis an die klinischen Erfordernisse.

Rüther

Herr Liesenfeld erwähnte den Begriff „Sicherheitsfaktor". Ich glaube, beim Nervenarzt geht es dabei im Vergleich zum Allgemeinpraktiker mehr um die therapeutisch erwünschte Wirkung, um die zuverlässige Besserung der psychopathologischen Symptomatik. Beim Allgemeinpraktiker stehen dagegen die unerwünschten Wirkungen im Vordergrund, die er möglichst vermeiden möchte, weil sie bei
seiner Therapie viel weniger akzeptiert werden als beim Facharzt.

Ich plädiere nicht dafür, in der ambulanten Praxis möglichst frühzeitig ein Depotpräparat zu geben. In den letzten Jahren sehen wir nämlich in der Klinik leider zunehmend Patienten, die wir nur sehr schwierig diagnostizieren können, weil
sie depotneuroleptisch anbehandelt sind und die Symptomatik dadurch ver-
wischt ist. Wir sollten aus diesem Grunde zurückhaltender mit Depotinjektionen
umgehen, selbst wenn wir dadurch die erwähnten Nachteile in Kauf nehmen
müssen.

Gerhardt

Ich würde niemals zu einem Depotneuroleptikum greifen, bevor die Diagnose
einwandfrei geklärt ist.

Liesenfeld

Bei akuten Psychosen, wo wir von vorneherein absehen können, daß eine stationäre Behandlung erforderlich wird, spritze ich kein Neuroleptikum, sondern stelle den Patienten mit Diazepam i. v. ruhig und lasse ihn ins Krankenhaus transportieren. Auf diese Weise läßt sich der geschilderte Mißstand für den Kliniker
vermeiden.

Gündel

Herr Gerhardt, bezieht sich Ihre Aussage allgemein auf den Umgang mit Depotneuroleptika, oder bezieht sie sich nur auf den Einsatz von Depotneuroleptika
bei Psychotikern?

Gerhardt

Meine Bemerkung galt dem Einsatz von Depotneuroleptika bei Psychotikern.

Möller

Wir sollten bei allen Vorbehalten gegen manche Verfahrensweisen in der niedergelassenen Praxis berücksichtigen, daß das dortige Tätigkeitsfeld mit der Kliniksituation nicht vergleichbar ist. Manchmal muß man in der Praxis mit ganz anderen „Tricks" arbeiten, um überhaupt eine suffiziente Behandlung durchführen zu
können. Mit den Möglichkeiten der Klinik hat man den Patienten ganz anders
unter Kontrolle.

Danielczyk

In der Praxis hat man oft gar keine Alternative zum Depotneuroleptikum. Der
Patient kommt ja mit einer akuten Psychose, und er lehnt eine medikamentöse
Behandlung zunächst einmal ab. Nach gutem Zureden akzeptiert er aber oft eine
Injektion, und danach ist er viel kooperativer.

Kinzler

Wir sprechen zuviel über, wir müssen mehr *mit* unseren Patienten reden, ihnen
ihre Erkrankungen verständlich machen. So nehmen wir ihnen Ängste, schaffen
eine Vertrauensbasis und gewinnen sie zur Mitarbeit. Es gilt, die psychischen
Krankheiten zu entdämonisieren und Hilfen zu geben, mit denen sich unsere Patienten selbst einen Ausweg aus ihrer Situation erarbeiten können.

Zusammenfassung

H.-J. MÖLLER

Einer der wichtigen Punkte, die wir bisher diskutiert haben, war die Langzeitversorgung schizophrener Patienten. Es bestand einhellige Übereinstimmung, daß bei diesen Patienten eine Langzeitbehandlung mit Neuroleptika sowohl unter rezidivprophylaktischen wie auch unter symptomsuppressiven Aspekten notwendig ist. Aber es wurde auch sehr deutlich, daß keine pauschalen Regulierungen getroffen werden dürfen, sondern daß eine individuelle Differenzierung nach Nutzen- und Risikoaspekten notwendig ist.

Wie der Vortrag von J. Tegeler zeigte, gibt es leider keine verläßlichen Prädiktoren, die im Einzelfall wesentlich weiterhelfen. Nachdrücklich ist darauf hinzuweisen, daß wir die Problematik der Nebenwirkungen nicht bagatellisierend beiseite schieben dürfen. Für eine ernsthafte Kooperation mit unseren Patienten ist es wichtig, das mit einer Neuroleptikatherapie möglicherweise verbundene subjektive Leid ernst zu nehmen. Dabei denke ich nicht nur an schwere extrapyramidale Symptome, sondern auch an leichtere Begleitwirkungen. Vor diesem Hintergrund werden Alternativstrategien wie Niedrigdosierung, Frühintervention und Krisenintervention bedenkenswert.

Wir sollten solchen Alternativstrategien jedoch kritisch gegenüberstehen, weil alle diesbezüglichen Studien an hochselektierten Patienten durchgeführt worden sind. Beispielsweise wurden in der ANI-Studie von den ursprünglich einbezogenen Patienten letztlich nur 10% ausgewählt. Hinzu kommt, daß die Stichproben zum Teil zu klein sind, um Wirkunterschiede statistisch signifikant herausarbeiten zu können. Hier kommt das Problem des Beta-Fehlers zum Tragen.

Man kann die Resultate dieser Untersuchungen daher nicht ohne weiteres auf die klinische Praxis übertragen. Diesen Aspekt muß man bei der Interpretation der Daten berücksichtigen. Alternativstrategien sind meines Erachtens bisher keineswegs als gleichwertig oder als Ersatz für unsere bisherigen Routinebehandlungsmaßnahmen zu verstehen. Sie sind vielmehr nur unter ganz bestimmten Umständen indiziert, zum Beispiel dann, wenn aus Gründen von Nebenwirkungen oder einer schlechten Compliance eine klassische Therapie nicht möglich ist.

Bei der Akutbehandlung schizophrener Psychosen – auch die Manien wurden dabei gestreift – haben wir uns nach einer längeren Diskussion doch zu einem prinzipiellen Votum für eine Monotherapie mit Neuroleptika durchgerungen, um wegen des Risikos unvorhersehbarer oder unbekannter Interaktionsphänomene nicht eine irrationale Pharmakotherapie zu betreiben. Dabei denke ich nicht nur an akute pharmakokinetische Interaktionen, sondern auch an langfristig induzierte Veränderungen der Rezeptoren, über die wir erst sehr wenig wissen. Dennoch gibt es natürlich auch sinnvolle Kombinationen, wie zum Beispiel die zusätzliche Gabe eines sedierenden Neuroleptikums bei einer im wesentlichen mit hochpotenten Neuroleptika durchgeführten Behandlung hocherregter schizophrener oder manischer Patienten.

Unter den Gesichtspunkten der Wirksamkeit und Verträglichkeit wurde die Bedeutung von Zuclopenthixol, dem cis-Isomer von Clopenthixol, in der Akut- und Langzeitbehandlung schizophrener und sonstiger erregter Psychosen deutlich. Vor allem das 2–3 Tage lang wirkende, in Deutschland noch nicht zugelassene Zuclopenthixolacetat könnte sich als eine besonders praktikable Lösung für das frühe Management akuter Psychosen erweisen.

Im allgemeinen differenzieren wir Neuroleptika recht grob und im wesentlichen nebenwirkungsbezogen. Ein wenig schimmert dabei die Auffassung durch, im Grunde seien alle Neuroleptika gleich. In mehreren Vorträgen wurde aber deutlich, daß diese Sichtweise zu einfach ist. Sie entspringt wohl den enttäuschenden Resultaten zahlreicher Kontrollgruppenstudien, die aber möglicherweise eher durch methodische Probleme erklärbar sind. Der bunten Fülle klinischer Alltagsrealität wird diese Einstellung offenbar nicht gerecht.

Es sollte also unser Anliegen sein, beispielsweise die von D. Bobon propagierten Lütticher Sternprofile mit einem verfeinerten empirischen Gehalt zu füllen und unsere klinische Methodik so zu verbessern, daß die biochemisch so unterschiedlichen Wirkprofile der einzelnen Substanzen sich auch klinisch verdeutlichen lassen.

Der besonders informative Kurzvortrag von S. Sieberns hat gezeigt, daß eine Reihe von relevanten pharmakokinetischen Besonderheiten der einzelnen Depotpräparationen zu beachten ist. Eine simplifizierende Gleichsetzung der verschiedenen Substanzen ist sicher auch unter diesem Gesichtspunkt als fragwürdig anzusehen.

Die letzten Vorträge haben gezeigt, daß wir unter der Rubrik Neuroleptikatherapie nicht nur die Schizophrenien und die Manien ins Blickfeld rücken sollten. Das Indikationsgebiet für diese Substanzgruppe hat sich inzwischen erheblich erweitert. Relativ neu und zunehmend aktueller ist die Anwendung von Neuroleptika im Bereich der psychosomatischen und der neurotischen Störungen. Wir werden auf dieses Thema noch in einer eigenen Sitzung eingehen.

Wiederholt wurden die besonderen Probleme der Anwendung von Neuroleptika in der Gerontopsychiatrie angesprochen. Hier bestehen zum Teil ganz besondere Bedingungen, die völlig andere Behandlungsstrategien erfordern. Da die Gerontopsychiatrie zunehmende Bedeutung erlangt, ist es unerläßlich, Neuroleptika in diesem Bereich besser zu evaluieren. Insbesondere ist es notwendig, verbindliche methodische Standards festzulegen, um auch auf diesem Gebiet zu einer rationalen Psychopharmakotherapie zu kommen.

Teil III

Niedrigdosierte Anwendung von Neuroleptika bei nichtpsychotischen Erkrankungen

Einleitung

E. Rüther

Nachdem wir zu Beginn überwiegend wissenschaftliche Aspekte diskutiert haben, soll der Ausklang betont praxisorientiert sein. Wir wollen die verbleibenden 3 Vorträge erst hören und dann gemeinsam diskutieren.

Wir müssen uns mit der Tatsache auseinandersetzen, daß die niedrigdosierte Anwendung von Neuroleptika bei nichtpsychotischen Erkrankungen in der Praxis gang und gäbe ist, obwohl sie wissenschaftlich kaum untermauert ist. Wir werden daher dieses Thema empirisch angehen und Praktiker von ihren Erfahrungen berichten lassen. Wir sollten den Einsatz von Neuroleptika bei diesen Indikationen nicht a priori ablehnen, denn er bietet auch viele bedenkenswerte Aspekte. Mein Appell richtet sich daher gleichermaßen an Wissenschaftler und Praktiker, sich intensiv mit der Erforschung dieses Gebietes zu befassen. Das Wohl unserer Patienten sollte uns diese Mühe wert sein.

Multizentrische Doppelblindstudie zur Wirksamkeit und Verträglichkeit von Flupentixol im Vergleich zu Diazepam bei Patienten mit psychosomatischen Erkrankungen

L. FALHOF

Einleitung

Einer dänischen Untersuchung zufolge (Fyn u. Sjaelland 1982), die bei 23 praktischen Ärzten durchgeführt wurde, kommen durchschnittlich 18,7% der Patienten wegen psychosomatischer Symptome in die Sprechstunde. Die am häufigsten genannten Symptome waren:

- Muskel- und Gelenkbeschwerden   27%,
- Magen-Darm-Beschwerden   20%,
- Herzbeschwerden   17%.

Bei einigen der Patienten lagen 2, vereinzelt auch alle 3 dieser Symptomenkomplexe vor. Die bei den verschiedenen Symptomkonstellationen durchgeführten diagnostischen und therapeutischen Maßnahmen gehen aus Abb. 1 hervor.

Diese Untersuchung erlaubt die Schlußfolgerung, daß Patienten mit psychosomatischen Beschwerden häufig

1. in die allgemeinärztliche Praxis kommen,
2. in Dauerbehandlung stehen,
3. lange Zeit erkrankt sind,
4. Rückfälle erleiden.

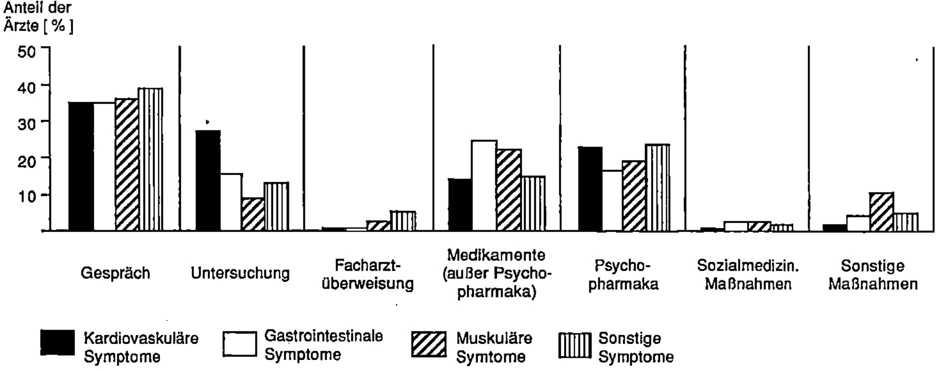

Abb. 1. Verteilung der ärztlichen Maßnahmen bei den verschiedenen somatischen Symptomen. (Nach Fyn u. Sjaelland 1982)

Ausgehend von diesen Resultaten wollten wir durch eine multizentrische Untersuchung die Frage klären, ob bei bestimmten psychosomatischen Erkrankungen
die initiale Symptomkonstellation des Patienten Rückschlüsse auf die Art der
medikamentösen Behandlung erlaubt.

Patienten und Methoden

Die Untersuchung wurde multizentrisch in allgemeinärztlichen Praxen durchgeführt, da Patienten mit leichteren psychischen Erkrankungen, die durch depressive Stimmungslage und/oder Angst in Verbindung mit somatischen Symptomen
gekennzeichnet sind, häufig den Allgemeinarzt aufsuchen. Die Patienten mußten
dem behandelnden Arzt gut bekannt sein. Ihr Alter mußte zwischen 20 und 60
Jahren liegen. Patienten mit schweren psychischen oder somatischen Erkrankungen waren von der Teilnahme an der Studie ausgeschlossen. Nach der Art der somatischen Begleitsymptome wurden die Patienten in folgende Kategorien eingeteilt:
- Kategorie A: Patienten mit depressiver Stimmungslage und/oder Angst plus
  gastrointestinaler Symptomatik.
- Kategorie B: Patienten mit depressiver Stimmungslage und/oder Angst plus
  kardiovaskulärer Symptomatik
- Kategorie C: Patienten mit depressiver Stimmungslage und/oder Angst plus
  allgemeiner somatischer (muskulärer) Symptomatik.

Die Untersuchung erfolgte unter kontrollierten Doppelblindbedingungen. Die
Patienten erhielten 4 Wochen lang Tabletten mit entweder 0,5 mg Flupentixol
oder 5 mg Diazepam. Die Patienten wurden vor Beginn sowie in wöchentlichen
Abständen während der Studie untersucht. Zur Beurteilung des Krankheitszu-
standes wurde eine globale Skala und ein Teil der Angstskala nach Hamilton her-
angezogen. Dabei wurden nach der Angstskala von Hamilton die folgenden
Symptomgruppierungen bewertet: ängstliche Stimmung, depressive Stimmung,
gastrointestinale Symptome, kardiovaskuläre Symptome, allgemeine somatische
(muskuläre) Symptome, Spannung, allgemeine somatische Symptome (senso-
risch) und Schlaflosigkeit.
   Die Untersuchung wurde entsprechend den Richtlinien der Helsinki-
Deklaration II und mit Genehmigung der Ethik-Komitees von Vejle und Fünen
durchgeführt.
   Die Anfangsdosierung betrug 2mal 1 Tablette täglich und wurde beibehalten,
wenn ein therapeutischer Effekt eintrat. Blieb die therapeutische Wirkung dagegen aus, so war es möglich, die Dosis zu erhöhen, sofern die Nebenwirkungen ein
vertretbares Maß nicht überschritten.
   Notwendige Begleitmedikationen zur Behandlung von Grunderkrankungen
wurden während der Studie beibehalten. Patienten, die mindestens 2 Wochen
lang ein Schlafmittel erhalten hatten, nahmen es während der gesamten Untersuchungsdauer weiter. Traten während der Studie schwere Schlafstörungen auf, so

durfte Nitrazepam gegeben werden. Andere Psychopharmaka waren nicht gestattet.

Um eine gleiche Beurteilung der Patienten sicherzustellen, wurden alle teilnehmenden Ärzte eingehend instruiert. Zu diesem Zweck wurde vor Beginn der Studie ein Rater-Training durchgeführt. Um in jeder Kategorie annähernd gleich viele Patienten zu haben, nahm jeder Arzt während einer bestimmten Periode nur Patienten mit gleichartigen somatischen Symptomen in die Untersuchung auf.

Die erhobenen Daten wurden statistisch unter folgenden Gesichtspunkten analysiert:
1. Alters- und Geschlechtsverteilung;
2. globale Beurteilung und Beurteilung der Einzelsymptome;
3. Nebenwirkungen.

Da die Patienten auch Symptome aus mehr als einer Kategorie aufweisen konnten, wurde ungeachtet der ursprünglichen Kategoriezugehörigkeit eine Gesamtbeurteilung aller Patienten mit gesicherten (d. h. Score von ≥ 2 auf der Angstskala nach Hamilton) gastrointestinalen, kardiovaskulären und muskulären Symptomen vorgenommen. Zusätzlich wurden die 3 Kategorien A, B und C gesondert beurteilt. Darüber hinaus wurden die Daten auf mögliche Zusammenhänge zwischen somatischen Symptomen und psychischen Komponenten analysiert.

Ergebnisse

An der Untersuchung beteiligten sich 68 Allgemeinärzte. Von den ursprünglich 213 Patienten wurden 54 bei der Auswertung nicht berücksichtigt: 2 wegen zu spät eingetroffener Befundbögen, 11 wegen Alter > 60 Jahre und 41 wegen verschiedener anderer Ursachen. Von letzteren gehörten 19 zur Diazepam- und 22 zur Flupentixolgruppe. 8 Patienten schieden auf eigenen Wunsch vorzeitig aus der Studie aus. 18 Patienten hatten eine nicht gestattete Zusatzmedikation erhalten, weitere 8 schieden wegen Nebenwirkungen aus (5 unter Flupentixol: 2mal Sedation, 2mal Schlafstörungen, 1mal brennendes Gefühl im Körper; 3 unter Diazepam: 2mal Sedation, 1mal rauschähnliches Gefühl). 2 Patienten kamen nicht mehr zur Untersuchung, 2 schieden wegen Krankheit und 3 wegen falscher Tabletteneinnahme aus.

Nach Geschlecht und Alter waren die Patienten in den 3 Kategorien wie auch in beiden Behandlungsgruppen annähernd gleich verteilt.

Das Durchschnittsalter betrug in Kategorie A $38,0 \pm 25$ Jahre, in Kategorie B $39,9 \pm 9,5$ Jahre und in Kategorie C $42,8 \pm 10,2$ Jahre.

Kategorie A (gastrointestinale Symptome) umfaßte 82 Patienten, von denen 41 mit Flupentixol und 41 mit Diazepam behandelt wurden. Zwar besserten sich die Symptome in beiden Gruppen signifikant, doch war nach 3 Wochen die Besserung unter Flupentixol signifikant stärker als die unter Diazepam (Abb. 2).

Kategorie B (kardiovaskuläre Symptome) enthielt 89 Patienten, davon erhielten 43 Flupentixol und 46 Diazepam. In der Geamtbeurteilung ergab sich zwischen beiden Substanzen kein signifikanter Unterschied. Auf der Angstskala

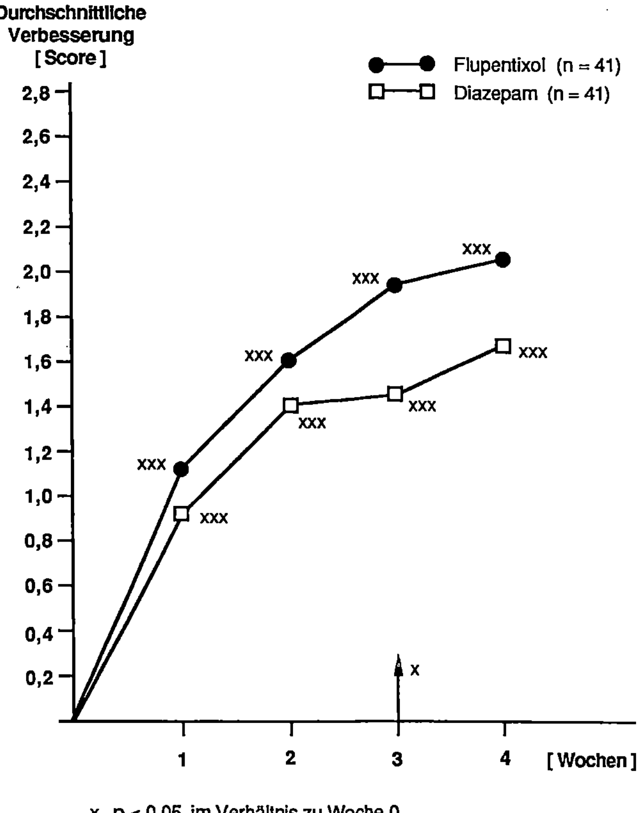

Abb. 2. Gastrointestinale Symptome

nach Hamilton lagen jedoch die Scores nach 1 und nach 2 Wochen in der Diazepamgruppe signifikant günstiger als in der Flupentixolgruppe (Abb. 3).

In Kategorie C (muskuläre Symptome) zeigten beide Präparate in sämtlichen Beurteilungen eine signifikante Wirkung. Zwischen den beiden Behandlungen bestanden jedoch keinerlei Unterschiede.

Zusammenhang zwischen somatischen und psychischen Symptomen

Die Analyse der psychischen Symptome unter Berücksichtigung der primären somatischen Einschlußsymptome zeigt, daß die Kategorie A signifikant mehr Patienten enthielt, bei denen das Merkmal „depressive Stimmung" stärker ausgeprägt war als das Merkmal „Angst" ($p < 0,05$; Vorzeichen-Test). Dagegen war in Kategorie B die Zahl der Patienten mit einem höheren Score für das Merkmal „Angst" signifikant größer ($p < 0,01$; Vorzeichen-Test). In Kategorie C waren Angst und Depression etwa gleich häufig vertreten (Abb. 4).

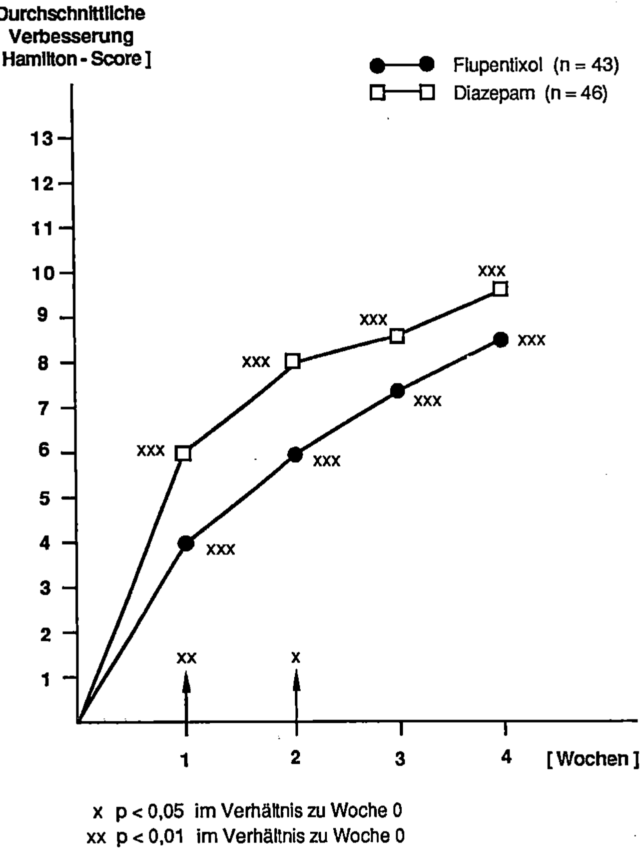

Abb. 3. Kardiovaskuläre Symptome

Eine Zusammenstellung der unerwünschten Begleiterscheinungen zeigt Tabelle 1. Die Gesamtzahl der Nebenwirkungsnennungen lag in der Diazepamgruppe deutlich höher; insbesondere Sedation war unter Diazepam signifikant häufiger zu verzeichnen ($p < 0,001$).

Schlußfolgerung

Die Resultate der vorliegenden Untersuchung erlauben folgende Schlußfolgerungen:

Eine depressive Stimmungslage in Verbindung mit gastrointestinalen Symptomen spricht für eine Behandlung mit Flupentixol. Bei ängstlicher Stimmungslage in Verbindung mit kardiovaskulären Patienten scheint dagegen eher Diazepam geeignet. Bei Patienten mit psychischen Symptomen in Verbindung mit

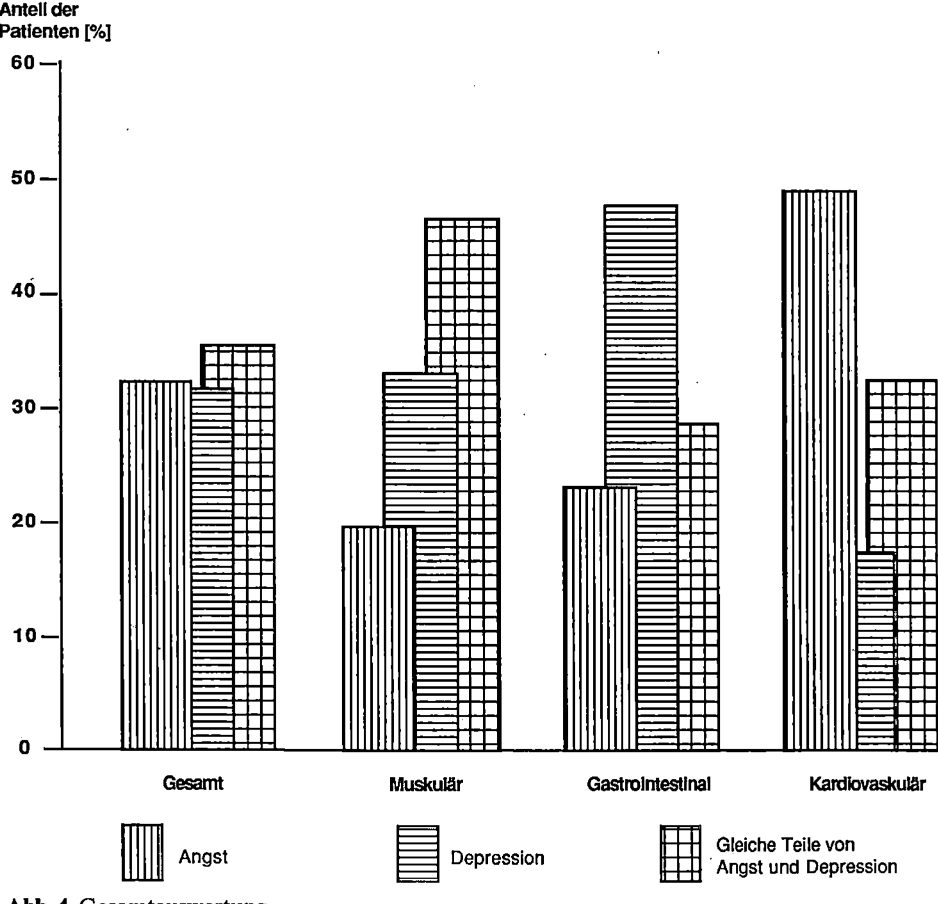

Abb. 4. Gesamtauswertung

Tabelle 1. Zusammenstellung der unerwünschten Wirkungen (Anzahl der Nennungen)

Symptom	Flupentixol	Diazepam
Sedation	17	41[a]
Schlafstörungen	6	2
Tremor	3	1
Palpitation/Tachykardie	1	–
Schwindel	4	4
Unruhe	3	2
Hautausschlag	2	1
Mundtrockenheit	3	1
Kopfschmerzen	2	1
Dyspepsie, Übelkeit, Erbrechen	1	4
Obstipation, Diarrhö	–	3
Appetitzunahme	–	1
Summe	42	61

[a] $p < 0,001$.

Muskel- oder Gelenksymptomen kommen prinzipiell beide Präparate gleichermaßen in Betracht. In diesen Fällen empfiehlt es sich, das Nebenwirkungsprofil in die Therapieentscheidung einzubeziehen.

Literatur

 1. Medical audit (1982) Data on file. København: H. Lundbeck A/S
 2. Yodfat Y, Cohen C (1981) Psychosomatic disorders in a rural family practice in Israel. J R Coll Gen Pract 31:168–171
 3. Øgar B, Berdal S, Lærum E, Elgen K, Fonneløp H, Fuglum E (1983) Psykosomatiske lidelser i almenpraksis. Tidsskr Nor Lægeforen 103:781–788
 4. Johnson DAW (1983) Symptom response in a double-blind comparison of flupenthixol, nortriptylene and diazepam in neurotic depression. Ibid; 4 Suppl 1:19–28
 5. Pedersen V (1979) Virkningen af flupentixol, diazepam og nortriptylin på psykosomatiske symptomer hos neurotiske patienter. Resumé af D.A.W. Johnson's undersøgelse fra 62–70. I: Workshop om psykosomatiske lidelser. 3. IX 1982. København: H. Lundbeck & Co. A/S
 6. Guy W (1976) ECDEU assessment manual for psychopharmacology. DHEW publication No. (ADM) 76-338. Rockville, Maryland. National Institute of Mental Health, USA
 7. Cohn JB (1981) Multicenter double-blind efficacy and safety study comparing alprazolam, diazepam and placebo in clinically anxious patients. J Clin Psychiatry 42:347–351
 8. Deutsch E (1971) Relief of anxiety and related emotions in patients with gastrointestinal disorders. Dig Dis 16:1091–1094
 9. Frølund F (1973) Behandling af depression i almen praksis. Ugeskr Læger 135:1507–1512
10. Robertson MM, Trimble MR (1981) The antidepressant action of flupenthixol. Practitioner 225:761–763
11. Conway JF (1981) Flupenthixol versus combined fluphenazine-nortriptyline in depressive illness. Practitioner 225:400–404

Therapie von Angst und Depression
mit niedrigdosierten Neuroleptika in der Gerontopsychiatrie

E. Kinzler

Antidepressiva, Benzodiazepine und niedrigdosierte Neuroleptika sowie Kombinationen dieser Medikamente werden in der Therapie von Angst und Depression häufig mit ähnlichen Erfolgserwartungen hinsichtlich der zu beeinflussenden Zielsymptome eingesetzt.

Benzodiazepintranquilizer finden wegen ihrer therapeutischen Breite und ihrer Wirkungsqualitäten eine hohe Akzeptanz. Warnungen vor unkritischem Einsatz von Benzodiazepinen (Haase u. Linde 1981) führten zur Suche nach therapeutischen Alternativen. Auch die Therapie mit Antidepressiva weist spezifische Risiken und Nebenwirkungen auf, wie z. B. ungünstige Wirkungen auf das Herz-Kreislauf-System sowie starke vegetative Begleiterscheinungen. Man griff auf Erfahrungen mit niedrigdosierten Neuroleptika zurück, die in dieser Dosierung keine antipsychotische, aber eine deutliche antidepressive und anxiolytische Wirkung besitzen. Auch für diese Substanzgruppe existieren spezifische unerwünschte Nebenwirkungen, die später diskutiert werden.

In mehreren kontrollierten und offenen Studien konnte der anxiolytische und antidepressive Effekt von Flupentixol herausgestellt werden. Die Untersuchungen wurden an Patienten durchgeführt, die an neurotischen, endogenen oder Altersdepressionen erkrankt waren, ebenso wurden psychosomatisch gestörte und Angstpatienten untersucht.

Predescu et al. (1973), Frolund (1974) und Ovhed (1976) untersuchten Flupentixol gegen Placebo. In diesen Untersuchungen erwies sich Flupentixol deutlich besser als Placebo. Young et al. (1976) testeten die Wirksamkeit von Flupentixol gegen Amitriptylin, Rosenberg et al. (1976) verglichen Flupentixol mit Nortriptylin, Wheatly (1983) and Majid (1986) führten einen Vergleich mit Mianserin durch, Krippner (1986) verglich mit Nomifensin. Fredrich (1985) und Paulmann (1986) untersuchten gegen das Referenzpräparat Bromazepam, Jokinen et al. (1984) gegen Diazepam. Johnson (1983) führte einen Vergleich mit Nortriptylin und Diazepam durch. Weiterhin wurden Kombinationen von Präparaten untersucht, wie die Kombination von Fluphenazin und Nortriptylin (Conway 1981).

Im Vergleich zu Referenzsubstanzen erwies sich Flupentixol als mindestens vergleichbar. Insbesondere ließ sich eine oft kürzere Latenzzeit des Wirkungseintritts gegenüber anderen Substanzen nachweisen. Die Verträglichkeit von Flupentixol war in den Untersuchungen zufriedenstellend.

Nach Pöldinger u. Sieberns (1983) erweist sich Flupentixol in einer täglichen Dosierung von 1–2 mg als wirksames und gut verträgliches Antidepressivum. Insbesondere weisen sie auf den Vorteil gegenüber einigen Antidepressiva hin, wobei Flupentixol sich durch einen schnelleren Wirkungseintritt auszeichnet.

Dieser wird bereits innerhalb der ersten 2–3 Tage nach der Applikation deutlich. Bei einer depotneuroleptischen Applikation sollte eine Dosierung von 10 mg 14tägig nicht überschritten werden, um das Auftreten extrapyramidal-motorischer Nebenwirkungen zu vermeiden.

Bei den Untersuchungen an jüngeren Probanden hat sich gezeigt, daß Neuroleptika in niedriger Dosierung eine geeignete alternative Behandlungsstrategie für die genannten psychopathologischen Gruppen darstellen. Dies wurde exemplarisch für die Substanz Flupentixol gezeigt. Es wird im weiteren auf die Frage eingegangen, inwieweit sich diese Ergebnisse auf den Bereich der Gerontopsychiatrie übertragen lassen.

Eine Vielzahl älterer Menschen wird psychopharmakologisch behandelt. Bei einer Untersuchung an einer amerikanischen Stichprobe fand Guttmann (1978), daß über $^2/_3$ der 65jährigen regelmäßig Psychopharmaka nehmen, während nur 5% älterer Menschen keine Psychopharmaka konsumieren.

Nach Rudolf (1987) spielen Neuroleptika bei der psychopharmakologischen Behandlung älterer Menschen nur eine nachgeordnete Rolle, während die Behandlung mit Benzodiazepinen und Antidepressiva im Vordergrund steht. Dennoch ist die neuroleptische Therapie altersbedingter Beeinträchtigungen im Erlebens- und Verhaltensbereich trotz kontroverser Diskussion dieser Frage verbreitet. So fanden Salzman u. van der Kolk (1980), die die Verschreibung psychotroper Substanzen im Allgemeinkrankenhaus untersuchten, daß 52% der über 60jährigen Patienten Neuroleptika erhielten. Die tägliche Dosis lag dabei nach Angaben der Autoren bei etwa 20% der Dosis, die zur antipsychotischen Behandlung Erwachsener eingesetzt wird. Auch Prien et al. (1977), die in 12 geriatrischen Abteilungen die psychotrope Medikation erfaßten, fanden, daß unter den Kombinationsbehandlungen mit Psychopharmaka meist ein Neuroleptikum eingesetzt wurde.

In der Gerontopsychiatrie erweist es sich erfahrungsgemäß als günstig, auf der Syndromebene zu klassifizieren, sich an den Zielsymptomen zu orientieren und das Neuroleptikum von seinem Wirkungsprofil her einzusetzen. Neben den klassischen Indikationsbereichen für Neuroleptika interessiert in der Gerontopsychiatrie auch die Frage, ob die Verwendung von Neuroleptika für die häufigsten Störungsbilder, die Altersdepression und das hirnorganische Psychosyndrom, einen geeigneten Behandlungsansatz darstellt.

Hinsichtlich der Effektivität von Neuroleptika bei der Behandlung von altersdepressiven Patienten führten Valle-Jones u. Swarbrick (1983) mit der Substanz Flupentixol im Vergleich zu Amitriptylin eine kontrollierte Untersuchung durch. Bei den über 60jährigen Patienten wurde eine leichte bis mäßige Depression diagnostiziert. Die Patienten erhielten täglich 0,5 mg Flupentixol oder 25 mg Amitriptylin, die Zuteilung zu den Untersuchungsgruppen erfolgte randomisiert. Abhängig von dem klinischen Eindruck konnte die Dosierung beider Substanzen nach 1 Woche verdoppelt werden. Die Präparatwirkungen wurden mittels des CGI (Guy 1976), einer Schätzskala zur Beurteilung des Schweregrades von 5 Zielsymptomen, sowie einer visuellen Analogskala, anhand derer der Patient den Grad der Depression selbst einschätzte, erfaßt.

Die Ergebnisse des CGI zeigen eine stetige Abnahme des Schweregrades der Erkrankung über die 4wöchige Behandlungsperiode für beide Behandlungsgrup-

pen. Jedoch war die Verbesserung im Gruppenmittel bei den Patienten, die mit
Flupentixol behandelt wurden, größer; dieser Trend erreichte am 14. Behandlungstag statistische Signifikanz. Alle 5 erhobenen Zielsymptome (herabgesetzte
Stimmung, Müdigkeit, Neigung zu Weinen, Gefühl der Unzulänglichkeit, Irri-
tierbarkeit) verbesserten sich in der Behandlungsperiode, wobei die mittlere Verbesserung in den Gruppenmitteln für die Flupentixolgruppe ab dem 7. Behandlungstag signifikant größer war. Auch die mittels der visuellen Analogskala
selbstbeurteilte Depression nahm für beide Behandlungsgruppen im Behandlungsverlauf signifikant ab, diese Abnahme war jedoch für Flupentixol zu jedem
Meßzeitpunkt deutlicher als für Amitriptylin. Auch bei dieser Untersuchung
zeigte sich analog zu den bei jüngeren Probanden gefundenen Ergebnissen der ra-
schere Wirkungseintritt von Flupentixol gegenüber der Referenzsubstanz.

Die Frage der Anwendung von Neuroleptika bei hirnorganisch bedingten psychischen Veränderungen im höheren Lebensalter wird kontrovers beantwortet.
Die Auffassungsunterschiede reichen von fast völliger Ablehnung neuroleptischer Therapie bei somatogenen psychischen Störungen (Albert 1980) über unterschiedlich differenzierte Empfehlungslisten nach Zielsymptomen und -po-
pulationen (z. B. Kretschmar 1977; Salzman et al. 1976; Hollister 1975) bis hin zu
wenig reflektierter, eher pragmatischer Anwendung in Klinik und Praxis. Einigkeit herrscht lediglich in der Betonung von Schwierigkeiten bei der Einnahmesi-
cherheit (Compliance) einerseits und der Objektivierung der Effekte von Psychopharmaka in der Gerontopsychiatrie andererseits.

Aus unserer Klinik wurden einige experimentelle Arbeiten vorgelegt, die den
Nutzen neuroleptischer Zusatzbehandlung zur internistischen Basistherapie bei
an einem hirnorganischen Psychosyndrom erkrankten Alterspatienten nachweisen.

Neben den dabei auftretenden kognitiven Störungen finden sich Beeinträchtigungen der Grundstimmung, welche häufig im Sinne einer ängstlich-depressiven
Gestimmtheit verändert ist. Diese Stimmungsbeeinträchtigungen sind oft dann
stärker ausgeprägt, wenn die kognitiven Defizite noch nicht deutlich vorhanden
sind.

In mehreren Untersuchungen konnte gezeigt werden, daß der epitherapeuti-
sche Einsatz von niedrigdosierten Neuroleptika einen günstigen Einfluß auf die
ängstlich-depressive Gestimmtheit nimmt.

Im folgenden werden 2 Untersuchungen vorgestellt, die zum Ziel hatten, den
Nutzen einer neuroleptischen Epitherapie bei Patienten mit hirnorganischem
Psychosyndrom aufzuzeigen. In beiden Untersuchungen wurde ein unabhängiger
2-Zufallsgruppen-Plan mit einer Placebokontrollgruppe und einer Neurolep-
tikumgruppe realisiert. Die Präparate wurden in Doppelblindanordnung appliziert. Die Behandlungsdauer betrug jeweils 2 Wochen. In die Untersuchung aufgenommen wurden stationäre Patienten einer gerontopsychiatrischen Abteilung
eines Akutkrankenhauses, bei denen ein hirnorganisches Psychosyndrom diagnostiziert wurde.

Preissner et al. (1981) untersuchten Melperon, ein Neuroleptikum der Butyrophenonreihe. In der Verumgruppe wurden morgens 25 mg und abends 50 mg
Melperon verabreicht. Beide Gruppen erhielten vergleichbare nootrope und internistische Basismedikation. Die Patienten imponierten klinisch als vegetativ la-

bil und dysphorisch-gereizt, bei ihnen ließ sich testmäßig eine hirnorganische Leistungsbeeinträchtigung nachweisen. Die Patienten waren im Mittel 63,6 Jahre alt und erreichten im Syndromkurztest einen Punktewert von 12,2, der ein leichtes bis mittelschweres organisches Psychosyndrom indiziert.

Nach 7 und 14 Tagen wurden die Patienten mit dem Syndromkurztest (SKT) (Erzigkeit 1977), der Liste körperlicher Beschwerden (LKS) Janke u. Lehmann 1973) und dem AMDP-System (AMDP-Arbeitsgemeinschaft für Methodik und Dokumentation in der Psychiatrie 1981) zur Erfassung des Therapieerfolges untersucht.

Neben den positiven Auswirkungen auf das AMDP-Hostilitätssyndrom und das AMDP-psychoorganische Syndrom zeigte sich, daß es unter der Therapie mit Melperon verglichen mit Placebo zu einer statistisch abgesicherten Reduktion des somatisch-depressiven Syndroms kam. Beim gehemmt-depressiven Syndrom zeigte sich nur die Tendenz zu einem Unterschied. Für den Gesamtscore des SKT wie auch der LKS ließ sich eine Placebo-Verum-Differenz zugunsten von Melperon statistisch nicht sichern. Das Ergebnis bezüglich des Leistungstests ist insofern von Bedeutung, da häufig argumentiert wird, daß bei der neuroleptischen Behandlung hirnorganischer Psychosyndrome eine weitere Beeinträchtigung der kognitiven Leistungsfähigkeit eintritt. Dies erfolgte bei der eingesetzten Dosierung des Präparates Melperon nicht.

Die experimentelle Arbeit von Preissner et al. (1981) belegt, daß das Neuroleptikum Melperon zur Therapie psychopathologischer Auffälligkeiten indiziert ist und auch das somatisch-depressive Syndrom bei Alterspatienten positiv beeinflußt. Weiterhin konnte gezeigt werden, daß mit dem Neuroleptikum Melperon in der verwendeten Dosierung bei der Behandlung des hirnorganischen Psychosyndroms relativ kurzfristig psychopathologische Verbesserungen erzielbar sind, wenn man es als Zusatz zur nootropen und internistischen Basismedikation einsetzt.

Lehmann et al. (1982) wollten in einem klinischen Versuch zeigen, ob die wöchentliche Gabe von 2 mg Fluspirilen (1 ml) im Rahmen eines Gesamttherapieplanes zusätzliche psychopathologische Besserungen bei erregten, ängstlichen und feindseligen sowie paranoiden Syndromen bewirkt.

Zur Untersuchung kamen stationäre Patienten mit Störungen im Erlebens- und Verhaltensbereich, die Ausdruck eines hirnorganischen Psychosyndroms sind. Das Durchschnittsalter betrug 77 Jahre. Die Auffassungs- und Konzentrationsstörungen hatten eine mittelstarke Ausprägung erreicht.

Die therapeutischen Auswirkungen wurden u.a. erfaßt mit dem AGP-System (Arbeitsgemeinschaft für Gerontopsychiatrie 1980). Sämtliche mit dem AGP erfaßten Syndrome zeigten unter der Therapie mit Fluspirilen eine Besserung. Die extrapyramidalen Symptome waren unter Anti-Parkinson-Mitteln in der Fluspirilengruppe nicht signifikant mehr, und auch die Gabe von Anti-Parkinson-Mitteln war in der Fluspirilengruppe nicht signifikant häufiger.

Wie auch schon in der Untersuchung von Preissner et al. (1981) konnte eine Besserung bei dem ängstlichen und dem somatisch-depressiven Syndrom unter Fluspirilen nachgewiesen werden.

Differentielle Neuroleptikawirkungen wurden von Khakzad (1983) untersucht. Nachdem im Zweigruppenvergleich (Preissner et al. 1981; Lehmann et al.

1982) die mittlere Überlegenheit der mit Neuroleptika epitherapierten Gruppe über die zusätzlich zur internistischen und nootropen Medikation mit Placebo therapierte Gruppe nachgewiesen wurde, stellte sich die Frage, ob hinsichtlich der Anwendung von Neuroleptika in der Therapie hirnorganischer leistungs- und wesensveränderter Alterspatienten Differenzierungen der neuroleptischen Potenz angebracht sind. Es wurden 2 chemisch verwandte Neuroleptika sehr unterschiedlicher neuroleptischer Potenz gewählt, nämlich das Butyrophenonderivat Haloperidol (Haldol) und das Butyrophenonderivat Floropipamid (Dipiperon). Morgens und mittags wurden jeweils 1 mg und abends 2 mg Haloperidol oral verabreicht. Als der gewählten Haloperidoldosis äquipotent wurden 96 mg Dipiperon verabreicht: je 24 mg morgens und mittags und 48 mg abends. Die gesamte Behandlungszeit betrug 14 Tage. Es ergab sich mit Rücksicht auf die Suche nach Interaktionen eine komplexe Versuchsanordnung mit zahlreichen abhängigen Variablen.

Die Untersuchungsstichprobe umfaßte 72 Patienten, die sich zu je 24 auf die 3 Präparategruppen, nämlich die Placebo-, die Dipiperon- und die Haloperidolgruppe verteilten. Die Patienten waren durchschnittlich 78 Jahre alt.

Von den erfaßten abhängigen Variablen werden auszugsweise die Ergebnisse des AGP-Systems dargestellt. Bei Zusammenfassung aller 3 Präparatbedingungen kommt es zu einem signifikanten Rückgang der Angst vom 7. zum 14. Behandlungstag. Die 3 Präparatgruppen unterscheiden sich aber deutlich in ihrer Auswirkung auf die Angst. Es zeigt sich, daß Dipiperon die Angst wesentlich günstiger beeinflußt als Haloperidol. Zwar kommt es unter beiden Neuroleptika zu einer vom 7. auf den 14. Behandlungstag noch fortschreitenden Reduktion der Angst, was unter Placebo nicht der Fall ist, aber die Angstreduktion ist unter Dipiperon noch sehr viel deutlicher als unter Haloperidol.

Weiterhin bewirken Haloperidol und Dipiperon einen deutlichen Rückgang der gehemmt-depressiven Symptomatik, ohne daß sich deutliche Differenzen zwischen den Neuroleptika nachweisen lassen. Im Sinne einer statistischen Tendenz ist immerhin angedeutet, daß Dipiperon Haloperidol überlegen ist.

Auch beim somatisch-depressiven Syndrom zeigen sich differentielle Präparatwirkungen. Es wird deutlich, daß sich Haloperidol und Dipiperon im Ausmaß der Wirkung auf das somatisch-depressive Syndrom unterscheiden. Dipiperon reduziert das somatisch-depressive Syndrom stärker als Haloperidol. Die extrapyramidalen Nebenwirkungen von Haloperidol und Dipiperon wurden auf 3 Wegen abgeschätzt. Zum einen wurden sie mit der Webster-Skala (Webster 1968) erfaßt. Zweitens wurde ein Summenscore über die zusätzlich erfaßten extrapyramidalen Symptome gebildet und verrechnet. Drittens schließlich wurde der in Milligramm erfaßte Verbrauch von Amantadinsulfat verrechnet, da das Nichtauftreten extrapyramidaler Symptome darin begründet sein könnte, daß sie effektiv therapiert wurden. Der Gesamtwert der Webster-Skala fiel im Mittel sehr niedrig aus. Es lassen sich weder Wirkungen der Präparatbedingungen noch Wirkungen der Behandlungsdauer nachweisen. Auch für die zusätzlichen extrapyramidalen Symptome ließ sich keine Abhängigkeit von den Präparaten und der Behandlungsdauer finden.

Ebenso war die verabreichte Menge von Amantadinsulfat in der Placebogruppe nicht nachweislich verschieden von den in der Haloperidol- und Dipiperongruppe verabreichten Dosen. Neben weiteren, hier nicht dargestellten Wirkungsdifferenzen zeigen die Ergebnisse, daß Dipiperon als niedrigpotentes Neuroleptikum der Butyrophenonreihe in der Indikation hirnorganisches Psychosyndrom Vorteile besitzt, wenn es um Angstreduktion und gehemmt-depressive Symptomatik geht.

Obwohl eigene experimentelle Untersuchungen mit Thioxanthenen bei Patienten mit hirnorganischem Psychosyndrom nicht vorliegen und dem Autor experimentelle Untersuchungen dieser Substanzgruppe unter dem genannten Aspekt nicht bekannt sind, wird angenommen, daß Thioxanthene vergleichbare Eigenschaften bei dieser Patientengruppe aufweisen wie die Butyrophenone. Für diese Hypothese sprechen langjährige klinische Erfahrungen.

Bei der Anwendung von Neuroleptika in der Gerontopsychiatrie ergeben sich spezifische Dosierungsprobleme. Zu beachten ist vornehmlich, daß altersbedingte Veränderungen körperlicher Funktionen die Wirkungen und Nebenwirkungen modifizieren. Wenn auch der Nutzen einer neuroleptischen Epitherapie für die Behandlung von Erlebens- und Verhaltensstörungen im Rahmen des hirnorganischen Psychosyndroms in der Gerontopsychiatrie als erwiesen gelten kann, wenn auch die Häufigkeit solcher Störungen den mit der Neuroleptikatherapie verbundenen Fragen Bedeutung verleiht, so ist doch den Nebenwirkungen ein hoher Grad an Aufmerksamkeit zu widmen. Die Alterspharmakologie hat viele Fragen aufgeworfen, so die nach der im Alter veränderten Resorption, die Fräge der altersveränderten Verteilung und des Transports, der Gewebsbindung, der Metabolisierung, der Interaktion mit dem Rezeptor, der Ausscheidung und schließlich die Frage nach der altersbedingt veränderten Adaptation bei chronischer Anwendung. Daneben sind die auch im jüngeren Lebensalter auftretenden Begleitwirkungen und Komplikationen neuroleptischer Therapie, wie sie z. B. Tegeler u. Heinrich (1980) zusammengestellt haben, zu beachten. Besonderes Gewicht haben in der Diskussion der Nebenwirkungen von Neuroleptikatherapie die späten extrapyramidalen Hyperkinesen erlangt. Heinrich (1976) hält höheres Lebensalter und zerebrale Vorschädigung als Prädisposition für späte extrapyramidale Hyperkinesen für umstritten. Heinrich et al. (1968) fanden, daß bei 100 nicht neuroleptisch behandelten Altersheimbewohnern die Rate extrapyramidaler Hyperkinesen 2% betrug. Gleichwohl ist mit Seeler u. Kulhanek (1980) eine vorsichtige und kritische Haltung zu einer neuroleptischen Langzeittherapie bei nicht psychotisch Erkrankten geboten. Die Autoren stellen als Ergebnis ihrer Literaturrecherchen fest, daß höheres Lebensalter eine höhere Prävalenz der späten extrapyramidalen Hyperkinesen bedeutet, daß sich jedoch keine sicheren Zusammenhänge zwischen zerebraler Vorschädigung und Auftretenswahrscheinlichkeit der späten extrapyramidalen Hyperkinesen fänden. Fraglos erfordert aber jede Neuroleptikatherapie eine engmaschige Verträglichkeitsüberwachung und eine prompte Nebenwirkungsintervention.

In zusammenfassender Bewertung der Ergebnisse kann festgestellt werden, daß niedrigdosierte Neuroleptika, wenn sie als Epitherapie zur internistischen Basistherapie verabreicht werden, bei Alterspatienten mit hirnorganischem Psychosyndrom indiziert sind. Sie stellen einen therapeutischen Ansatz dar, mit dem es gelingt, die die Lebensqualität beeinträchtigenden psychopathologischen Auffälligkeiten im Rahmen des hirnorganischen Psychosyndroms durchgreifend zu bessern.

Literatur

Albert E (1980) Späte extrapyramidale Hyperkinesen nach Langzeitmedikation mit Neuroleptika. Janssen Symposium 9:34–39

AMDP – Arbeitsgemeinschaft für Methodik und Dokumentation in der Psychiatrie (Hrsg) (1981) Das AMDP-System. Manual zur Dokumentation psychiatrischer Befunde. 4. Aufl. Springer, Berlin Heidelberg New York

Arbeitsgemeinschaft für Gerontopsychiatrie (Hrsg) (1980) Glossar zum AGP System. (Provisorische Fassung, photokopiertes Manuskript)

Conway JF (1981) Flupenthixol versus combined fluphenazine-nortriptyline in depressive illness. Practitioner 225:400–404

Erzigkeit H (1977) Manual zum SKT Formen A–E. Ein Kurztest zur Erfassung von Aufmerksamkeits- und Gedächtnisstörungen. Vless, Ebersberg

Fredrich W (1985) Die Behandlung von depressiven Störungen. ZFA 34:1267–1271

Frolund F (1974) Treatment of depression in general practice. A controlled trial of flupenthixol. Curr Med Res Opin 2:78–89

Guttmann G (1978) A study of drug-taking behavior of older Americans. In: Beber CR, Lamy PP (eds) Medication, management, and education of the elderly. Exerpta Medica, Amsterdam

Guy W (1976) Clinical global impressions. In: ECDEU assessment manual for psychopharmacology. National Institute of Mental Health, Rockville, p 218

Haase HJ, Linde OK (1981) Therapeutische Aspekte zur Anwendung von Benzodiazepinen als Tranquilizer. Psycho 4:3–7

Heinrich K (1976) Psychopharmaka in Klinik und Praxis. Thieme, Stuttgart

Heinrich K, Wegener J, Bender H-J (1968) Späte extrapyramidale Hyperkinesen bei neuroleptischer Langzeittherapie. Pharmakopsychiatry 1:169–195

Hollister LE (1975) Drugs for mental disorders of old age. J Am Med Assoc 234:195–198

Janke W, Lehmann E (1973) Liste körperlicher Symptome (LKS). Psychologisches Institut der Universität Düsseldorf

Johnson DAW (1983) Symptom response in a double-blind comparison of flupenthixol, nortriptyline and diazepam in neurotic depression. J Int Biomed Inf Data 4:19–28

Jokinen K, Koskinen T, Selonen R (1984) Flupenthixol versus diazepam in the treatment of psychosomatic disorders: a double blind, multi-centre trial in general practice. Pharmatherapeutica 3:573–581

Khakzad M (1983) Zur epitherapeutischen Nutzung von zwei Butyrophenon-Derivaten (unterschiedlicher neuroleptischer Potenz) bei hirnorganischen Psychosyndromen in der Gerontopsychiatrie. Med. Dissertation, Universität Düsseldorf

Kretschmar JH (1977) Psychopharmaka bei alten Patienten. Therapiewoche 27:1345–1352

Krippner K-J (1986) Klinische Prüfung der relativen Wirksamkeit von Flupentixoldihydrochlorid 0,5 mg (Fluanxol 0,5) im Vergleich zu Nomifensinhydrogenmaleat bei der Behandlung von depressiven Störungen. Jatros Neurologie/Psychiatrie 2:1–12

Lehmann E, Heinrich K, Kinzler K, Bremberger R (1982) Epitherapie mit Fluspirilen beim hirnorganischen Psychosyndrom – eine plazebokontrollierte Doppelblindstudie. In: Hopf A, Beckmann H (Hrsg) Forschung zur biologischen Psychiatrie. Springer, Berlin Heidelberg New York, S 262–270

Majid I (1986) A double-blind comparison of once-daily flupenthixol and mianserin in depressed hospital outpatients. Pharmatherapeutica 4:405–410

Ovhed I (1976) A double-blind study of flupenthixol (Fluanxol) in general practice. Curr Med Res Opin 4:144–151

Paulmann F (1986) Behandlung von depressiven Störungen. Fortschr Med 10:218–222

Pöldinger W, Sieberns S (1983) Depression-inducing and antidepressive effects of neuroleptics. Neuropsychobiology 10:131–136

Predescu V, Ciurezu T, Timofte G, Roman I (1973) Die günstige symptomatische Beeinflussung des Syndrom-Komplexes Angst-Depression-Algesie bei Neurosen durch Flupentixol (Fluanxol). Acta Psychiatr Scand 49:15–27

Preissner K, Kinzler K, Lehmann E (1981) Neuroleptische Komedikation in der Gerontopsychiatrie. Therapiewoche 31:8461–8466

Prien RF, Caffrey EM (1977) Pharmacologic treatment of elderly patients with organic brain syndrome: a survey of twelve veterans administration hospitals. Compr Psychiatry 18:551–560

Rosenberg IU, Ostensen AI, Fonnelop H (1976) Multizentrische Doppelblindstudie bei Allgemeinärzten über den Einsatz von Flupentixol im Vergleich zu Nortriptylin bei ängstlich-depressiven-asthenischen Patienten („ADA-Syndrom") (Übersetzung). Tidsskr Nor Laegeforen 96:229–233

Rudolf GAE (1987) Neuroleptika in der Gerontopsychiatrie. In: Pichot P, Möller H-J (Hrsg) Neuroleptika. Springer, Berlin Heidelberg New York London Paris Tokyo Hong Kong, S 119–129

Salzman A et al. (1976) Clinical psychopharmacology and the elderly patient. NY State J Med

Salzman CB, Van der Kolk BA (1980) Psychotropic drug prescription for elderly patients in a general hospital. J Am Geriatr Soc 28:18–22

Seeler W, Kulhanek F (1980) Späte extrapyramidale Hyperkinesen (SEH) – eine Übersicht. In: Seeler W, Kulhanek F (Hrsg) Späte extrapyramidale Hyperkinesen. Schwarzeck, München, S 5–25

Tegeler J, Heinrich K (1980) Begleitwirkungen und Komplikationen der neuroleptischen Therapie. In: Medizinische Abteilung der Troponwerke Köln (Hrsg) Die Bedeutung der Neuroleptika für die Behandlung schizophrener Erkrankungen. Symposium der Troponwerke am 23.11.1979. pmi, Frankfurt/Main, S 99–112

Valle-Jones JC, Swarbrick DJ (1983) A comparative study of once-daily flupenthixol and amitriptyline in the treatment of elderly depressed patients: a multicentre trial in general practice. J Int Biomed Inf Data 4:29–35

Webster DD (1968) Critical analysis of the disability in Parkinson's disease. Mod Treat 257–282

Wheatly DP (1983) Antidepressant effects of flupenthixol compared to mianserin. A report from the Psychopharmacology Branch of the General Practitioner Research Group. J Int Biomed Inf Data 4:5–12

Young JPR, Hughes WC, Lader MH (1976) A controlled comparison of flupenthixol and amitriptyline in depressed outpatients. Br Med J 1:1116–1118

Erfahrungen aus der Fachpraxis
mit niedrigdosierten Depotneuroleptika

G. Gerhardt

Schätzungen aus dem Schrifttum gehen davon aus, daß 25–30% der Patienten von Internisten und Allgemeinärzten über diffuse psychovegetative Beschwerden klagen (Linke 1982). Nach meiner eigenen Erfahrung ist diese Zahl noch zu niedrig angesetzt. Ich habe eher den Eindruck, daß etwa die Hälfte der allgemeinärztlichen Patientenklientel mit diffusen psychosomatischen Beschwerden in die Sprechstunde kommt.

Die Spannbreite psychovegetativer Syndrome reicht nach Uexküll von einem vagen Gefühl des Bedrücktseins bis hin zu körperlichen Beschwerden. Dies mag die Fülle der Beschwerdebilder veranschaulichen, mit denen in aller Regel zunächst einmal der Hausarzt, der Allgemeinarzt, der Internist konfrontiert werden. Versucht man, die heterogene Vielfalt der psychosomatischen Störungen zu strukturieren, so bietet sich – unter Vermeidung der bestehenden, teils uneinheitlichen und verwirrenden Nomenklatur – eine Unterteilung in funktionelle Störungen, Konversionssymptome und klassische psychosomatische Krankheiten an. Funktionelle Störungen sind als reine körperliche Begleitreaktion ohne Symbolcharakter aufzufassen. Konversionssymptome liegen mit hoher Wahrscheinlichkeit dann vor, wenn die Exploration neurotische Züge aufdeckt. Den 7 klassischen psychosomatischen Krankheitsbildern („Holy Seven") liegt nach Alexander ursächlich eine Organläsion oder ein klar definierter psychopathologischer Mechanismus zugrunde. Dieses psychologische Moment kommt allerdings nicht nur als Auslöser der spezifischen psychosomatischen Erkrankung in Betracht, es kann auch lediglich zu ihrer Verschlechterung beitragen.

Von diesen Krankheitsbildern differentialdiagnostisch abzugrenzen ist die sog. larvierte Depression. Diese Patientengruppe schildert meist multiple somatische Beschwerden, hinter denen sich jedoch eine Depression verbirgt. In diesen Fällen kann eine gezielte Befragung zusätzliche charakteristische Symptome einer Depression aufdecken wie Schlaflosigkeit, Zukunftsängste, Schwunglosigkeit, Freudlosigkeit. Hier ist in der Regel eine fachärztliche Betreuung erforderlich.

Immer wieder wird die Frage gestellt, ob Psychopharmaka überhaupt in die Hände des Allgemeinarztes gehören. Man ist sich allgemein darüber einig, daß depressive Patienten selbstverständlich Psychopharmaka benötigen. Inwiefern dagegen psychosomatische Erkrankungen einer medikamentösen Therapie bedürfen, ist ziemlich strittig. Gewiß ist es nicht zweckdienlich, einen psychosomatischen Patienten mit Medikamenten zuzudecken. Die damit verbundene Sedierung beeinträchtigt die Kommunikationsfähigkeit des Patienten und vereitelt dadurch das unerläßliche Gespräch. Ebensowenig darf die medikamentöse Therapie Alibi sein für mangelnde Zuwendung des Arztes zum Patienten. Psychopharmaka dürfen also notwendige Gespräche weder ersetzen noch verhindern.

Die therapeutischen Überlegungen sind geprägt von dem auf baldige Linderung drängenden Patienten und von dem auf schnellen und umfassenden Erfolg angewiesenen Arzt. Der Zeitfaktor spielt also in diesen Überlegungen eine nicht unerhebliche Rolle. Welchen therapeutischen Nutzen kann eine kurzzeitige Anwendung von Psychopharmaka für die Therapie psychosomatischer Erkrankungen bieten? Das neurotische Leitsymptom all dieser Störungen ist die Angst. „Angst" leitet sich ab vom Lateinischen „angustia", was soviel bedeutet wie Enge, Bedrängnis, Beengung. In der Übersetzung wird die inhaltliche Bedeutung klarer. Durch den kurzfristigen Einsatz von Psychopharmaka ist es möglich, den akuten Spannungszustand, die Angst, zu kupieren und den Patienten dadurch in die Lage zu versetzen, seine Selbsthilfefähigkeit wiederzuerlangen bzw. psychotherapeutischen Maßnahmen zugänglich zu werden.

Von einem Psychopharmakon erwarten wir außer seiner therapeutischen Wirksamkeit, daß es möglichst wenige Nebenwirkungen besitzt, nicht zur Gewöhnung führt, eine zeitlich überschaubare Therapie gestattet und die Rolle des Arztes als „Regisseur der Therapie" nicht in Frage stellt. Niedrigdosierte Depotneuroleptika erfüllen diese Forderungen recht gut.

Nebenwirkungen dürfen den Patienten nicht mehr belasten als die eigentliche Zielsymptomatik. In niedriger Dosierung können Depotneuroleptika initial eine gewisse Müdigkeit auslösen, weiterhin können Mundtrockenheit, Schlafstörungen und Schwindel auftreten. Gelegentlich ist eine leichte Gewichtszunahme zu beobachten. Bei Frauen kommt es hin und wieder zu einer Verschiebung des Zyklus. Diese Begleiterscheinungen sind relativ harmlos. Gravierender sind dagegen Blutbildveränderungen. Wenn auch das Risiko einer Leukopenie oder Agranulozytose bei Niedrigdosierung von Neuroleptika gering ist, so sind doch regelmäßige Blutbildkontrollen durchzuführen. Allen Neuroleptika sind extrapyramidal-motorische Nebenwirkungen gemeinsam. In 1–3% der Fälle kommt es unter der Therapie mit Depotneuroleptika in niedriger Dosierung zu einer Frühdyskinesie, vor allem in Form der Akathisie. Obwohl Frühdyskinesien reversibel sind, sollten diese Patienten keine Neuroleptika mehr erhalten, zumindest nicht aus psychosomatischer Indikation. Spätdyskinesien scheinen unter niedriger Dosierung nicht aufzutreten, doch ist diese Frage erst nach Abschluß entsprechender, derzeit laufender Langzeituntersuchungen endgültig zu beurteilen.

Bei Depotneuroleptika besteht generell keine Gewöhnungsgefahr. Körperliche Abhängigkeit und körperliche Entzugssymptome sind meines Wissens für Depotneuroleptika nicht beschrieben. Das darf allerdings nicht dazu verleiten, Depotneuroleptika über einen längeren Zeitraum einzusetzen. Die Therapie muß also zeitlich begrenzt und überschaubar sein.

Der Arzt soll zu jedem Zeitpunkt die Therapie steuern und kontrollieren. Hier sind injizierbare niedrigdosierte Depotneuroleptika auch mit Blick auf den bereits erwähnten Zeitfaktor vorteilhaft. Der Arzt sollte die Injektion stets selbst vornehmen und nicht durch Hilfspersonal erledigen lassen. Erstens ist auf diese Weise die Therapiekontrolle besser, zweitens kann auch diese Zeit bereits sinnvoll genutzt werden, um mit dem Patienten ins Gespräch zu kommen, sich nach seinem Befinden zu erkundigen, sich ihm zuzuwenden.

Als Hauptindikationen für nierigdosierte Depotneuroleptika stellen sich in der Allgemeinpraxis ängstlich-depressive Syndrome, psychosomatische Syndrome und psychoreaktive Erschöpfungszustände.

Hier können niedrigdosierte Neuroleptika dazu beitragen, die psychische Erlebnissituation des Patienten im Sinne einer Beruhigung, Entspannung, Angstlösung und Stärkung des Selbstvertrauens positiv zu beeinflussen, ohne Aktivität und Leistungskraft zu beeinträchtigen (Janke 1965). Der Patient wird nicht sediert, er bleibt weiterhin arbeitsfähig, kann Maschinen bedienen, Auto fahren. Die eingetretene Spannungs- und Angstlösung macht den Patienten zudem auch einer aufdeckenden Gesprächstherapie zugänglich, die ihm hilft, seine Probleme zu bewältigen.

In der Therapie psychosomatischer Erkrankungen können und sollen Psychopharmaka nicht die Psychotherapie ersetzen, beide gehören zusammen. Die Alternative lautet also nicht „Medikamente *oder* Gespräche" oder gar „Medikamente *statt* Gespräche". Die richtige Antwort lautet vielmehr: „Medikamente *und* Gespräche."

Diskussion der Vorträge Falhof, Kinzler und Gerhardt

Rüther

Herr Falhof, Sie nannten den Begriff „Stumpfheit". Verstehen Sie darunter Sedation?

Falhof

Ja, Sedation.

Rüther

Herr Kinzler, waren unter diesen Patienten auch solche, die mehr in den psychosomatischen Bereich fallen, die wir eher mit einer Psychotherapie behandeln würden als mit Neuroleptika?

Kinzler

Nein. Bei allen Patienten wurde ein hirnorganisches Psychosyndrom diagnostiziert. Es gibt in der Gerontopsychiatrie generell weniger Patienten, bei denen nicht zugleich ein hirnorganisches Psychosyndrom vorliegt. Hier besteht ein wesentlicher Unterschied zu internistisch-geriatrischen Patienten.

Danielczyk

Welche Dosierung von Fluanxol verwenden Sie bei Niedrigdosierung?

Gerhardt

0,5 ml Fluanxol Depot 2%.

Rüther

Nach welchen Kriterien unterscheiden Sie zwischen Konversionssymptomen und funktionellen Störungen?

Gerhardt

Ich versuche, im Gespräch zu klären, ob es sich um eine einmalige, funktionelle
körperliche Begleitreaktion handelt, oder ob der Patient Ähnliches schon früher
wiederholt erlebt hat. Werden während der Exploration immer wiederkehrende
sog. Brückensymptome aufgedeckt, muß an eine neurotische Entwicklung, also
an eine Konversionssymptomatik gedacht werden.

Dahl

Auf Ihrer Tabelle mit den Punkten, die wir von einem Psychopharmakon erwarten, habe ich einen wichtigen Punkt vermißt, nämlich: „Erwiesener therapeutischer Effekt bei der vorliegenden Erkrankung". Das bringt mich auf die Frage,
ob man wirklich immer weiß, ob das verabreichte Medikament im jeweils vorliegenden Fall tatsächlich wirksam ist. Inwieweit könnte es lediglich ein Placeboef-
fekt sein?

Rüther

Das ist sicherlich ein Punkt, bei dem uns noch etliche harte Daten fehlen. Es werden aber zunehmend Untersuchungen publiziert, die nachweisen, daß auch gegenüber Placebo unter diesen Bedingungen Wirkungen zu finden sind.

Herr Falhof, ist bei psychosomatischen Patienten immer das Merkmal Angst
vorhanden?

Falhof

Die Einschlußbedingungen lauteten Depression und/oder Angst und einer der 3
organischen Symptomenkomplexe gastrointestinale, kardiovaskuläre oder muskuläre Beschwerden. „Angst" war dabei nach der Hamilton-Skala definiert.

Danielczyk

Warum verordnen Sie diesen sog. „psychosomatischen" Patienten mit Anzeichen
von Angst und Depression anstelle niedrigdosierter Neuroleptika nicht einfach
niedrigdosierte Antidepressiva? Die Diagnose scheint mir häufig nur eine Frage
der Definition. Die meisten dieser Beschwerdebilder hätte ich als larvierte endogene Depressionen in einer vorwiegend somatisierten Phase bezeichnet.

Möglich wäre auch die Kombination mit einem Antidepressivum. Wir haben
in Österreich ein Kombinationspräparat, das sehr niedrig dosiert Flupentixol
und ein Antidepressivum enthält. Wir verwenden es seit mehr als 20 Jahren mit
gutem Erfolg. Es führt auch bei langfristiger Anwendung nicht zur Gewöhnung
und zeigt praktisch fast keine Nebenwirkungen.

Noch eine Bemerkung zur Psychotherapie: Bei einer endogenen Depression,
auch bei einer larvierten Depression, ist es sicher sehr wichtig, daß man mit dem
Patienten spricht. Aber der entscheidende Erfolgt kommt letztlich doch vom Antidepressivum.

Zur Gerontopsychiatrie möchte ich noch auf die Bedeutung der internistischen Differentialdiagnostik hinweisen. Unter einem psychoorganischen Syndrom kann sich nämlich gelegentlich auch eine Hypothyreose oder ein Low-pressure-Hydrocephalus verstecken. Man muß solche behandelbaren Demenzen oder behandelbaren organischen Psychosyndrome abtrennen von der nichtbehandelbaren Demenz im Sinne einer SDAT oder MID. Ich erinnere in diesem Zusammenhang an eine Arbeit von Garcia, der feststellte, daß bei 20–30% der Patienten die Diagnose einer senilen Demenz vom Alzheimer-Typ zu Unrecht gestellt wird. In Wirklichkeit handelt es sich bei diesen Patienten meist um eine endogene Depression, die im höheren Alter oft sehr schwer von einer Demenz zu unterscheiden ist, oder um seltenere Demenzformen.

Rüther

Viele Patienten der Allgemeinpraxis sind aber wahrscheinlich nicht larviert depressiv, sondern haben schlicht einen Konflikt, den sie körperlich verarbeiten. Diese körperliche Verarbeitung können Sie nicht mit Antidepressiva beseitigen.

Falhof

Ich habe den Eindruck, als ob Flupentixol bei gastrointestinalen Begleitsymptomen besser wirkt als bei kardiovaskulären. Bei diesen Patienten dominierten auch Depression und Angst. Vielleicht kommt hier ein leichter antidepressiver Effekt von Flupentixol zum Tragen.

Danielczyk

Ich bin ganz auf Ihrer Linie. Ich bin auch der Meinung, daß Zervikalsyndrome, chronische Kopfschmerzen, Magen-Darm-Symptome oder Pankreopathien auf niedrigdosiertes Fluanxol in Kombination mit einem Antidepressivum sehr gut ansprechen.

Falhof

In Dänemark gibt es keine Kombinationspräparate.

Rüther

Es gibt Untersuchungen, die nachweisen, daß ein niedrigdosiertes Neuroleptikum wie ein Antidepressivum wirkt, auch bei sog. endogenen Depressionen. Vielleicht lassen sich also in bestimmten Fällen Antidepressiva gegen niedrigdosierte Neuroleptika austauschen.

Budde

Dazu gibt es eine ganze Reihe von Untersuchungen, gerade bei bestimmten idiopathischen Schmerzsyndromen wie etwa Migräne, Kreuzschmerzen oder anderen chronischen Schmerzsyndromen, die ja von einigen Autoren den depressiven Erkrankungen zugerechnet werden, obwohl eine Beurteilung anhand von Depressionsskalen nicht unbedingt Hinweise auf eine Depression zeigen muß. Diese Patienten sprechen oft sowohl auf niedrigdosierte Neuroleptika als auch auf Antidepressiva an. Antidepressiva sind in dieser Hinsicht allerdings viel breiter untersucht.

Möller

Es ist bekannt, daß Antidepressiva durchaus auch antinozizeptive Eigenschaften besitzen. Man sollte also nicht immer alles über antidepressive oder anxiolytische Effekte zu erklären versuchen.

Budde

Neben den Patienten mit idiopathischen Schmerzsyndromen sprechen auch Patienten mit eindeutigem organischen Korrelat, wie etwa Patienten mit chronischer Polyarthritis oder postherpetischen Schmerzen, sehr gut auf Antidepressiva an.

Danielczyk

Es gibt eine Gruppe von alten Patienten, die unter quälenden Zungenbeschwerden leiden, vor allem Geschmacksstörungen, die ausschließlich auf Antidepressiva wie Amitriptylin in meist mittlerer Dosierung ansprechen.

Müller-Oerlinghausen

Es gibt Untersuchungen von Bromm, wonach 80 mg Imipramin die gleiche analgetische Wirkung besitzen wie 100 mg Pethidin. Der analgetische Effekt trizyklischer Antidepressiva beruht also sicher nicht nur auf ihrer antidepressiven Wirkung. Hier werden vermutlich biologische Prozesse beeinflußt, die sowohl die Depression als auch die Schmerzempfindung berühren.

Gündel

Ich glaube, daß in Deutschland vor allem im niedergelassenen Bereich zu viele Psychopharmaka verordnet werden. Einer der wesentlichen Gründe für den Einstieg in eine Therapie mit Psychopharmaka scheint mir die Behandlung von Angstzuständen zu sein. Ich frage mich indes, ob alles das, was wir gemeinhin als „Angst" bezeichnen, tatsächlich gleich eine Behandlung erfordert. Sind wir heute nicht mehr in der Lage, selbst „normale" Angst auszuhalten? Ist nicht Angst im Grunde ein natürliches Lebenselement, das auch konstruktive Merkmale trägt? Apostrophieren wir Angst nicht unnötig oft als behandlungsbedürftige Krankheit?

Müller-Oerlinghausen

Man hört ja immer wieder, daß in Deutschland „zu viele Psychopharmaka" verordnet werden. Meist sind damit Benzodiazepine gemeint. Wir haben inzwischen Verbrauchszahlen über viele Jahre, die uns erlauben, die Bundesrepublik mit anderen europäischen Ländern zu vergleichen.

Dabei sieht man, daß die Benzodiazepinverordnungen von Jahr zu Jahr zurückgehen – bei uns wie auch in anderen europäischen Ländern. Neueste Zahlen zeigen, daß zwar der Verbrauch von Antidepressiva und Neuroleptika überall die gleiche Größenordnung hat, daß aber der Benzodiazepinverbrauch in der Bundesrepublik deutlich niedriger liegt als in den nordeuropäischen Ländern.

König

Wissen wir hinsichtlich der Nebenwirkungen niedrigdosierter Neuroleptika ebensoviel wie über die von Benzodiazepinen?

Möller

Ich glaube, Herr Gerhardt verwendet den Begriff „Angst" im Gegensatz zu Herrn Gündel nicht im engeren psychiatrischen Sinne, sondern versteht in diesem Zusammenhang wohl eher ein hypothetisches Konstrukt zur Erklärung von psychogenen, vegetativen und körperlichen Beschwerden. Damit geht es nicht um die Behandlung von irgendwelchen sinnvollen Realängsten, sondern von Störungen, die zu einer Fülle von krankheitswertigen Symptomen führen.

Sie verwendeten den Begriff der Konversionssymptomatik, Herr Gerhardt. Um Mißverständnissen vorzubeugen, sollte man allerdings erläutern, daß Sie ihn nicht im klassischen Freudianischen Sinn verwendeten, wo er psychogene Lähmung, Blindheit, Taubheit und ähnliche Phänomene umfaßt. In diesem Fall sind niedrigdosierte Neuroleptika wohl nicht indiziert. Der Begriff der Konversionssymptomatik hat sich aber wesentlich erweitert, so daß heute auch psychogene körperliche Beschwerden ohne Symbolcharakter, z. B. funktionelle Störungen der inneren Organe, darunter verstanden werden. In diesen Fällen kann ein anxiolytisches Präparat durchaus indiziert sein.

Tegeler

Mittlerweile gibt es einige kontrollierte Studien zur Frage der differentiellen Wirkungsprofile von niedrigdosierten Depotneuroleptika im Vergleich zu Benzodiazepinen. In einer Doppelblindstudie aus unserer Klinik hat Hassel [P. Hassel: Experimental comparison of low doses of 1.5 mg fluspirilene and bromazepam in outpatients with psychovegetative disorders. Pharmacopsychiatry 18 (1985) 297–302] festgestellt, daß Fluspirilen bei Angstsyndromen mit körperlichen Beschwerden dem Tranquilizer eindeutig überlegen ist.

Kapfhammer

Die Formulierung eines Therapieziels ist sicher begrüßenswert. Aber was geschieht, wenn man dieses Ziel erreicht hat? Vielfach ist es so, daß 4–6 Wochen nach Abschluß der Behandlung die initialen Beschwerdescores wieder erreicht werden. Was macht man dann?

Die Gefahr besteht meines Erachtens darin, daß aus der kurzfristigen niedrigdosierten eine langfristige niedrigdosierte neuroleptische Intervention wird. Dabei müssen wir durchaus die vielleicht nicht häufig auftretenden, aber prinzipiell doch schwerwiegenden Nebenwirkungen bedenken. Allein in den letzten 3 Monaten habe ich in unserer Spätdyskinesie-Ambulanz 3 Patientinnen gesehen, bei denen eigentlich keine längerfristige neuroleptische Medikation aus psychiatrischer Indikation bestand. Die Medikamentenanamnese ergab aber, daß diese Frauen aus gynäkologischer Indikation bestimmte Hormonpräparate, die mit einem Phenothiazin kombiniert waren, über die Jahre erhalten hatten – in einem Fall über 20 Jahre lang. Das Risiko einer niedrigdosierten neuroleptischen Langzeittherapie ist also vielleicht doch ein größeres klinisches Problem.

Sieberns

Aus den USA liegen mehrere Kasuistiken vor, wonach extrapyramidalmotorische Symptome und insbesondere Akathisien deutlich eher auftreten, wenn zu den Neuroleptika Östrogene gegeben werden, auch konjugierte Östrogene [K. Ranga Rama Krishnan et al., Am. J Psychiatry 141 (1984) 696–697; G. Chauinard, S. Steinberg, in: H.C. Stancer, P.E. Garfinkel, V.M. Rakoff (eds) Guidelines for the use of psychotropic drugs. MTP Press, Lancaster 1984].

Müller-Oerlinghausen

Das Problem liegt wohl nicht so sehr in der falschen Anfangsindikation, sondern in der häufig zu langen Therapiedauer. Die Medikation zur richtigen Zeit abzusetzen ist ebenso wichtig wie sie zu verordnen. Das gilt auch für die Verordnung von niedrigdosierten Neuroleptika, bei der wir in den letzten Jahren eine Zunahme beobachten, die uns etwas Sorge macht.

Gerhardt

Die Frage „Was macht man dann?" stellt sich mir eigentlich nicht. Sie stellt sich vielleicht im Rahmen einer Studie. Aus hausärztlicher bzw. psychotherapeutischer Sicht ist es selbstverständlich, daß diese Patienten weiterhin betreut werden. Ich warte nicht auf eine Exazerbation. Es kann durchaus sein, daß 2 Jahre später wieder eine Situation auftritt, wo kurzfristig wieder ein Psychopharmakon gegeben werden muß.

Wiesel

In Schweden liegt der Konsum von Benzodiazepinen im Vergleich zu den meisten anderen Ländern relativ niedrig. Dagegen war bei Neuroleptika und Antidepressiva in den letzten Jahren ein Anstieg zu verzeichnen. Insbesondere war es mit einem Mal üblich, Neuroleptika bei Angstzuständen einzusetzen. Ein Großteil der schwedischen Psychiater hat sich aber klar dagegen ausgesprochen, weil hier eher Benzodiazepine indiziert sind, wenn keine psychotischen oder depressiven Symptome bestehen. Darin sehe ich ein ziemlich schwerwiegendes Argument gegen den längerfristigen Einsatz von Neuroleptika bei Angstzuständen. Nicht zuletzt auch wegen des Risikos der Abhängigkeit und tardiver Dyskinesien.

Rüther

Gibt es Zahlenangaben für das Risiko tardiver Dyskinesien nach niedrigdosierten Neuroleptika in Schweden?

Wiesel

Meines Wissens nicht. Man hat aber beobachtet, daß ältere Frauen tardive Dyskinesien nach niedrigdosiertem Metoclopramid entwickelten.

Dahl

In Norwegen werden gegen Angst keine niedrigdosierten Neuroleptika eingesetzt, man diskutiert aber darüber. Es gab offenbar einige Fälle von tardiven Dyskinesien nach niedrigdosierten Neuroleptika.

Wiesel

Die Hälfte der Patienten, die tardive Dyskinesien nach Neuroleptika in mittlerer Dosierung entwickelten, waren Alkoholiker.

Liesenfeld

Wir müssen nicht nur kritisch sein bei der Frage, welchen Nutzen ein Psychopharmakon bringt. Wir müssen auch kritisch kontrollieren, welchen Effekt letztlich die Gespräche haben. Balint-Gruppenarbeit ist hierfür eine gut geeignete Möglichkeit.

Dahl

Als Pharmakologe interessieren mich Dosis-Wirkungs-Beziehungen, selbst wenn nur 2 Meßpunkte vorliegen. Ich würde daher gerne Dosis-Wirkungs-Kurven bei Anwendung niedrigdosierter Neuroleptika als Anxiolytika sehen.

Tardive Dyskinesien nach niedrigdosierten Neuroleptika sind zwar anscheinend sehr selten. Man muß aber berücksichtigen, daß durchschnittlich nur etwa $^1/_{10}$ aller ernsten Nebenwirkungen gemeldet wird.

Tegeler

Man darf bei der Diskussion über Spätdyskinesien aber nicht vergessen, daß sie im höheren Lebensalter auch spontan auftreten können, ohne jegliche Neuroleptikatherapie. Nach Kane u. Smith [J. M. Kane, J. M. Smith: Tardive dyskinesia. Prevalence and risk factors, 1959–1979. Arch. Gen. Psychiatry 39 (1982) 473–481] liegt der Anteil dieser Patienten bei 4–8% der mindestens 65jährigen Menschen. Auch eine Untersuchung von Toennissen et al. [L. M. Toennissen, D. E. Carey, B. H. Mc Farland: Tardive dyskinesia in the aged: Duration of treatment relationships. Arch. Gen. Psychiatry 42 (1985) 278–284] zeigt, daß selbst körperlich und psychisch gesunde ältere Menschen zu ungefähr 4–5% derartige Symptome aufweisen. Patienten, die Neuroleptika bekommen haben, zeigen einen deutlichen Anstieg der Inzidenz. Es ist aber davon auszugehen, daß Spätdyskinesien bei einem Teil der neuroleptisch behandelten Patienten nicht allein auf das Medikament zurückzuführen sind.

Dosis-Wirkungs-Studien zur Niedrigdosierung von Depotneuroleptika liegen durchaus vor. Beispielsweise hat eine Untersuchung aus der Düsseldorfer Klinik gezeigt, daß eine Dosis von 1,5 mg Fluspirilen alle 14 Tage in der Wirkung nicht mehr verschieden von Placebo ist.

Danielczyk

Ich sehe Dyskinesien in der letzten Zeit häufiger im Zusammenhang mit dem Kalziumantagonisten Flunarizin. Im letzten ½ Jahr habe ich allein 4 solcher Patienten gesehen. Nach Absetzen des Präparates verschwand die Parkinson-Symptomatik, so daß ich einen eindeutigen Zusammenhang annehmen muß. Diese Komplikation ist bei alten Menschen viel häufiger als man glaubt.

Sieberns

Wir haben aus dem Schrifttum zur oralen Anwendung von Flupentixol die Häufigkeit der Nebenwirkungen aus kontrollierten und nichtkontrollierten Studien an insgesamt 2394 Patienten zusammengestellt. Bei 23 Patienten trat ein Parkinsonoid auf, bei 15 eine Akathisie, und bei 20 Patienten war ein Tremor zu beobachten. Diese Zahlen liegen also relativ niedrig.

Lehmann beobachtete in einer Untersuchung an mehr als 2000 mit niedrigdosiertem Fluspirilen behandelten Patienten bei 3,33% extrapyramidal-motorische Störungen. Die häufigste Nebenwirkung war die Gewichtszunahme mit 5,87% der Fälle [E. Lehmann: Neuroleptanxiolyse: Neuroleptika in Tranquilizerindikation. In: P. Pichot, H.-J. Möller (Hrsg) Neuroleptika. Springer, Berlin Heidelberg New York Tokyo 1987].

Eine Anwendungsbeobachtung in über 700 Praxen an insgesamt 4355 Patienten sollte uns Aufschluß über das Therapieverhalten der Ärzte im Umgang mit Flupentixoldecanoat in niedriger Dosierung geben [S. Sieberns, G. Budde: Niedrigdosierte Neuroleptika bei ängstlich-depressiven Syndromen – Nutzen und Risiko. In: Kongreßband DGPN 1988. Schattauer, Stuttgart 1989 (im Druck)]. Die

Dosierungen schwankten zwischen 0,2 und 3 ml. Es handelte sich um Patienten mit Angst, Verstimmtheit oder psychosomatischen Erkrankungen. 2218 dieser Patienten waren bereits mit Psychopharmaka vorbehandelt worden, meist mit Fluspirilen. Als wesentliche Nebenwirkungen zeigten sich unter Flupentixoldecanoat extrapyramidal-motorische Nebenwirkungen und Akathisien bei insgesamt 2,32% der Patienten. Gewichtszunahmen waren unter Flupentixoldecanoat auffallend seltener als unter Fluspirilen.

Hinsichtlich der Häufigkeit von extrapyramidal-motorischen Nebenwirkungen ist also kein Unterschied zwischen Fluspirilen und Flupentixoldecanoat zu erkennen. Das erstaunt um so mehr, als zum Teil doch relativ hochdosiert behandelt wurde. Patienten, die nicht psychopharmakologisch vorbehandelt und kürzer als 1 Jahr erkrankt waren, zeigten günstigere Therapieergebnisse. Patienten unter 60 Jahren sprachen besser an als die über 60jährigen.

Spätdyskinesien unter Anwendung niedrigdosierter Neuroleptika wurden nicht beobachtet, meines Wissens sind bisher auch keine solchen Fälle in der Literatur bekannt geworden.

Rüther

Ich habe eine Studie mit Fluspirilen ausgewertet, die bei 2282 Ärzten in der Bundesrepublik Deutschland durchgeführt wurde und insgesamt 13540 Patienten einschloß. Ich habe keinen Einfluß auf Design oder Durchführung gehabt, sondern lediglich nachher die Daten beurteilt.

Es gab drei Diagnosegruppen: 7616 Patienten litten an funktionellen Herzbeschwerden, 3025 an anderen funktionellen Symptomen und 2899 an funktionellen HWS-Syndromen. Die Beobachtungsdauer betrug 6 Wochen bei einer wöchentlichen Dosis von 1,5 mg Fluspirilen. Der Beurteilung diente ein für Praktiker geeignetes Rating-System.

Sehr interessant ist, wie die Ärzte die Therapie beurteilten: 83,8% der Ärzte bezeichneten die Wirksamkeit als „sehr gut" oder „gut". Ein solches Resultat finden wir in keiner kontrollierten Studie. Ich vermute, daß hier eine positive Erwartungshaltung beim Arzt besteht. Aber auch die Patienten beurteilten zu 79,2% die Therapie positiv. Die Verträglichkeit stuften 95% der Ärzte und 93% der Patienten als „sehr gut" oder „gut" ein.

Über 50% der Patienten erhielten eine Begleitmedikation wie Kardiaka, Betablocker und Antihypertonika. Hier ergeben sich nicht überschaubare Interaktionsmöglichkeiten. Über 50% der Patienten hatten vorher über Monate bis Jahre Tranquilizer und Antidepressiva bekommen. Es ist zu befürchten, daß solche polymorbiden Patienten, die mit anderen Präparaten vorbehandelt sind, in erhöhtem Maße gefährdet sind, eine Spätdyskinesie zu entwickeln.

Die Nebenwirkungsquote ist unwahrscheinlich niedrig, sie entspricht nicht meiner eigenen klinischen Erfahrung. Müdigkeit und Appetitzunahme wurden an erster Stelle genannt. Eine Gewichtsabnahme war bei 20% der Patienten zu verzeichnen, bei weiteren 20% änderte sich das Körpergewicht nicht. Bei 18% der Patienten nahm das Gewicht um weniger als 1 kg, bei 28% um 1–3 kg und bei 2% um mehr als 3 kg zu. Insgesamt ist die Gewichtszunahme deutlich seltener, als ich erwartet hätte.

Schlußwort

E. Rüther, B. Müller-Oerlinghausen und S. Sieberns

Rüther

Das Nutzen-Risiko-Verhältnis niedrigdosierter Neuroleptika bei nichtpsychotischen Indikationen ist vorläufig nicht sicher beurteilbar. Ich habe jedoch den Eindruck, daß bereits ausreichende Daten vorliegen, um unter bestimmten Umständen eine solche Therapie vertretbar erscheinen zu lassen. Zwar können wir die potentiellen Risiken zu keinem Zeitpunkt außer acht lassen, doch glaube ich, sie mit unserem heutigen Wissensstand in Kauf nehmen zu dürfen.

Damit möchte ich die Sitzung schließen. Ich danke Ihnen allen für die fruchtbare Diskussion. Der Firma Tropon und insbesondere Herrn Sieberns möchte ich meinen Dank aussprechen für die Gelegenheit, dieses Thema aus so vielfältiger Sicht mit qualifizierten Kollegen diskutieren zu können. Sicherlich wird jeder von uns die eine oder andere wertvolle Anregung mit nach Hause nehmen. Wenn wir einiges davon in der täglichen Arbeit mit unseren Patienten praktisch umsetzen können, hat unser Gespräch seinen Sinn erfüllt.

Müller-Oerlinghausen

Dem ist nicht viel hinzuzufügen. Ich glaube, es ist deutlich geworden, daß zur Anwendung von niedrigdosierten Depotneuroleptika ein erhebliches Informationsbedürfnis besteht. Wir müssen uns mit diesem Gebiet auseinandersetzen, frei von Dogmen und Emotionen. Wenn auch die derzeit verfügbaren Daten diese Therapie wissenschaftlich noch nicht ausreichend belegen, so ist es doch nötig, die vorhandenen Kenntnisse zusammenzutragen, damit unsere Entscheidungen auf einer möglichst rationalen Basis stehen.

Wir alle haben viel gelernt in diesen beiden Tagen. Ich danke allen Referenten für ihre aktive Teilnahme. Ich danke den Troponwerken und allen Beteiligten für ihre Mühe, die unser Zusammentreffen zu einem anregenden Gedankenaustausch werden ließ.

Sieberns

Auch wir als Troponwerke tragen von diesem Kolloquium eine Fülle von Anregungen und Daten mit nach Hause. Insofern darf ich bereits jetzt sagen, daß unsere gemeinsame Mühe belohnt worden ist. Ich möchte allen Referenten, besonders aber den Vorsitzenden, für die souverän-großzügige Leitung dieses Kolloquiums ganz herzlich danken.

Sachverzeichnis